MATHIAS

MANUAL DE ECOCARDIOGRAFIA

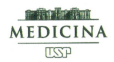

MATHIAS
MANUAL DE ECOCARDIOGRAFIA

Wilson Mathias Jr.

Ilustrações
Rodrigo Ricieri Tonan

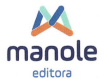

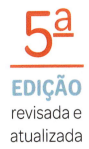

5ª EDIÇÃO
revisada e atualizada

Copyright © 2022 Editora Manole Ltda., por meio de contrato com o editor.

Logotipos *Copyright* © Faculdade de Medicina da Universidade de São Paulo
          Copyright © Hospital das Clínicas – FMUSP
          Copyright © Instituto do Coração – InCor-HCFMUSP

A edição desta obra foi financiada com recursos da Editora Manole Ltda., um projeto de iniciativa da Fundação Faculdade de Medicina em conjunto e com a anuência da Faculdade de Medicina da Universidade de São Paulo – FMUSP.

Capa: Iuri Guião
Projeto gráfico: Departamento Editorial da Editora Manole
Diagramação: Formato Editoração
Ilustrações: Rodrigo Ricieri Tonan
Imagem de capa: istock.com

CIP-BRASIL. CATALOGAÇÃO NA PUBLICAÇÃO
SINDICATO NACIONAL DOS EDITORES DE LIVROS, RJ

M379m
5. ed.

    Mathias Jr., Wilson
    Manual de ecocardiografia / Wilson Mathias Jr. - 5. ed., rev. e atual. - Santana de Parnaíba [SP] : Manole, 2022.
    ; 24 cm.

    Inclui bibliografia e índice
    "Acima do título: Medicina USP, HC FMUSP, InCor HCFMUSP Ciência e Humanismo"
    ISBN 9786555769777

    1. Ecocardiografia - Manuais, guias, etc. 2. Coração - Doenças - Diagnóstico Manuais, guias, etc. I. Título.

21-74381   CDD: 616.1207543
                               CDU: 616.12-07

Meri Gleice Rodrigues de Souza - Bibliotecária - CRB-7/6439

Todos os direitos reservados.
Nenhuma parte deste livro poderá ser reproduzida, por qualquer processo, sem a permissão expressa dos editores.
É proibida a reprodução por fotocópia.

1ª reimpressão – 2024; 2ª reimpressão – 2025

Editora Manole Ltda.
Alameda Rio Negro, 967 – cj 717
Alphaville – Barueri/SP
CEP 06454-000
Tel.: (11) 4196-6000
www.manole.com.br
https://atendimento.manole.com.br

Impresso no Brasil
Printed in Brazil

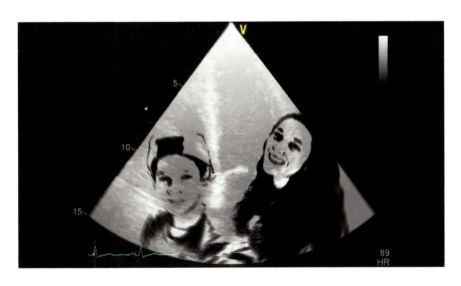

Este manual é dedicado à minha esposa, Luciana, e a meus filhos, Mariana e Tomás.

Manual de Ecocardiografia

Editor

Wilson Mathias Jr.

Editoras associadas

Jeane Mike Tsutsui

Victoria Yezenia Cómina De la Cruz

Autores

Ana Cristina Camarozzano

Angele Azevedo Alves Mattoso

Bruno Garcia Tavares

Cecília Beatriz Bittencourt Viana Cruz

Chiara Tessmer Gatto

Cláudia Regina Pinheiro de Castro

David Costa de Souza Le Bihan

Gláucia Maria Penha Tavares

João César Nunes Sbano

Leticia Santos Bicudo

Marcelo Luiz Campos Vieira

Márcia de Melo Barbosa

Marcio Silva Miguel Lima

Maria Cristina D. Abduch

Marta Fernandes Lima

Miguel Osman Dias Aguiar

Miriam Magalhães Pardi

Mônica Luiza de Alcântara

Rodrigo Bellio de Mattos Barretto

Vitor Coimbra Guerra

Viviane Tiemi Hotta

Editor

Wilson Mathias Jr.

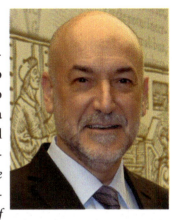

É Professor Livre-docente pela Faculdade de Medicina da Universidade de São Paulo e Diretor do Serviço de Ecocardiografia do Instituto do Coração (InCor) do Hospital das Clínicas da Faculdade de Medicina da Universidade de São Paulo. Sua titulação internacional inclui três importantes títulos, o de *Fellow of The American Heart Association, Fellow of The American College of Cardiology, Fellow of the American Society of Echocardiography* e *Fellow* (Emérito) *of International Society of Cardiovascular Ultrasound*. É frequentemente convidado a ministrar conferências em importantes congressos internacionais como o do American College of Cardiology, American Heart Association e American Society of Echocardiography.

É membro do corpo editorial de vários periódicos nacionais e internacionais, publicou mais de 230 artigos em revistas internacionais indexadas, seu Fator H é 26 e já foi citado mais de 2.900 vezes em artigos indexados de circulação internacional. É consultor e pesquisador do Conselho Nacional de Desenvolvimento Científico e Tecnológico (CNPq) – Nível 1 e da Fundação de Amparo à Pesquisa do Estado de São Paulo (Fapesp). Obteve apoios financeiros substanciais para o InCor em dez projetos de pesquisa, sendo dois temáticos.

Pioneirismo: Prof. Mathias foi pioneiro em nosso país na introdução da ecocardiografia sob estresse, publicando artigos, ensinando a técnica a centenas de médicos, assim como realizando o primeiro exame em território nacional. Na mesma linha, já na área terapêutica, é pioneiro nas aplicações terapêuticas do ultrassom, tendo realizado o primeiro tratamento e publicado o primeiro estudo no mundo sobre este tema em humanos (J Am Coll Cardiol. 2019;73:2832-42).

Editoras associadas

Jeane Mike Tsutsui
Professora Livre-Docente pela Faculdade de Medicina da Universidade de São Paulo. Professora do curso de Pós-graduação em Medicina pelo Instituto do Coração do Hospital das Clínicas da FMUSP (InCor-HCFMUSP). Diretora-Presidente do Grupo Fleury.

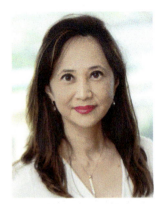

Victoria Yezenia Cómina De la Cruz
Médica assistente do Serviço de Ecocardiografia do Grupo Fleury. Especialista em Ecocardiografia pelo Instituto do Coração do Hospital das Clínicas da Faculdade de Medicina da Universidade de São Paulo. Especialista em Cardiologia pela Universidade Maior de São Marcos, Lima-Peru.

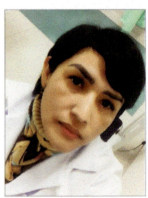

Ilustrador

Rodrigo Ricieri Tonan
Ilustrador médico formado pela Faculdade Paulista de Artes. Especializou-se em ilustrações médicas no Hospital das Clínicas da Faculdade de Medicina da Universidade de São Paulo (HCFMUSP). Atualmente, atua como ilustrador médico no HCFMUSP. Em mais de 20 anos de carreira, já acumula participação em inúmeras publicações científicas nacionais e internacionais, além de prêmios como o Jabuti.

Autores

Ana Cristina Camarozzano
Doutora em Cardiologia pela Universidade Federal do Rio de Janeiro. Especialização em Ecocardiografia pela pelo Instituto de Radiologia da Faculdade de Medicina da Universidade de São Paulo. Título de Especialista em Cardiologia e Ecocardiografia pela Sociedade Brasileira de Cardiologia.

Angele Azevedo Alves Mattoso
Doutora em Cardiologia pela Faculdade de Medicina da Universidade de São Paulo. Título de Especialista em Cardiologia e Ecocardiografia pela Sociedade Brasileira de Cardiologia. Médica Assistente do Setor de Ecocardiografia do Hospital Santa Izabel – SCMBA.

Bruno Garcia Tavares
Médico assistente do Serviço de Ecocardiografia do Instituto do Coração do Hospital das Clínicas da Faculdade de Medicina da Universidade de São Paulo (FMUSP). Doutorando em Medicina pela FMUSP. Médico assistente do Serviço de Ecocardiografia do Grupo Fleury.

Cecília Beatriz Bittencourt Viana Cruz
Médica assistente do Serviço de Ecocardiografia do Instituto do Coração do Hospital das Clínicas da Faculdade de Medicina da Universidade de São Paulo (FMUSP). Doutora em Medicina pela FMUSP. Médica assistente do Serviço de Ecocardiografia do Grupo Fleury.

Chiara Tessmer Gatto
Anestesista pela Sociedade Brasileira de Anestesia. Especialista em Ecocardiografia pela Sociedade Americana de Ecocardiografia. Doutora em Medicina pela Faculdade de Medicina da Universidade de São Paulo (FMUSP). Médica assistente da Unidade de Ecocardiografia do Instituto do Coração do Hospital das Clínicas da FMUSP.

Cláudia Regina Pinheiro de Castro
Médica assistente do Instituto do Coração do Hospital das Clínicas da Faculdade de Medicina da Universidade de São Paulo (FMUSP). Doutora em Medicina pela FMUSP. Médica coordenadora de ecocardiografia pediátrica e fetal do grupo Fleury.

David Costa de Souza Le Bihan
Doutor em Medicina pela Faculdade de Medicina da Universidade de São Paulo (FMUSP). Médico assistente e coordenador do grupo de pesquisas clínicas da Unidade de Ecocardiografia do Instituto do Coração do Hospital das Clínicas da FMUSP.

Gláucia Maria Penha Tavares
Mestre em Medicina pela Faculdade de Medicina da Universidade de São Paulo. Médica supervisora do Serviço de Ecocardiografia do Instituto do Coração do Hospital das Clínicas da Faculdade de Medicina da Universidade de São Paulo.

João César Nunes Sbano
Doutor em Medicina pela Faculdade de Medicina da Universidade de São Paulo. Médico supervisor do Serviço de Ecocardiografia do Instituto do Coração do Hospital das Clínicas da Faculdade de Medicina da Universidade de São Paulo.

Leticia Santos Bicudo
Doutora em Cardiologia pela Faculdade de Medicina da Universidade de São Paulo.

Marcelo Luiz Campos Vieira
Pós-doutorado pela Tufts University – New England Medical Center (NEMC), Boston, MA, EUA. Professor Livre-docente em Medicina pela Faculdade de Medicina da Universidade de São Paulo. Médico assistente e coordenador do Grupo de Cardiopatias Estruturais do Serviço de Ecocardiografia do Instituto do Coração do Hospital das Clínicas da Faculdade de Medicina da Universidade de São Paulo.

Márcia de Melo Barbosa
Mestre pela Universidade Federal de Minas Gerais. Doutora pela Universidade de São Paulo. Ecocardiografista do Hospital das Clínicas da Universidade Federal de Minas Gerais. Ex-presidente do Departamento de Imagem Cardiovascular da Sociedade Brasileira de Cardiologia. Ex-presidente da Sociedade Interamericana de Cardiologia.

Marcio Silva Miguel Lima
Doutor em Medicina pela Faculdade de Medicina da Universidade de São Paulo (FMUSP). Médico assistente do Serviço de Ecocardiografia do Instituto do Coração do Hospital das Clínicas da FMUSP. Médico assistente do Serviço de Ecocardiografia do Grupo Fleury.

Maria Cristina D. Abduch
Doutora em Cardiologia e Pesquisadora do Serviço de Ecocardiografia do Instituto do Coração do Hospital das Clínicas da Faculdade de Medicina da Universidade de São Paulo.

Marta Fernandes Lima
Doutora em Medicina pela Faculdade de Medicina da Universidade de São Paulo (FMUSP). Médica assistente do Serviço de Ecocardiografia do Instituto do Coração do Hospital das Clínicas da FMUSP. Médica assistente do Serviço de Ecocardiografia do Grupo Fleury.

Miguel Osman Dias Aguiar
Doutor em Medicina pela Faculdade de Medicina da Universidade de São Paulo.

Miriam Magalhães Pardi
Doutora em Medicina pela Faculdade de Medicina da Universidade de São Paulo (FMUSP). Médica coordenadora do Grupo de Ecocardiografia Intraoperatória do Serviço de Ecocardiografia do Instituto do Coração do Hospital das Clínicas da FMUSP. Médica assistente do Serviço de Ecocardiografia do Grupo Fleury.

Mônica Luiza de Alcântara
Mestre em Cardiologia pela Universidade Federal Fluminense. *Fellow European Society of Cardiology* (FESC). *Fellow European Society of Cardiovascular Imaging* (FEACVI). Coordenadora da Ecocardiografia do Hospital Quinta Dor. Rede Dor - São Luiz.

Rodrigo Bellio de Mattos Barretto
Doutor em Medicina pela Faculdade de Medicina da Universidade de São Paulo (FMUSP).Médico assistente e coordenador do Grupo de Cardiopatias Estruturais da Unidade de Ecocardiografia do Instituto do Coração do Hospital das Clínicas da FMUSP.

Vitor Coimbra Guerra
Doutor em Medicina pela Faculdade de Medicina da Universidade de São Paulo. Médico Chefe de Ecocardiografia Pediátrica do Serviço de Ecocardiografia do Sick Children Hospital, Toronto, Canadá.

Viviane Tiemi Hotta
Doutora em Medicina pela Faculdade de Medicina da Universidade de São Paulo (FMUSP). Médica assistente do Serviço de Cardiopatias Gerais do Instituto do Coração do Hospital das Clínicas da FMUSP.

Sumário

Prefácio à quinta edição XV

Prefácios das edições anteriores XVII

1 Princípios físicos do ultrassom 1

2 Planos ecocardiográficos 34

3 Doppler 61

4 Quantificação das cavidades cardíacas 81

5 Volumes ventriculares e função sistólica 113

6 Avaliação hemodinâmica 141

7 Avaliação das valvopatias 163

8 Avaliação da função diastólica 219

9 Doenças do pericárdio 243

10 Parâmetros para a avaliação de sincronia cardíaca 265

11 Ecocardiografia transesofágica 287

12 Ecocardiografia sob estresse 329

13 Ecocardiografia contrastada por microbolhas 347

14 Ultrassonografia pulmonar em cardiologia e seu
   impacto na pandemia de SARS-CoV2 365

15 Cardiopatias congênitas: análise sequencial segmentar
   como ferramenta de avaliação pelo ecocardiograma 381

Índice remissivo 395

Prefácio à quinta edição

"A verdade será sempre encontrada na simplicidade
e não na multiplicidade e confusão das coisas."

(Isaac Newton)

Esta edição foi estruturada e revisada durante um dos maiores desafios de minha carreira médica, a pandemia de SARS-CoV-2. Nesse período, ficou ainda mais claro como o domínio da ultrassonografia cardiovascular é importante para o cardiologista e o clínico. Como notarão, esta nova edição, apesar de reforçar os conceitos básicos da ecocardiografia, sempre com foco no "como fazer", possui inovações tecnológicas na área de strain, sincronismo cardíaco, estresse e perfusão miocárdica. Há um capítulo que fiz questão de acrescentar, visto que durante esta terrível pandemia tive o privilégio de cuidar em meu consultório privado e, quando necessário, em unidades de terapia intensiva de mais de 200 pacientes com esta doença. Cuidando desses pacientes, percebi que a ultrassonografia pulmonar era essencial na quantificação, determinação prognóstica e no acompanhamento não invasivo das lesões pulmonares. Mais uma vez, agradeço aos meus filhos, Tomás e Mariana Mathias, e à minha esposa, Luciana Mathias, que de alguma forma foram penalizados pela ausência do pai e esposo e, sem dúvida, expostos a mais esta doença.

Um livro somente chega à sua 5ª edição com o apoio e a mentoria de incontáveis pessoas. Quando eu ainda era muito jovem, três pessoas exerceram um profundo impacto em minha carreira, Profs. Expedito E. Ribeiro, Enio Buffolo e Eulógio E. Martinez. Já no Instituto do Coração (InCor-HC-FMUSP), instituição na qual me dedico há 22 anos e berço de todo este material, meu respeito e coleguismo a todos os companheiros de trabalho, em especial aos meus hoje 25 assistentes, 40 residentes atuais e centenas de egressos, dos quais muito me orgulho pelo privilégio de ter influenciado, de alguma forma, em sua formação médica. Minha gratidão aos meus atuais e egressos (24) dedicados alunos de pós-graduação em nível de doutorado que mantêm vivo o meu espírito de investigador e cientista.

Hoje, fazendo parte importante de toda a estrutura da Unidade de Ecocardiografia do InCor, não posso deixar de mencionar as inúmeras contribuições ao longo do tempo das doutoras Maria Cristina D. Abduch e Luciene Ferreira Azevedo e meus dois escudeiros e supervisores da unidade de ecocardiografia, Dr. João César Nunes Sbano e Dra. Gláucia Maria Penha Tavares.

Aos meus superiores, que mesmo nos momentos mais adversos de minha vida profissional escolheram estar ao meu lado; meu eterno reconhecimento pelo apoio ao longo destas mais de duas décadas, aos Profs. José A. Franchini Ramires, Protásio Lemos da Luz e Sérgio de Almeida de Oliveira e, mais recentemente, Profs. Roberto Kalil Filho e Fábio B. Jatene.

Às minhas co-editoras, Profa. Dra. Jeane Mike Tsutsui e Dra. Victoria Yezenia Cómina De la Cruz, meu muito obrigado pela revisão detalhada deste material e pelo apoio irrestrito ao longo de todos estes anos.

Lembro que na ocasião da primeira edição, minha amiga, a Sra. Amarylis Manole, insistia que primeiramente fizesse um tratado de ecocardiografia. Depois de muita insistência de minha parte cedeu para a edição deste simples manual; tenho a certeza de que não nos arrependemos!

Aqui está a 5ª edição do manual desta maravilhosa modalidade, a ecocardiografia.

WILSON MATHIAS JR.
Editor

Prefácio da quarta edição

A ecocardiografia tem papel fundamental na avaliação de pacientes com cardiopatias. As mensurações precisas das câmaras cardíacas, massa e função ventriculares, hemodinâmica e quantificação de valvopatias são de especial importância no manejo clínico de nossos pacientes, com importância central na escolha da terapêutica e, consequentemente, no prognóstico. Nos últimos anos, a ecocardiografia tornou-se uma técnica de imagem amplamente difundida e essencial para o cardiologista clínico e cirurgião, por sua versatilidade e por inovações ocorridas nos últimos 10 anos, incluindo imagem harmônica, Doppler tecidual, agentes de contraste, *specle tracking* e ecocardiografia tridimensional.

Este manual tem a finalidade de discorrer sobre algumas diretrizes para a realização dos exames de ecocardiografia transtorácica, transesofágica e sob estresse. São abordados aspectos sobre a padronização da aquisição de imagens, as técnicas dos exames e a obtenção dos dados quantitativos.

Durante muito tempo, a padronização de mensuração e a avaliação hemodinâmica em ecocardiografia foram inconsistentes, entretanto, recentemente grande avanço tem ocorrido, em especial pela edição de diretrizes conjuntas entre várias sociedades de inúmeras nações. Nesse sentido, a uniformização de medidas e as descrições contidas neste manual têm por objetivo facilitar a comparação de ecocardiogramas realizados em diferentes locais com exames seriados, de acordo com a literatura mais recente até 2016.

Apesar de toda a metodologia e a padronização propostas neste manual, este não contempla ampla discussão clínica/ecocardiográfica sobre as várias doenças, que estão sujeitas a mudanças no futuro, as quais estaremos acompanhando atentamente a fim de manter você, nosso leitor, conosco na fronteira do conhecimento.

Assim, reconhecendo a fundamental importância do exame clínico, da radiografia simples de tórax PA e PE e do eletrocardiograma como a base da avaliação inicial do paciente e o valor das modalidades de imagem, ressonância cardiovascular, angiotomografia e cintilografia, em avaliações mais específicas, não tenho dúvida em afirmar que a ecocardiografia é o pilar central do diagnóstico da cardiologia moderna.

WILSON MATHIAS JR.
Editor

Prefácio da terceira edição

Em outubro de 1953, Ingle Edler e Hellmuth Hertz fizeram história registrando as primeiras imagens do coração, ainda em modo A (amplitude), após adaptarem um osciloscópio da Siemens e publicarem nos *Proceedings of the Royal Physiological Society* em 1954. Apesar desse feito histórico, o conhecimento básico sobre o princípio de transmissão e reflexão de ondas remonta muito tempo.

Em maio de 1506, em Vaprio D' Adda (Milão), um dos maiores gênios que já andaram por nosso planeta em todos os tempos descreveu:

> [...] Uma pedra jogada na água se torna o centro de vários círculos, tendo como centro o lugar que ela a atingiu. A onda se move do local que a atingiu, mas a água não sai de seu lugar. [...]*

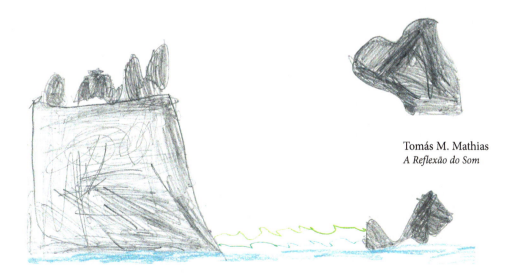

Tomás M. Mathias
A Reflexão do Som

Com essa descrição, de forma até um tanto perturbadora, Leonardo descreve empiricamente o princípio da propagação de ondas e do *momentum*, que *Sir* Isaac Newton[**] iria descrever quase 180 anos depois. Completa sua descrição ao passar orientação aos almirantes de sua época para que detectassem navios a uma grande distância:

> [...] você deve fazer seu navio parar. Aí então, coloque a ponta de um longo tubo na água e a outra extremidade em seu ouvido. Assim, você ouvirá navios a uma grande distância [...][*].

Dessa forma, complementando sua descrição do princípio de reflexão de ondas (1490), mais de 300 anos antes de Johann Christian Andreas Doppler publicar seu brilhante trabalho *Sobre as cores da luz emitida pelas estrelas duplas*, em 1842. Este, por sua vez, não deixou por menos. A partir de sua descrição, com impacto em toda a ciência de transmissão de ondas de rádio e de sonares, formou as bases para a teoria do *Big Bang* pelos trabalhos de Edwin Hubble em 1950. Como Doppler havia demonstrado em seu trabalho original, a direção do movimento estelar podia ser conhecida, estudando-se as cores emitidas pelas estrelas.

Assim, caro leitor, nosso tema é um pouco mais amplo do que este manual pode tratar. Entretanto, para aqueles que cuidam dos pacientes no dia a dia, este sumário pretende ser um instrumento de fácil consulta, com o objetivo de facilitar o acesso do cardiologista a uma fonte rápida de informações para realizar o exame ecocardiográfico e uniformizar conceitos, desta que é a mais difundida e completa forma de análise do coração e seus vasos, a ecocardiografia.

WILSON MATHIAS JR.
Editor

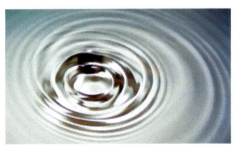

Inspiração de Leonardo [...]

---

[*] Leonardo. *The portrait of a master*. Giunti Editore, 1999.
[**] *Sir* Isaac Newton. *Philosophiæ naturalis principia mathematica*, originalmente publicado em 1687.

Prefácio da segunda edição

Durante as últimas décadas, as padronizações em ecocardiografia têm sido inconsistentes. Neste sentido, o *Manual de Ecocardiografia* tem como principais objetivos facilitar o acesso do cardiologista a uma fonte rápida de informações para realizar o exame ecocardiográfico e uniformizar os conceitos de mensuração e graduação das lesões cardiovasculares.

Esta obra é fruto das necessidades de padronização do estudo da ecocardiografia no Instituto do Coração (InCor – HCFMUSP). Representa o trabalho e a pesquisa de diversos membros de minha equipe, com os quais tive o privilégio de debater sobre muito do conteúdo aqui publicado.

Esta segunda edição está corrigida e ampliada. Acrescentamos cerca de 80 figuras e textos de grande interesse, como as bases à ecocardiografia tridimensional, às pericardiopatias e às cardiopatias congênitas. Introduzimos inovações esquemáticas, úteis para o iniciante, com critérios de classificação e tabelas contendo valores de normalidade que expressam, em sua maioria, os critérios publicados nas mais recentes diretrizes da cardiologia nacional e estrangeira.

O *Manual de Ecocardiografia* não traz discussões aprofundadas sobre os temas apresentados, mas procura desvendar o como fazer e interpretar este fantástico instrumento de investigação das múltiplas faces da doença cardiovascular.

Wilson Mathias Jr.
Editor

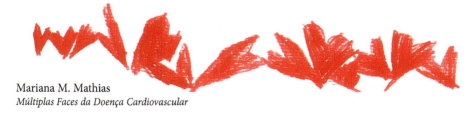

Mariana M. Mathias
Múltiplas Faces da Doença Cardiovascular

Prefácio da primeira edição

> [...] o futuro depende da disciplina
> e dos objetivos de um grupo [...].
> J. A. F. Ramires

A aplicação da ecocardiografia na cardiologia tem demonstrado crescimento ímpar tanto na investigação como na prática clínica.

Atualmente, esse método avança para novos horizontes incluindo: 3D, análise de tecido e perfusão. Apesar dessa grande perspectiva, existe a preocupação constante em relação aos critérios de interpretação e da sistematização para se realizar o exame em cada paciente.

Neste livro, Wilson Mathias Jr. e seus colaboradores mostram a normalização por eles utilizada, no Serviço de Ecocardiografia do InCor, com o intuito de padronizar as informações discutidas e apresentadas ao médico responsável pelo paciente. O presente manual é amplo em detalhes e com ilustrações didáticas, o que permite transmitir de forma clara a experiência acumulada e organizada do Serviço dirigido por Mathias.

Finalmente, espera-se que os leitores ecocardiografistas, cardiologistas, cirurgiões cardiovasculares e outros especialistas possam desfrutar desse conhecimento.

São Paulo

José Antonio F. Ramires

A Medicina é uma área do conhecimento em constante evolução. Os protocolos de segurança devem ser seguidos, porém novas pesquisas e testes clínicos podem merecer análises e revisões, inclusive de regulação, normas técnicas e regras do órgão de classe, como códigos de ética, aplicáveis à matéria. Alterações em tratamentos medicamentosos ou decorrentes de procedimentos tornam-se necessárias e adequadas. Os leitores, profissionais da saúde que se sirvam desta obra como apoio ao conhecimento, são aconselhados a conferir as informações fornecidas pelo fabricante de cada medicamento a ser administrado, verificando as condições clínicas e de saúde do paciente, dose recomendada, o modo e a duração da administração, bem como as contraindicações e os efeitos adversos. Da mesma forma, são aconselhados a verificar também as informações fornecidas sobre a utilização de equipamentos médicos e/ou a interpretação de seus resultados em respectivos manuais do fabricante. É responsabilidade do médico, com base na sua experiência e na avaliação clínica do paciente e de suas condições de saúde e de eventuais comorbidades, determinar as dosagens e o melhor tratamento aplicável a cada situação. As linhas de pesquisa ou de argumentação do autor, assim como suas opiniões, não são necessariamente as da Editora.

Esta obra serve apenas de apoio complementar a estudantes e à prática médica, mas não substitui a avaliação clínica e de saúde de pacientes, sendo do leitor – estudante ou profissional da saúde – a responsabilidade pelo uso da obra como instrumento complementar à sua experiência e ao seu conhecimento próprio e individual.

Do mesmo modo, foram empregados todos os esforços para garantir a proteção dos direitos de autor envolvidos na obra, inclusive quanto às obras de terceiros e imagens e ilustrações aqui reproduzidas. Caso algum autor se sinta prejudicado, favor entrar em contato com a Editora.

Finalmente, cabe orientar o leitor que a citação de passagens desta obra com o objetivo de debate ou exemplificação ou ainda a reprodução de pequenos trechos desta obra para uso privado, sem intuito comercial e desde que não prejudique a normal exploração da obra, são, por um lado, permitidas pela Lei de Direitos Autorais, art. 46, incisos II e III. Por outro, a mesma Lei de Direitos Autorais, no art. 29, incisos I, VI e VII, proíbe a reprodução parcial ou integral desta obra, sem prévia autorização, para uso coletivo, bem como o compartilhamento indiscriminado de cópias não autorizadas, inclusive em grupos de grande audiência em redes sociais e aplicativos de mensagens instantâneas. Essa prática prejudica a normal exploração da obra pelo seu autor, ameaçando a edição técnica e universitária de livros científicos e didáticos e a produção de novas obras de qualquer autor.

1

Princípios físicos do ultrassom

"A vida é um projeto complexo que tem início, meio e fim. A cada etapa, você deve dar sempre o seu melhor. Este é o segredo do sucesso!"

Carlos Mathias Sobrinho
(1902-1987)
Wilson Mathias
(1934-)

Princípios básicos

Os princípios que envolvem a propagação das ondas sonoras em qualquer meio foram demonstrados ao mundo com a publicação de *Principia mathematica* por Sir. Isaac Newton em 1687. Nela, Newton descreve as três leis básicas da física que regem os princípios básicos da conservação de energia, estabelecendo que, em um sistema isolado, a energia permanece constante.

Para que possamos entender como ocorre a propagação de ondas em um determinado meio, utilizamos o conceito baseado na segunda lei de Newton, que rege que a soma vetorial da força sobre um objeto é igual à massa (m) do objeto multiplicada pela aceleração vectorial (v) do objeto (m x v). Este princípio é baseado na conservação de energia e do *momentum*, que explicamos na Figura 1.1.

Aqui, observamos que ao se elevar a primeira bola, a energia potencial passa a ser máxima (máxima energia gravitacional e altura) e a energia cinética é zero. Ao se soltar a bola, à medida que ela cai, a energia cinética aumenta e a potencial se reduz (energia gravitacional e altura tendem a zero) enquanto a cinética aumenta, às custas do aumento do seu componente velocidade.

Na hora do impacto entre a bola #1 e a #2, a energia potencial se torna zero, pois seu movimento é interrompido pela massa de maior peso somado pelas bolas 2, 3, 4 e 5, sendo que a energia (*momentum*) é mantida da bola 1 a 5 às custas do componente velocidade, ou seja, as ondas de choque geradas pela colisão da bola #1 com a #2 (Figura 1.2).

Na bola 5, o *momentum* mantido às custas de seu componente velocidade equilibra-se novamente pela ausência do componente massa e, lentamente, toda a energia cinética transmitida através das bolas #1 a #5 vai gradualmente se transforman-

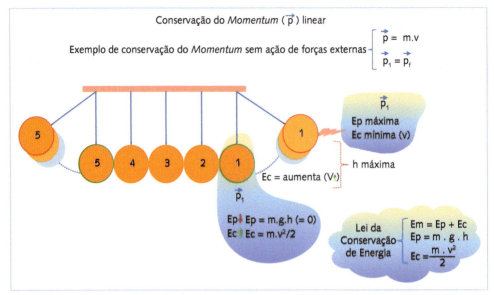

■ **Figura 1.1** O *momentum* (p) é igual à massa vezes a sua velocidade, que é conservada em todo o ciclo da figura representativa do que se conhece como o "pêndulo de Newton". Para entendermos este conceito, relembremos que a energia mecânica aqui demonstrada corresponde à soma da energia potencial (Ep) com a energia cinética (Ec) e a energia potencial é igual ao produto da sua massa pela energia gravitacional e pela altura do objeto. Já a sua energia cinética é caracterizada pelo produto da sua massa vezes o quadrado da velocidade divididos por 2. p: *momentum*; Em: energia mecânica; Ep: energia potencial; Ec: energia cinética; m: massa; v: Velocidade; g: aceleração gravitacional; h: altura.

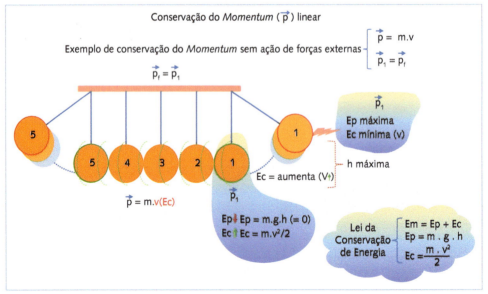

■ **Figura 1.2** Na hora do impacto entre a bola #1 e a #2, a energia potencial se torna zero, pois seu movimento é interrompido pela massa de maior peso somado pelas bolas 2, 3, 4 e 5, sendo que a energia (*momentum*) é mantida às custas do componente velocidade, ou seja, as ondas de choque geradas pela colisão da bola #1 com a #2. p: *momentum*; Em: energia mecânica; Ep: energia potencial; Ec: energia cinética; m: massa; v: velocidade; g: aceleração gravitacional; h: altura.

do em energia potencial, fechando o ciclo da conservação do *momentum*, no qual em sua elevação máxima teremos energia potencial máxima e cinética mínima, à semelhança da bola 1 no início de sua trajetória neste pêndulo, como demonstrado na Figura 1.3.

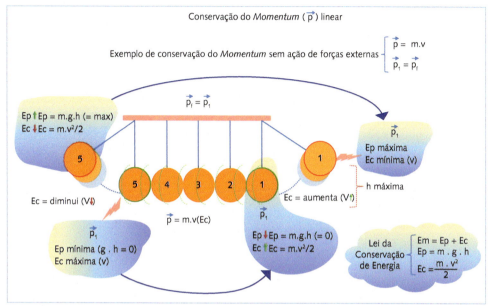

■ **Figura 1.3** Na bola 5, o *momentum* mantido às custas de seu componente velocidade equilibra-se novamente pela ausência do componente massa e, lentamente, toda a energia cinética transmitida através das bolas #1 a #5 vai gradualmente se transformando em energia potencial, fechando o ciclo da conservação do *momentum*, no qual em sua elevação máxima teremos energia potencial máxima e cinética mínima, à semelhança da bola 1 no início de sua trajetória neste pêndulo.

Assim, a partir de um distúrbio em um determinado meio físico, uma onda é formada e se propaga de acordo com inúmeras interferências, sempre obedecendo a estes três princípios de Newton. É um pequeno espectro destas ondas, geradas por vibrações mecânicas que utilizamos para fins diagnósticos. De maneira genérica, as ondas sonoras podem ser classificadas de acordo com nossa capacidade auditiva em infrassom, que são frequências abaixo de nossa faixa acústica humana, a faixa acústica e o ultrassom.

O ultrassom (US) é formado por ondas que possuem frequência acima da capacidade de detecção pelo ouvido humano, ou seja, acima de 20.000 ciclos por segundo ou 20 kHz ou 0,02 MHz. Elas se propagam em um meio que se deforma sob ação desta força externa e retoma sua forma e posição de acordo com as leis postuladas por Newton (Figura 1.4).

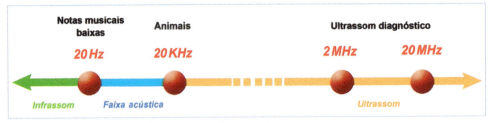

■ **Figura 1.4** Faixas sonoras de acordo com algumas aplicações.

A interação entre a onda sonora e o tecido ou sangue gera vários fenômenos acústicos, entre eles, a reflexão da onda sonora. Parte dessas ondas refletidas atingem novamente o cristal piezoelétrico, deformando-o, o que por sua vez produz um sinal que é processado ao ecocardiógrafo chamado de onda de radiofrequência. Para o diagnóstico médico, usam-se transdutores com frequências, que são as quantidades de ciclos de onda por segundo, representados em hertz (Hz)[1] de 1.000.000 a 20.000.000 ciclos por segundo, ou 1 a 20 MHz.

O ciclo é o conjunto de uma compressão e uma rarefação e é proporcional ao seu comprimento de onda, que é a distância entre uma zona de compressão e de rarefação. As ondas têm a mesma frequência da fonte emissora, independentemente do meio em que se propagam. Quanto menor for a frequência, maior o comprimento de onda para uma mesma velocidade de propagação ($f = v/\lambda$).

O λ varia de 0,15 a 1,5 mm no US diagnóstico para tecidos moles. Uma onda sonora típica gera nos tecidos áreas em que as partículas do meio receptor são fortemente condensadas (compressão), alternando com partículas relativamente espaçadas (rarefação). Assim, as principais características da onda sonora são o seu comprimento de onda, frequência e a sua amplitude (Figura 1.5).

Uma vez produzidas, essas vibrações ou ondas sonoras são propagadas na velocidade do som própria do meio em que se encontram (imagens de A a C). Neste meio, por exemplo nos tecidos moles, uma porção da energia sonora é refletida de volta ao transdutor (D) e parte segue a sua propagação (C) ou é desviada de seu trajeto original (refração).

Em ultrassonografia, estas ondas somente são passíveis de análise pela presença natural de um fenômeno, a piezoeletricidade.

---

[1] Em homenagem ao físico Heinrich Hertz que demonstrou a existência da radiação eletromagnética possibilitando a criação de aparelhos emissores e detectores de ondas de rádio.

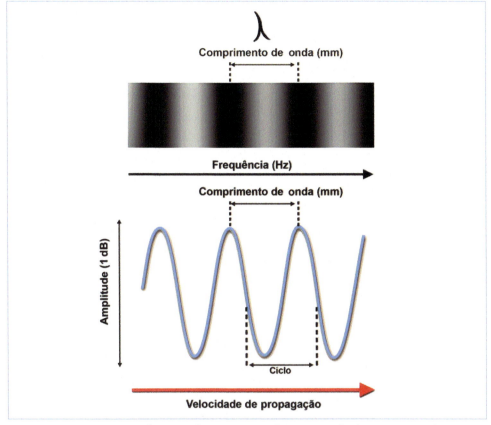

■ **Figura 1.5** Características de uma onda sonora e seus efeitos nos tecidos (imagem superior) com zonas onde há compressão, que comumente ocorrem no impacto da onda com os tecidos e zonas de rarefação dos tecidos, que comumente ocorrem no momento da reflexão da onda.

A origem do sinal ultrassonográfico

As bases para a construção de um transdutor capaz de gerar ondas sonoras artificialmente foram elaboradas pelos irmãos Jacques e por Pierre Curie, em 1880, que demonstrou que um cristal de quartzo vibrava na mesma proporção de intensidade e frequência de estímulos elétricos e vice-versa, ou seja, quando eram atingidos por uma onda de ultrassom vibravam na mesma intensidade e frequência destas ondas, mecanismo que ficou conhecido como efeito piezoelétrico.

Estas vibrações ocorriam por conta de mudanças na polarização do cristal, levando a movimentos rápidos de expansão e retração, os quais têm relação direta com a frequência de ondas por ele produzidas.

Atualmente, os materiais mais usados nos transdutores de ecocardiografia não são somente os cristais de quartzo, mas podem ser também feitos de titanato de bário, cerâmicas e de material sintético como os cristais com tecnologia CMUT (*capacitive micromachined ultrasonic transducers*). Para fins didáticos, ao falarmos no texto sobre estes materiais, os descreveremos simplesmente como cristais piezoelétricos. Estes são interconectados eletronicamente por meio de eletrodos para transmitir corrente elétrica para o cristal, registrando, posteriormente, a voltagem gerada pela amplitude dos sinais de retorno conhecidos como ondas de radiofrequência.

Quando a energia sonora refletida (eco) atinge o cristal piezoelétrico, deforma-o e gera cargas elétricas em sua superfície, proporcionais à força do eco que a atingiu (Figura 1.6). A partir daí, uma onda de radiofrequência é gerada com intensidade

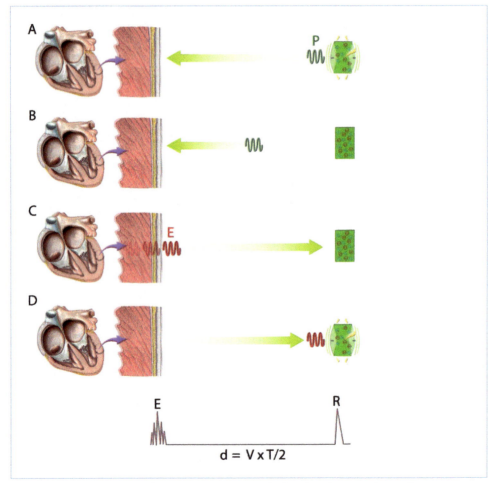

■ **Figura 1.6** Demonstração dos eventos que ocorrem desde a despolarização do cristal (A), propagação do pulso aos tecidos (B e C) até a continuação de sua propagação e atenuação (C) ou reflexão (D). Em sua volta, a onda deforma o cristal, e o polariza novamente, gerando o sinal do eco ou onda de radiofrequência, que é proporcional à força do eco.

proporcional à do eco que a atingiu e a sua localização, ou profundidade, naquela linha do feixe sonoro é determinada pela equação d = v × t/2, onde d é a distância do alvo ao cristal, v é a velocidade do som no meio e t é o tempo dividido por dois, pois a onda sonora tem de ir e voltar ao cristal para que o sinal seja registrado.

Em ecocardiografia, estes cristais emitem ciclos de ondas, ou pulsos, intercalados, cada pulso com duração variável de 1 a 5 microssegundos, de acordo com a frequência de disparos por segundo pelo transdutor.

Os eventos que norteiam a emissão e a recepção do sinal a partir de uma descarga elétrica que despolariza o cristal piezoelétrico se baseiam na alternância de corrente que passa pelo cristal. Após a primeira corrente, durante o tempo de trânsito da onda no tecido, o cristal fica inativo. Este período é conhecido como período de espera ou "tempo morto". Tradicionalmente, o pulso de ultrassom ("duração do pulso") nos transdutores bidimensionais é de 3 a 5 mcs, sendo menor quanto maior a quantidade de cristais presentes no transdutor, como o que ocorre nos transdutores tridimensionais. O conjunto formado pelo "tempo morto" e pela duração do pulso é conhecido como "período de repetição de pulso". O "período de repetição de pulso" associado ao pulso seguinte caracterizam ainda o que chamamos de "fator de trabalho" do cristal (Figuras 1.7 e 1.8).

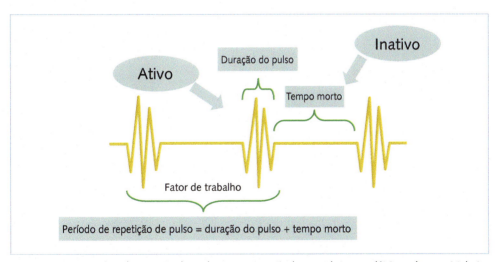

■ **Figura 1.7** Princípio da geração da onda sonora a partir de uma descarga elétrica sobre o cristal piezoelétrico que se despolariza alterando a intensidade e a frequência da corrente. Durante o tempo de trânsito da onda no tecido o cristal fica inativo. Este período é conhecido como período de espera ou "tempo morto". Tradicionalmente, o pulso de ultrassom ("duração do pulso") nos transdutores bidimensionais é de 3 a 5 mcs, sendo menor quanto maior a quantidade de cristais presentes no transdutor, como o que ocorre nos transdutores tridimensionais. O conjunto formado pelo "tempo morto" e pela duração do pulso é conhecido como "período de repetição de pulso" e o "período de repetição de pulso" associado ao pulso seguinte caracterizam o que chamamos de "fator de trabalho" do cristal, que caracteristicamente inclui dois períodos de repetição de pulsos.

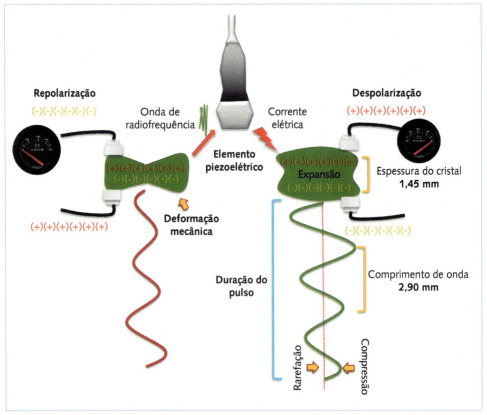

Figura 1.8 Geração da onda sonora a partir de uma descarga elétrica sobre o cristal piezoelétrico que se deforma na frequência da corrente elétrica, por conta da despolarização gerando o pulso de ultrassom, que causa nos tecidos ondas de compressão e de rarefação. Durante o tempo de trânsito da onda no tecido o cristal fica inativo. Este período é conhecido como período de espera ou "tempo morto", após o qual o cristal se deforma novamente pela onda refletida e gera um novo pulso elétrico que corresponde a um sinal de intensidade, localização e profundidade sabidas conhecido como onda de radiofrequência. A frequência com que este ciclo pode ser repetido em um segundo é a frequência de repetição de pulso. Note que o comprimento de onda corresponde a duas vezes a espessura do cristal piezoelétrico.

Os transdutores modernos conhecidos como banda larga trabalham com uma ampla faixa de frequências, p. ex. 1,4 a 3,2 MHz, ou seja, emitem pulsos com múltiplos comprimentos de onda. Para que isto seja possível há a necessidade de um único transdutor haver cristais de múltiplos tamanhos, pois é o tamanho do cristal piezoelétrico que determina o comprimento de ondas, sendo que a espessura do cristal corresponde à metade do comprimento de onda. Assim, por exemplo, para um transdutor de 1,5 MHz o comprimento de onda é de 2,9 mm, que requer então um cristal piezoelétrico de 1,45 mm de espessura (Figura 1.8).

As ondas de radiofrequência de um determinado alvo são agrupadas em um envelope (Figura 1.9a) representativo da intensidade do sinal refletido. Por um proces-

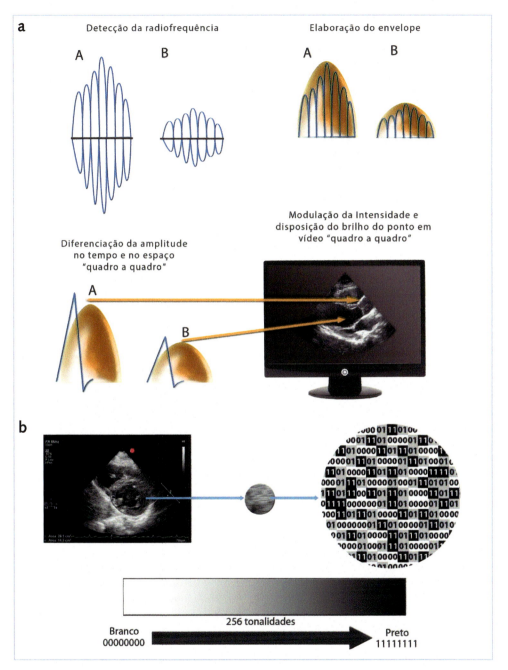

■ **Figuras 1.9a e 1.9b** a: Processo de formação da onda de radiofrequência e da imagem ecocardiográfica demonstrando as diferentes tonalidades de cinza geradas pelos diferentes agrupamentos de ondas de radiofrequência provenientes de uma linha e profundidade específicas. b: Cada grupo de ondas de radiofrequência corresponde a uma intensidade em cada quadro da imagem, também conhecido por pixel, proporcional à sua amplitude. Na escala de cinza, as maiores amplitudes recebem os tons mais claros e as menores, mais escuras. No processo de digitalização, estes minúsculos pontos (pixels) são codificados por 11 para o preto, 01 para o cinza e 00 para o branco.

so de amostragem, são classificados em uma escala de cinza de 256 tons e apresentados a cada ponto de cada quadro que forma a imagem ecocardiográfica (Figura 1.9b).

Múltiplos fatores podem contribuir para o padrão do pulso ultrassônico, que é transmitido e retorna, resultando na influência dos dados ecocardiográficos deles derivados. Esses fatores incluem: as propriedades da onda sonora, as propriedades do meio pelo qual o som passará, o elemento piezoelétrico, as características do transdutor, a forma do feixe ultrassônico e os tipos de amplificação e exibição dos ecos entre outros, que determinarão o padrão do pulso de US recebido e da imagem obtida. Quando pulsos de ultrassom atingem um alvo, múltiplos fenômenos ocorrem com estas ondas de ultrassom que obedecem às leis da óptica. O primeiro e mais importante é o retroespalhamento (*backscattering*), no qual uma pequena fração dos pulsos de ultrassom retorna ao transdutor, reflexão, que em última análise produz a imagem (Figura 1.10). Ainda, outra parte da energia é desviada de seu curso (refração) e outra parte é transformada em calor (atenuação) (Figura 1.11).

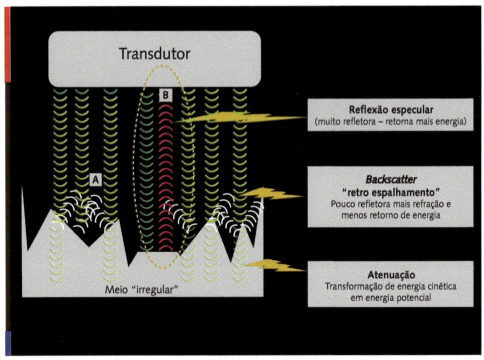

■ **Figura 1.10** Representação do fenômeno de retroespalhamento (A) e da resultante reflexão especular (B; ondas em vermelho) geradora da imagem ultrassonográfica.

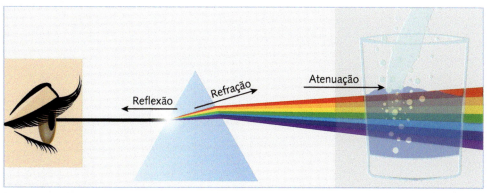

Figura 1.11 Fenômenos que ocorrem na propagação de uma onda, que também obedecem a todas as leis da óptica.

A taxa na qual um pulso de ultrassom é absorvido geralmente depende de dois fatores: (1) o material pelo qual está passando e (2) a frequência do ultrassom. A taxa de atenuação (absorção) é especificada em termos de um coeficiente de atenuação nas unidades de decibéis por centímetro. Como a atenuação no tecido aumenta com a frequência, é necessário especificar a frequência quando uma taxa de atenuação é dada. A atenuação através de uma espessura do material é dada por:

$$\text{Atenuação (dB)} = (a)(f)(x)$$

em que a é o coeficiente de atenuação (em decibéis por centímetro a 1 MHz) e f é a frequência do ultrassom, em megahertz e x é a distância percorrida. A amplitude de um pulso é atenuada pelas perdas de absorção e reflexão. Por esse motivo, um eco retornando ao transdutor é muito menor que o pulso original produzido pelo transdutor.

A Tabela 1.1 demonstra a atenuação do sinal causada para cada impedância do tecido e para cada velocidade de propagação do som.

Ainda, a onda de ultrassom possui características que são afetadas por alguns parâmetros de pré-processamento de imagem, que são a energia do ultrassom, a potência, sua intensidade, amplitude e velocidade de propagação, conceituados a seguir.

Energia

É a capacidade de realizar um trabalho (p. ex., aumentar a temperatura de um tecido) e é medida em joules.

Tabela 1.1 Demonstração das relações entre o tipo de tecido orgânico, a atenuação do sinal, a sua impedância acústica e a velocidade específica de trânsito do som

Estrutura orgânica	Coeficiente de atenuação	Impedância	Velocidade do Som
	Para 1 MHz (dB/cm MHz)	$Kg/m^{-2}/s$ (x 10^6)	m/s
Água	0,002	1,49	1.490*
Sangue	0,18	1,70	1.570
Gordura	0,66	1,38	1.420
Fígado	0,70	1,65	1.560
Mamas	0,75	1,50	1.500
Músculos (média)	2,0	1,70	1.585
Ar	12,00	0,0004	333**
Osso	20,00	7,60	4.080
Pulmões (em inspiração máxima)	40,00	0,1	50

* a 23˚C; ** *Standard temperature and pressure* (0ºC e 1 atm). Outras velocidades a 37˚C.

Um transdutor de 3 MHz, fazendo imagem a 7 cm (14 cm de viagem do som), nos tecidos moles pode ter o sinal atenuado em 72 dB ou 4.000 vezes.

Potência (*power*)

É definida como o ritmo de transferência de energia para o meio e é medida em joule por segundo ou watts. Atualmente, a potência dos equipamentos de ultrassonografia é medida em um índice que é muito mais padronizado entre as várias plataformas existentes, chamado índice mecânico (IM). Este é calculado pela pressão negativa de pico medida a uma profundidade conhecida dividida pela raiz quadrada da frequência central do transdutor. A medida da pressão negativa de pico é calibrada em laboratório em material que imita os tecidos moles do corpo conhecido como *Phanton*.

Intensidade

É dada pela equação de potência (mW)/área (cm).

Amplitude

É a altura do sinal; a amplitude da onda sonora representa o grau de compressão e de rarefação gerados por uma onda sonora, ou seja, a magnitude das alterações na pressão ao longo da onda. É medida em decibéis (dB), unidades logarítmicas baseadas na proporção do valor medido de pressão acústica (V) com um valor de referência R e é explicada pela fórmula:

$$dB = 20 \log (V/R).$$

Velocidade de propagação

Som de diferentes frequências em um mesmo meio propagam-se na mesma velocidade. A velocidade varia conforme o meio, ou seja, é determinada pelas características do meio. Nos tecidos humanos moles (pele, gordura, interstício e músculos), a velocidade do som é em média de 1.540 m/s , mas se o som se propagar de um meio com propriedades diferentes para outro, haverá mudança de sua velocidade a partir dessa transição.

A velocidade depende principalmente da densidade e das propriedades elásticas ou da rigidez do meio. Assim, possui relação direta com a rigidez e densidade do meio.

Como a velocidade de propagação do som em um meio é diretamente proporcional à sua densidade e rigidez, estes dois fatores determinam o que conhecemos por "impedância acústica" definida como o produto entre a velocidade do som em um determinado meio e sua densidade. É justamente a diferença de impedâncias acústicas entre os meios que determina uma maior ou menor reflexão da onda sonora.

Na maioria das interfaces de tecidos moles, apenas uma pequena fração do pulso é refletida. Portanto, o processo de reflexão produz ecos relativamente fracos. Nas interfaces entre tecidos moles e materiais como ossos e gases, fortes reflexos são produzidos pois as diferenças de impedância são muito grandes.

A redução na amplitude do pulso durante a reflexão em várias interfaces diferentes é apresentada na Tabela 1.2.

Tabela 1.2 Perda da amplitude do pulso pela reflexão (dB)

Interface	Perda de amplitude do sinal (dB)
Refletor ideal	0,0
Tecido – ar	-0,01
Osso – tecido	-3,8
Gordura – músculo	-20,0
Tecido – água	-26,0
Músculo – sangue	-30,0

As fontes mais frequentes que causam atenuação durante o estudo ultrassonográfico são pulmões, enfisema subcutâneo, pneumomediastino ou pneumopericárdio. Ainda, a interposição de ar entre o transdutor e a pele faz com que precise ser utilizado gel de glicerina a fim de reduzir a diferença de impedâncias entre a membrana do transdutor e a pele.

Por conta de todas estas barreiras, tanto no trajeto de ida quanto no de volta ao transdutor, estima-se que do total de pulsos de ultrassom produzidos em um disparo completo da matriz de cristais, somente 1 a 3% delas acabem resultando em formação da imagem ultrassonográfica. É por esta razão que pequenas melhorias na performance dos transdutores, como foi o caso da descoberta do valor adicional das ondas em segunda harmônica, resultaram em grande melhoria na qualidade de imagens. É então fácil de se entender que, apesar de transdutores modernos proverem alta qualidade de imagens nos dias de hoje, há ainda muito espaço para refinar estas imagens ainda mais.

Quanto maior a diferença de impedâncias, maior a reflexão. Entretanto, a reflexão sofre outros efeitos e atenuam os pulsos que retornam para o transdutor, como o ângulo de incidência do feixe, com uma reflexão ótima em ângulo perpendicular (90º) e quase inexistente quando o ângulo está próximo de zero grau (0º). Ainda, pequenas estruturas, menores que um comprimento de onda, podem resultar em dispersão do sinal ao invés de reflexão. Diferentemente do que ocorre com o feixe refletido, a energia dispersa do ultrassom é irradiada para todas as direções e somente pequena quantidade de sinal disperso ou refratado atinge o transdutor, podendo causar artefatos (Figura 1.12).

A refração pode ser corrigida com a mudança na sequência de disparo das fileiras dos cristais piezoelétricos. Em um transdutor não focado (A), esta se faz de uma borda a outra do transdutor. Ao se ajustar o foco, muda-se a sequência e o tempo de disparo das fileiras de cristais, por exemplo, das laterais para o centro (B), diminuindo assim a ocorrência de artefatos na zona focal (Figura 1.13).

À medida que o ultrassom penetra no corpo, a força do sinal é progressivamente reduzida por causa dos dois últimos fenômenos descritos que, em última análise, convertem a energia ultrassonográfica em calor, fato que é inversamente proporcional à frequência do transdutor.

A profundidade de penetração do ultrassom para uma imagem adequada, em geral, está limitada a aproximadamente 200 comprimentos de onda, que faz um transdutor de 2 MHz atingir a profundidade de 20 cm e um de 5 MHz, a de 6 cm.

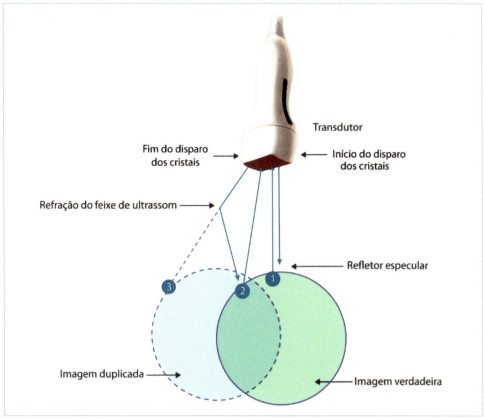

■ **Figura 1.12** Esquema de como se forma artefato de dupla imagem por meio de pulsos de ultrassom que se desviam de seu caminho e acabam atingindo de volta os cristais piezoelétricos, mostrando uma falsa ideia do posicionamento real da estrutura analisada.

Resolução da imagem

A resolução espacial é a capacidade de distinguir espacialmente dois pontos em um sistema de imagem. Na resolução espacial, podemos observar o domínio da resolução axial, lateral e elevacional. Na axial, distinguem-se dois pontos localizados ao longo do caminho ou eixo do feixe de US. Na lateral distinguimos dois objetos dispostos lado a lado em relação ao feixe de US para a mesma profundidade. Já na elevacional observamos a resolução da terceira dimensão ou altura ou espessura da imagem além dos planos axial e lateral. A resolução temporal representa a capacidade de rastrear alvos móveis ao longo do tempo e é avaliada pela frequência de quadros (*frame rate*). É maior quanto menor for a profundidade e menor for o ângulo de varredura.

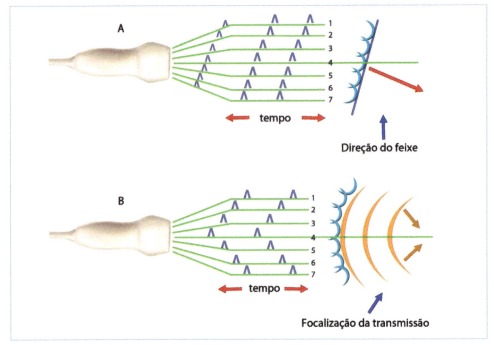

■ **Figura 1.13** Mudança eletrônica do foco, ocasionando transposição da sequência de disparo linear de um transdutor não focado para sequência da periferia para o centro.

Com base nestes conceitos, pode-se calcular a resolução espacial de um transdutor sabendo-se que $f = v/\lambda$, então pode-se determinar o comprimento de onda (λ) pela equação: $\lambda = v/f$. Assim, como a velocidade de propagação nos tecidos é de 1.540 m/s e de posse da frequência do transdutor em MHz, o comprimento de onda pode ser calculado por λ (mm) = 1,54/f (MHz). Por exemplo, se a frequência for 3 MHz, o λ será de 0,5 mm.

Outro conceito fundamental é o das relações existentes entre frequência do transdutor, comprimento de onda, profundidade de penetração e resolução de imagem (capacidade em se discernir dois pontos separados). Quanto maior for a frequência do transdutor utilizado, menor será o comprimento de onda, menor a profundidade de penetração e maior será a resolução da imagem (p. ex., transdutores usados em pediatria). Desse modo, a resolução de imagem é proporcional a 2 λ (ou seja, em 1 λ de onda de 0,5 mm a resolução é de aproximadamente 1 mm) (Figura 1.10). Transdutores de menor frequência, p. ex. 1,6 MHz, produzem ondas de maior comprimento (0,9 mm), tendo maior penetração e, consequentemente, menor resolução de imagem (p. ex., transdutores usados em adultos), Figura 1.14.

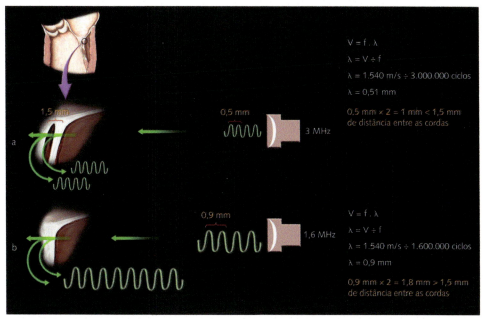

■ **Figura 1.14** (a) Esquema exemplificando como o comprimento de onda do pulso de ultrassom (λ) é refletido por dois pontos separadamente a uma distância mínima de metade do λ. Assim, nota-se que na imagem de baixo (b), como a distância entre os dois objetos é menor ou igual a duas vezes o comprimento de onda de um determinado pulso, as duas imagens são interpretadas como uma só.

O transdutor e seu feixe de ultrassom

Um transdutor é formado por matrizes lineares e sequenciais de cristais piezoelétricos, dispostas lado a lado, com centenas ou milhares de cristais, dependendo da tecnologia utilizada (Figura 1.15), conectados a fibras ópticas ou diretamente aos circuitos eletrônicos, blindados ao seu redor a fim de formar o feixe direcionado de ultrassom (Figura 1.16).

A energia sonora produzida por um transdutor de US é propagada no meio na forma de feixe com maior intensidade no seu centro e é menor em suas bordas. A porção central do feixe em forma de coluna é a que fica próxima ao transdutor e se chama campo proximal, ou zona de Fresnel. A porção divergente do feixe em forma de cone se chama campo distal ou zona de Fraunhofer (Figura 1.17).

O exame ecocardiográfico terá melhor resolução quando as estruturas estiverem no campo proximal. O comprimento do campo proximal (Ep) pode ser calculado pela fórmula:

$$Ep = r^2/\lambda \text{ ou } Ep = (d^2/4) \times \lambda$$

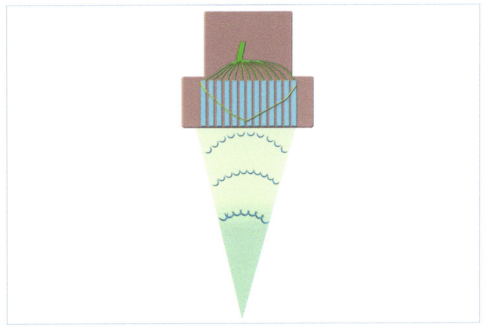

■ **Figura 1.15** Esquema de alinhamento matricial dos cristais piezoelétricos. No transdutor com foco, o feixe central é menor e a sequência de disparos é ajustada de acordo com a mudança da sequência de disparos do transdutor.

Em que r é o raio e d o diâmetro da superfície do transdutor. Portanto, a extensão do campo proximal aumenta tanto pelo aumento da superfície do transdutor quanto pela redução do comprimento de onda. Esse efeito é limitado em decorrência de maior atenuação que acontece nos transdutores de maior frequência (menor comprimento de onda). Por isso, deve-se usar a maior frequência para a profundidade desejada. Além disso, quanto maior o diâmetro do transdutor, maior a limitação por conta do tamanho do espaço intercostal. Os transdutores usados em adultos têm cerca de 12 mm de diâmetro e frequência de 3 MHz, o que lhes proporciona um campo próximo de cerca de 7 cm. Os transdutores pediátricos com 6 mm de diâmetro e 5 MHz têm campo próximo de 3 cm de comprimento (Figura 1.18).

O formato do feixe de US é importante porque determina a área do coração em que os ecos podem ser registrados e a resolução lateral do sistema. Em geral, feixes mais estreitos são preferíveis aos mais largos porque produzem ecos de uma área mais limitada do coração; desse modo, reduzem a ambiguidade na origem dos ecos, apresentam resolução lateral superior, são mais intensos e assim geram ecos que apresentam maior resolução lateral. Portanto, qualquer aumento do diâmetro do feixe aumenta a área seccional transversa na qual se espalha a energia sonora e, portanto, a intensidade é reduzida, visto que é medida pela potência por unidade de área.

1 PRINCÍPIOS FÍSICOS DO ULTRASSOM | 19

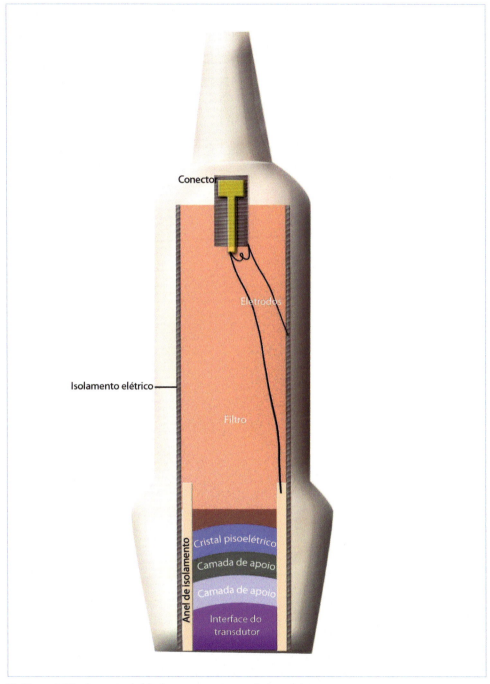

■ **Figura 1.16** Esquema da blindagem e montagem do transdutor.

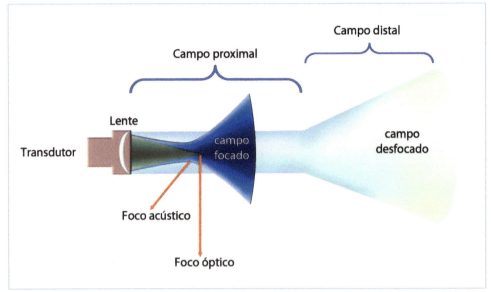

■ **Figura 1.17** Representação das zonas de campo ultrassonográfico. Diagrama esquemático demonstrando a porção proximal focada do feixe (zona de Fresnel ou campo proximal) paralelo e de formato cilíndrico, onde a aquisição da imagem é ideal. Seu comprimento é determinado pelo raio do transdutor e pelo comprimento de onda transmitida. A partir do momento em que o feixe diverge, assume o formato cônico e passa a se chamar campo distal, desfocado, onde a intensidade da energia ultrassônica é bem menor.

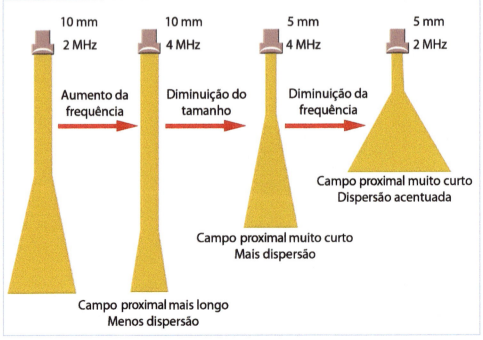

■ **Figura 1.18** Representação da relação direta entre a frequência e o comprimento do campo proximal assim como de sua relação inversa com o diâmetro da superfície do transdutor.

Transdutores focados e desfocados

Em transdutores com foco, a distância focal é a distância entre os cristais do transdutor e o foco. Este pode ser ajustado a fim de concentrar a maior parte dos pulsos sonoros a uma determinada profundidade de interesse e, assim, melhorar sua precisão diagnóstica, de forma que no transdutor com foco o feixe central é menor e a sequência de disparos é ajustada de acordo com a mudança da sequência de disparos do transdutor (Figura 1.19a).

Aquisição de várias linhas (MLA) em transdutores sem foco

Um método moderno de disparo dos transdutores para aumentar a taxa de quadros para um determinado setor e densidade de linha é disparar um amplo feixe de transmissão (Tx) e escutar feixes (cristais) mais estreitos do receptor (Rx) simultaneamente. Isso é chamado de aquisição de linha múltipla (MLA) e é obtido por transdutores desprovidos de foco, conforme ilustrado na Figura 1.19b.

Neste exemplo, um feixe amplo é disparado e, para cada um dos quatro feixes de transmissão, existem quatro feixes receptores (4 MLA). Assim, a taxa de quadros é aumentada quatro vezes para o mesmo número de linhas. Isto somente é possível porque a moderna tecnologia de computação permite um processamento de dados com velocidade muito mais alta. A geração de imagens por esta tecnologia é complexa e nem a formação de feixe tradicional nem o processamento de imagens estão em conformidade com os princípios simples descritos aqui, mas ainda servirão para dar uma ideia de como esta imagem é formada a partir desta tecnologia.

Modalidades de imagem

Modo A (amplitude)

Nos primeiros exames de ultrassonografia realizados na década de 1950 as ondas de radiofrequência resultantes eram dispostas na tela do ecocardiógrafo como amplitudes somente. Assim, como pode-se observar na Figura 1.20, no modo amplitude notamos amplas espículas nas regiões da parede livre do ventrículo direito (proximalmente), no septo e na parede posterior do ventrículo esquerdo.

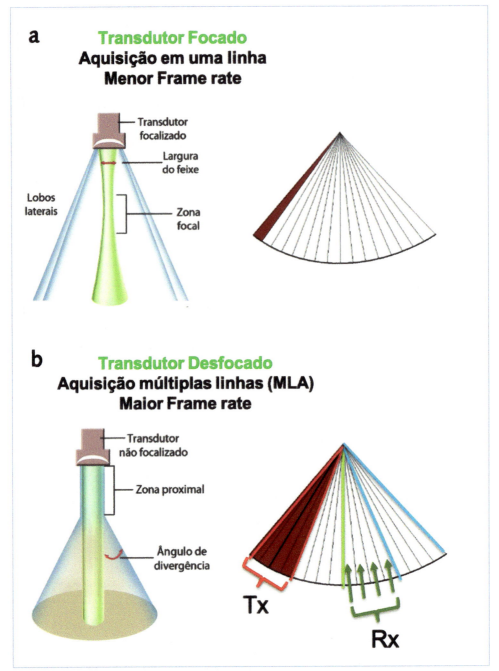

■ **Figuras 1.19a e 1.19b** a: Exemplo de transdutor com foco onde os disparos são feitos linha a linha, permitindo um ajuste da distância focal, maior número de linhas ao custo de um menor número de quadros. b: Transdutor desfocado com tecnologia de aquisição múltipla de linhas (MLA). Há disparo de um amplo feixe de transmissão (Tx) e se "escutar" feixes (Rx) (cristais) mais estreitos do receptor simultaneamente por meio de algoritmos sofisticados de identificação dos ecos.

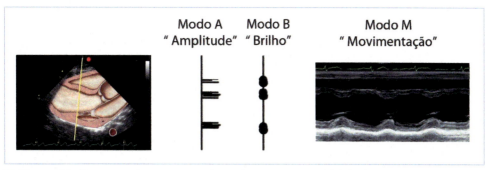

■ **Figura 1.20** Demonstração comparativa do modo A, primeira modalidade de imagem ultrassonográfica conhecida e suas derivadas, modo B (brilho) e modo M (movimento).

Modo B (brilho)

Como a modalidade em amplitude tinha pouca representação da textura do tecido miocárdico, a amplitude das ondas de radiofrequência foi traduzida para escala de cinza de acordo com sua intensidade como descrito anteriormente. Nascia então o modo B de brilho, em que os sinais captados pelo transdutor são traduzidos em escala de cinza por decodificação numérica e, em última análise, são representados por um ponto na tela (Figura 1.20).

Modo unidimensional (modo M)

A partir do modo B, na década de 1960, nasceu o modo M (movimento) a partir do aumento da frequência de repetição de pulsos do cristal. No modo unidimensional, uma única linha de sinais investiga o campo ultrassonográfico na velocidade de 50 a 100 mm/s. Atualmente, essa modalidade de imagem pode ser orientada pela imagem bidimensional para assegurar um ângulo apropriado entre a linha de disparo do ultrassom do modo M e as estruturas cardíacas analisadas, que para fins de medidas lineares deve ser perpendicular (90º) à estrutura analisada. Como apenas uma única linha de sinais está incluída no traçado do modo unidimensional, a frequência de repetição do pulso transmitido e recebido pelo transdutor é limitada apenas pelo tempo necessário para o feixe de ultrassom ser transmitido até a profundidade máxima e voltar ao transdutor, o que permite um tempo de ida e volta, para uma profundidade de 20 cm, de apenas 0,26 ms (à velocidade de 1.540 m/s), sendo então possível uma frequência de pulso de até 3.850 pulsos por segundo. Essa taxa elevada de repetição de pulso é muito útil na investigação dos movimentos valvares e do endocárdio ventricular (Figura 1.29).

Ecocardiografia bidimensional

A imagem bidimensional (2D) revolucionou a ecocardiografia no final da década de 1970. A partir dela, um grande marco no diagnóstico da cardiologia foi estabelecido, pois, a partir daí, pode-se realizar imagens tomográficas do coração representativas de como ele realmente é em tempo real. Ela é gerada a partir dos dados obtidos pela "varredura" eletrônica do feixe de ultrassom através do campo ultrassonográfico.

Em princípio, a "varredura eletrônica" é a sequência de disparos dos cristais, desde a primeira fileira de cristais de um lado do transdutor ao outro. Esses disparos ocorrem de forma sequencial e em um intervalo de tempo conhecido. Após o disparo de todas as fileiras de cristais da matriz de um transdutor temos então a formação de um quadro da imagem (*frame*).

O tempo necessário para adquirir todas as informações para um quadro de imagem está diretamente relacionado com o número de linhas mapeadas e com a profundidade máxima a ser estudada visto que o tempo de trânsito do pulso de ultrassom é diretamente proporcional a duas vezes (tempo de ida e volta do sinal) a profundidade. A distância (d) é inversamente proporcional à velocidade do ultrassom no meio estudado (velocidade, v) e pode ser obtida pela equação:

$$t = 2 \times d/v$$

Como a velocidade de propagação do ultrassom nos tecidos moles é razoavelmente estável (~1.540 m/s), a frequência de quadros (*frame rate*) sempre apresentará uma relação inversa com a densidade das linhas e a profundidade. Na cardiologia, é desejável uma frequência de quadros maior que 30 quadros por segundo a fim de se documentar adequadamente o rápido movimento do coração. Assim, com o intuito de se otimizar a resolução temporal torna-se necessário diminuir o número de linhas, reduzindo-se o ângulo do setor e/ou a profundidade máxima da imagem (Figura 1.21).

Após o processamento, que compreende a amplificação, compensação do ganho, filtragem, compressão e retificação do sinal, a imagem de 1 ponto brilhante para cada onda ultrassonográfica refletida que conseguiu atingir de volta o cristal na linha de varredura é gerada na tela do ecocardiógrafo, formando as imagens de cada quadro. Essas imagens "quadro a quadro" são capazes de reproduzir a imagem dos movimen-

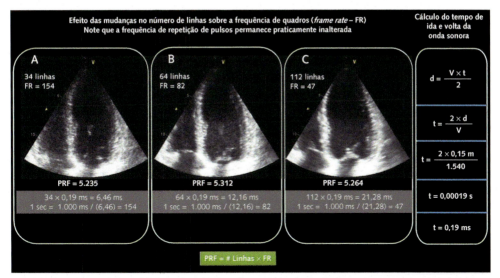

■ **Figura 1.21** Sequência de disparos de linhas dos cristais, de um lado para o outro do transdutor, que em última análise formam cada quadro (*frame*) da imagem. A: O tempo de ida e volta da onda para uma profundidade de 15 cm é de 19 ms, assim, o tempo para se produzir um quadro completo formado por 34 linhas seria de aproximadamente 6,5 ms, o que permitiria uma frequência máxima de quadros de 154 a uma frequência de repetição de pulsos (PRF) de 5.235.
B: Da mesma forma, para se produzir um quadro completo formado por 64 linhas seria necessário o tempo de aproximadamente 12,2 ms, o que permitiria uma frequência máxima de quadros de 84 a uma frequência de repetição de pulsos (PRF) de 5.312.
C: Para se produzir um quadro completo formado por 112 linhas seria necessário o tempo de aproximadamente 21,3 ms, o que permitiria uma frequência máxima de quadros de 47 a uma frequência de repetição de pulsos (PRF) de 5264.
d: Distância; V: Velocidade do som no meio; t: tempo de ida e volta da onda sonora; ms: milissegundos; FR: *frame rate*; PRF: frequência de repetição de pulsos (ou *pulse repetition frequency*) pelo cristal piezoelétrico por segundos.

tos cardíacos em tempo "quase" real. O tempo "quase" real ocorre por causa de um atraso entre o tempo de ida e o de volta do ultrassom até o cristal piezoelétrico associado ao tempo necessário para o disparo sequencial de todas as linhas de cristais piezoelétricos do transdutor. Como esse tempo é muito pequeno e imperceptível ao olho humano, a ultrassonografia é aceita como modalidade que produz imagens do coração em "tempo real". Por exemplo, se o tempo de ida e volta da onda para uma profundidade de 15 cm for de 19 ms, o tempo para se produzir um quadro completo formado por 34 linhas seria de aproximadamente 6,5 ms, o que permitiria uma frequência máxima de quadros de 154 e uma frequência de repetição de pulsos (PRF) de 5.235. Assim, com um PRF semelhante, para se aumentar o número de linhas por quadro, o preço a se pagar é a redução do número de quadros (*frame rate*), pois a PRF é limitada ao seu máximo pelo tempo de ida e volta do pulso sonoro (Figura 1.21).

Ecocardiografia bidimensional em segunda harmônica

A imagem em segunda harmônica provinda dos tecidos, conhecida também como "harmônica tecidual" baseia-se na propriedade dos tecidos de refletirem a frequência emitida pelos cristais piezoelétricos (fundamental) e também múltiplas destas frequências (harmônicas "teciduais"). Essas frequências harmônicas são produtos da ressonância gerada pelas frequências fundamentais nos tecidos, resultando em reflexão não linear dos sinais de ultrassom. O sinal harmônico é diretamente proporcional ao aumento da profundidade e amplitude da frequência fundamental. Por essas razões as harmônicas reduzem os artefatos de campo proximal, de lobo lateral e melhoram a definição endocárdica, sobretudo das paredes mais distantes do transdutor (Figura 1.22).

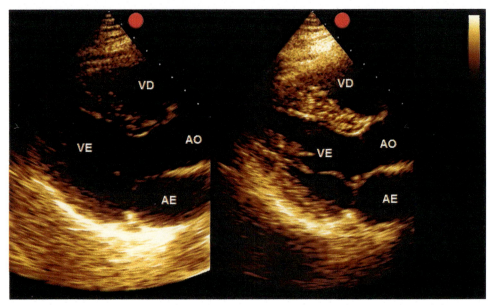

■ **Figura 1.22** Exemplo de melhora na qualidade de imagem gerada pelo uso de imagem em segunda harmônica.

Qualidade da imagem

O diagnóstico ecocardiográfico é diretamente proporcional à qualidade de imagem. Nesse sentido, a fim de obter a melhor imagem que seu aparelho pode fornecer, deve-se otimizar os controles anteriormente descritos associados a outros controles de pré e pós-processamento de imagem disponíveis na maioria dos sistemas de ultrassom, como pode ser observado a seguir.

Pré-processamento

Saída de força ou índice mecânico (IM ou MI)

é um parâmetro que ajusta o pré-processamento da imagem por regular a energia total de ultrassom fornecida pelo transdutor nas descargas transmitidas, resultando em maior amplitude dos sinais emitidos e refletidos. É definido como:

$$IM = \text{pressão negativa de pico acústico} / \sqrt{fc}$$

Faixa de frequência

Ajusta a banda de frequência do transdutor. Menores frequências devem ser escolhidas para pacientes que precisem de mais penetração do sinal (obesidade, doença pulmonar obstrutiva crônica). Por outro lado, para indivíduos com janelas melhores (crianças ou adultos com baixa superfície corporal), opta-se por faixa de frequências mais altas.

Profundidade

É um parâmetro que ajusta o pré-processamento da imagem por regular a profundidade que interfere na frequência de repetição do pulso (resolução espacial) e no número de quadros por segundo da imagem (resolução temporal), sendo esses menores à medida que a profundidade e o ângulo do feixe acústico aumentam.

Faixa dinâmica (dynamic range)

É um parâmetro que ajusta o pré-processamento da imagem por regular o número de seus níveis de cinza e pode ser ajustado para fornecer uma imagem com contraste acentuado entre as áreas claras e escuras ou uma graduação de níveis de cinza menos acentuada. A faixa dinâmica é um método de relatar até que ponto um sinal pode variar e ainda ser medido com precisão. Suas unidades são dB e é uma medida relativa, ou uma razão, entre os sinais maiores e menores, que é medida com precisão. Como regra geral, a faixa dinâmica de informações diminui à medida que são processadas. Portanto, os componentes mais antigos da cadeia de criação de imagens têm a maior faixa dinâmica. Os componentes mais adiante na cadeia de geração de imagens têm faixas dinâmicas mais estreitas.

Este ajuste é feito por meio de níveis de filtragem de sinais de radiofrequência de baixa e alta intensidade. Desta forma, quanto menor a faixa dinâmica, menor o nível de ruídos da imagem e menor a graduação da escala de cinza (p. ex., 256 tons de cinza). Já, quanto maior a escala dinâmica, maior o nível eventual de ruídos e maior será a graduação da escala de cinza (p. ex., 512 tons de cinza). Nesta última a perda de informação das imagens é bem menor que na primeira (Figura 1.23).

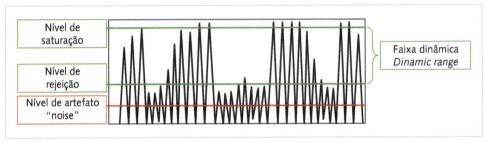

■ **Figura 1.23** Exemplo do efeito do ajuste de faixa dinâmica. Quanto menor ou mais estreita for a faixa dinâmica, menor o nível de ruído e maior a quantidade de ecos ou informações que irão compor a imagem.

Pós-processamento

Ganho (gain)

É um parâmetro que ajusta o pós-processamento da imagem por regular a intensidade do brilho exibida na tela do monitor, do mesmo modo que um controle de volume de um sistema de áudio. Esse não afeta a amplitude e a frequência emitida do ultrassom.

Compensação do ganho em função do tempo (time gain compensator, TGC)

É um parâmetro que ajusta o pós-processamento da imagem por regular um ajuste diferencial do ganho ao longo da profundidade do feixe de ultrassom. O ganho no campo proximal pode ser ajustado em um nível inferior, pois há maior amplitude e quantidade de sinais nessa parte do setor. Assim, o ganho deve ser gradativamente maior na região média e distal, pois os sinais refletidos são mais fracos em razão da atenuação do sinal ao longo de seu trajeto de ida e volta (Figura 1.24).

Artefatos de imagem

Os artefatos de imagem incluem sinais que resultam no aparecimento de "estruturas" que não estão realmente presentes, na incapacidade de visualização de estruturas que estão presentes e na distorção de uma imagem.

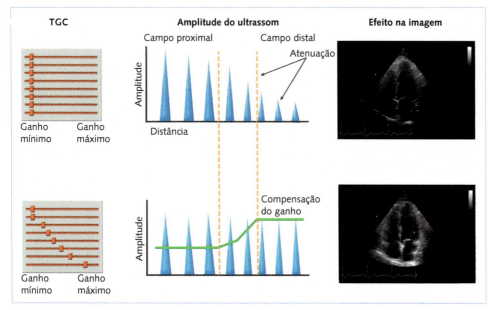

Figura 1.24 Exemplo do efeito do ajuste de ganho (pós-processamento) em que se adapta o brilho da imagem nas áreas distais do feixe de ultrassom, onde ocorre a maior parte da atenuação do sinal.

A sombra acústica ocorre quando uma estrutura, com acentuada diferença na impedância acústica (p. ex., prótese valvar, cálcio ou osso), bloqueia a transmissão da onda de ultrassom além daquele ponto e, portanto, a imagem aparece desprovida de sinais refletidos distais a esta estrutura. O formato da sombra acústica segue o caminho da linha de propagação do ultrassom. Em alguns casos, uma janela transtorácica diferente é suficiente para eliminar este tipo de artefato, enquanto em outros pode ser preciso realizar uma abordagem transesofágica.

As reverberações (R) são múltiplos sinais de ecos de alta amplitude linear, originados a partir de dois refletores especulares fortes e que resultam em uma reflexão para frente e para trás do sinal do ultrassom antes que este retorne ao transdutor, ou seja, o sinal penetra no tórax, atinge uma interface e, no caminho de volta ao transdutor, atinge uma nova interface, fazendo um "vai e vem" antes de finalmente voltar ao transdutor e ser captado por seus cristais. As imagens causadas por reverberações aparecem como linhas densas, relativamente paralelas, irregulares, que mimetizam estruturas do campo proximal (Figura 1.25).

Os artefatos de lobo lateral são artefatos causados por ecos que estão ao lado do feixe principal (campos laterais) e que, por divergência deste feixe distalmente, aparecem como "borrões" no campo principal.

O aparecimento de uma dupla imagem lado a lado resulta da dispersão do sinal na linha de disparo do ultrassom conforme passa através de um tecido ao lado do

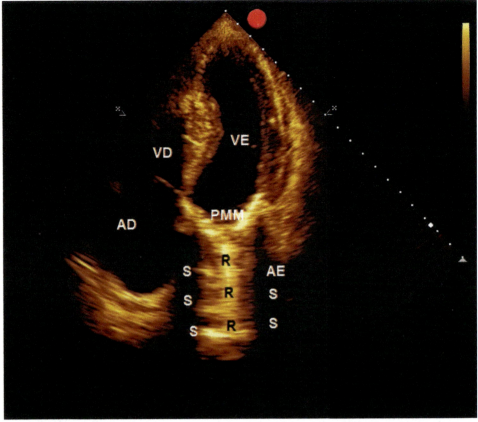

■ **Figura 1.25** Exemplo de artefato de sombra acústica (s) e de reverberação (R) do sinal de uma prótese mecânica em posição mitral.

campo proximal. Esse artefato pode ser visto com frequência nas imagens paraesternais transversais da valva aórtica ou do ventrículo esquerdo, em que se vê, por exemplo, uma segunda valva, na região medial (Figura 1.26).

Ecos espúrios do campo proximal são artefatos causados por oscilações anormais dos cristais pizoelétricos gerados por conta do grande tráfego de sinais emitidos e recebidos na região do campo proximal, gerando ecos nesta região dos ecos de difícil eliminação. Note o exemplo da Figura 1.27, em que estes ecos se assemelham a um trombo em região apical de paciente com infarto de parede anteroapical.

Finalmente, os ecos harmônicos, ocasionados por reverberações harmônicas no campo distal, onde são mais intensos, também conhecidos como *"ring down"*, são causados por vai e vem de ondas, por exemplo, dos folhetos pericárdicos no campo distal, como mostrado na Figura 1.28.

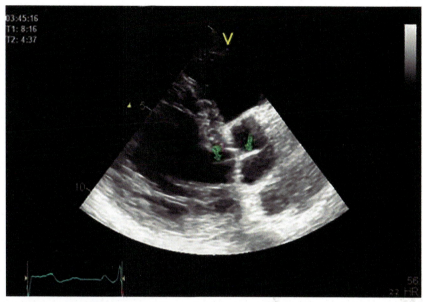

■ **Figura 1.26** Artefato de lobo lateral. Note a linha de coaptação das válvulas aórticas coronariana direita e não coronariana, aparecendo ao centro também, na via de saída do ventrículo esquerdo.

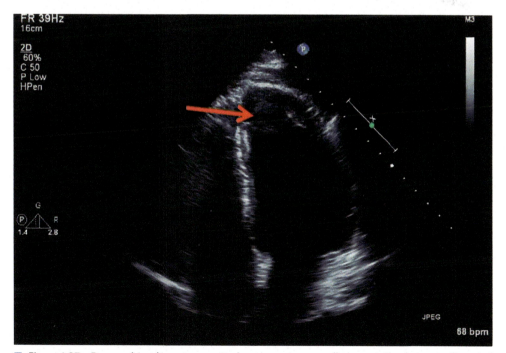

■ **Figura 1.27** Ecos espúrios do campo proximal: ecos que se assemelham a um trombo em região apical de paciente com infarto de parede anteroapical.

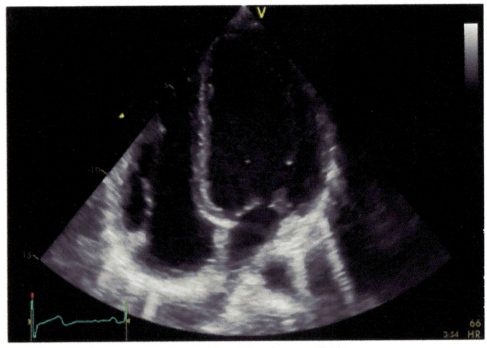

■ **Figura 1.28** *Ring down* ou reverberações harmônicas do campo distal.

Fontes consultadas

1. Adelson EH. Perceptual organization and the judgment of brightness. Science. 1993;262:2042-4.
2. Asbjorn Stoylen. Disponível em: http://folk.ntnu.no/stoylen/strainrate/Basic_ultrasound
3. Bioefects Committee of the American Institute of Ultrasound in Medicine: safety considerations for diagnostic ultrasound. J Ultrasound Med.1988;7(Suppl 9):S1-S38.
4. Chen J, Cheng X, Chen CC, Li PC, Liu JH, Cheng YT. A capacitive micromachined ultrasonic transducer array for minimally invasive medical diagnosis. J Microelectromech Syst. 2008;17:599-610.
5. Curie J, Curie P. Development par prission de l'electricite polaire dans les cristaux heimiedras a faces inclinees. Compt Rend. 1880;91:294.
6. Edelman SK. Understanding ultrasound physics: fundamentals and exam review. 2nd ed. Woodlands: ESP;1994.
7. Eisenberg R. Radiology: an illustrated history. St. Louis: Mosby; 1992.
8. Feigenbaum H (ed.). Feigenbaum's echocardiography. 6th ed. Philadelphia: Lippincott, Willliams and Wilkins; 2005.
9. Fry FJ (ed.). Ultrasound: Its applications in medicine and biology. Amsterdam: Elsevier; 1978. p.689-736.
10. Hatle L, Angelsen B. Doppler ultrasound in cardiology: physical principles and clinical applications. 2.ed. Philadelphia: Lea & Febinger; 1985.
11. Kikuchi Y. Transducers for ultrasonic systems. Tokyo: Corona; 1969.
12. Kremkau FW. Diagnostic ultrasound: principles and instruments. 6th ed. Philadelphia: WB Saunders; 2002.
13. Lord Rayleigh: Teory of sound. New York: Dover Publications; 1945.
14. Otto CM (ed.). Textbook of clinical echocardiography. Philadelphia: Elsevier; 2018.

15. Segal BL. Symposium on echocardiography (diagnostic ultrasound). Introduction. Echocardiography – ultrasoundcardiography. Am J Cardiol. 1967;19(1):1-5.
16. Thomas JD, Rubin DN. Tissue harmonic imaging: why does it work? J Am Soc Echocardiogr. 1998; 11(8):803-8.
17. Wells PNT: Biomedical ultrasonics. New York: Academic Press; 1977.
18. Weyman AE. Principles and practice of echocardiography. 2.ed. Philadelphia: Lippincott Willians & Wilkins; 1991.
19. Weyman AE. The year in echocardiography. Year in Cardiology Series. Boston: Massachussets General Hospital; 2008.

2

Planos ecocardiográficos

"Sucesso é a capacidade de ir de derrota em derrota,
sem perder o entusiasmo."

Winston Churchill
(1874-1965)

Técnica do exame

Um estudo ecocardiográfico transtorácico de qualidade deve ser realizado em ambiente silencioso, com pouca luminosidade e em temperatura agradável. O paciente deve ser posicionado confortavelmente para cada imagem, tanto em decúbito lateral esquerdo (com o braço esquerdo fletido abaixo da cabeça e o direito estendido sobre a face lateral direita de seu corpo) ou em decúbito dorsal (com ou sem flexão de ambas as pernas, para as janelas subcostais ou hiperextensão do pescoço, para as janelas supraesternais). Em alguns casos, como em pacientes com dextrocardia ou estenose aórtica, pode ser necessário posicioná-lo em decúbito lateral direito. É imperativo o uso de eletrodos para monitorização eletrocardiográfica no tórax, para mostrar uma única derivação na tela do equipamento, com a finalidade de ajudar na adequada determinação do momento do ciclo cardíaco. No estudo ecocardiográfico, as posições ideais para a instalação do eletrodo são aquelas que não fiquem sobre músculos ou possíveis janelas ecocardiográficas e que permitam utilizar o eletrodo neutro como cabo de respirômetro, nos aparelhos que possuem este recurso. Assim, recomendamos fortemente o posicionamento deles no manúbrio, apêndice xifoide e na linha axilar média direita sobre uma costela próxima ao diafragma, geralmente 8ª ou 9ª. Em exames realizados à beira do leito com quadros infecciosos passíveis de contágio, a monitorização eletrocardiográfica pode ser dispensada a fim de proteger a equipe de profissionais envolvida no exame.

Recomenda-se o treinamento das habilidades para a obtenção das janelas acústicas para que o médico realize o exame com ambos os membros superiores à esquerda ou direita do paciente, entretanto, a fim de se evitar lesões de esforço repetitivo, é recomendado que o ecocardiografista fique do lado esquerdo do paciente, ou seja, realize o exame com a mão esquerda.

A ecocardiografia permite a aquisição de imagens tomográficas das estruturas cardíacas, além de avaliação detalhada de sua anatomia e função por meio de planos ecocardiográficos bidimensionais obtidos nas janelas acústicas (Figura 2.1).

Movimentos básicos do transdutor para obtenção da imagem

As primeiras descrições sobre a anatomia ecocardiográfica bidimensional do coração foram feitas por Tajik et al., da Mayo Clinic, em 1978. A partir daí, as nomenclaturas foram introduzidas até que, em 1980, a Sociedade Americana de Ecocardiografia padronizou as janelas acústicas que compõem o estudo ecocardiográfico básico e sua nomenclatura. Estas são obtidas por meio das seguintes janelas: paraesternal, apical, subcostal e supraesternal.

Para a adequada localização destas janelas, todo o transdutor possui um marcador que aponta para a estrutura que aparecerá à direita da imagem (Figura 2.2). Com a mão segurando suavemente o transdutor, serão realizados durante todo o estudo

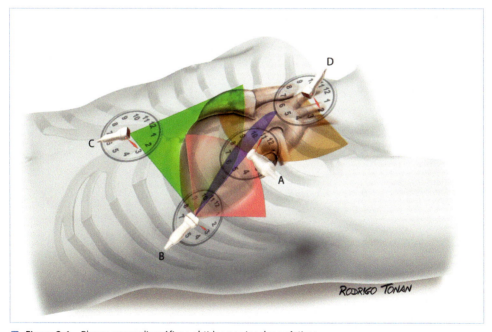

■ **Figura 2.1** Planos ecocardiográficos obtidos nas janelas acústicas.

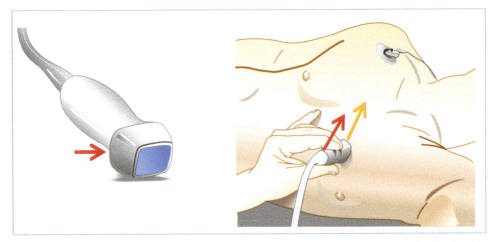

■ **Figura 2.2** Localização do ponto marcador do transdutor que demonstra as estruturas localizadas à direita da tela.

ecocardiográfico quatro tipos de movimentos com a mão, para se encontrar e ajustar as imagens dos planos na tela que são:

- **Deslizar:** movimentos rápidos com o transdutor na posição da janela básica a fim de se encontrar esta janela acústica em suas prováveis localizações (Figura 2.3).

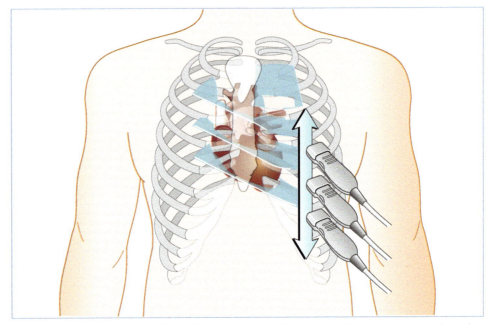

■ **Figura 2.3** Movimento de deslize: utilizado para se encontrar a localização de uma determinada janela.

- **Movimento de báscula ou "*rocking motion*":** balanços na direção do apontador e contrária a ele a fim de posicionar o plano no centro da tela de acordo com os padrões estabelecidos (Figura 2.4). Uma vez encontrada e centralizada a janela na tela, todo o restante do estudo naquela janela será baseado em somente dois movimentos básicos:
- **Rotação:** utilizado para mudar de um plano para outro dentro da mesma janela (Figura 2.5).
- **Varredura:** utilizado para obter várias imagens tomográficas dentro de um mesmo plano (Figura 2.6).

Ainda, utilizamos nosso sistema do relógio, de acordo com a Figura 2.7. Esse sistema supõe que o horário de 12 h sempre estará na direção da cabeça, o de 6 h sempre estará na direção dos pés do paciente. Quando o texto se referir ao horário de 3 h, entenda-se que o apontador do transdutor deve "apontar" para aquele horário em qualquer decúbito que o paciente estiver. Assim, por exemplo, quando o texto se referir a 11 h, é o apontador do transdutor que deve indicar esse horário, como indicado nas Figuras 2.6 e 2.7.

Sugere-se que seja seguida uma sequência de obtenção das imagens para que todas as estruturas possíveis sejam analisadas, incluindo as janelas paraesternais, apicais, subcostais e supraesternais.

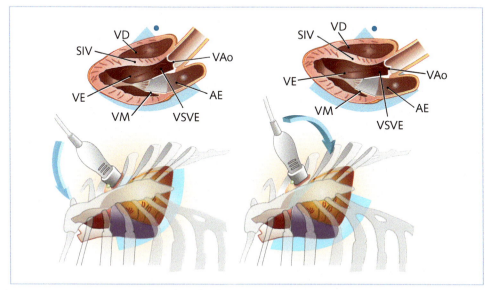

■ **Figura 2.4** Movimento de báscula: a fim de centralizar a imagem na tela. VD: ventrículo direito; SIV: septo interventricular; VE: ventrículo esquerdo; VM: valva mitral; VSVE: via de saída do ventrículo esquerdo; AE: átrio esquerdo; VAo: valva aórtica

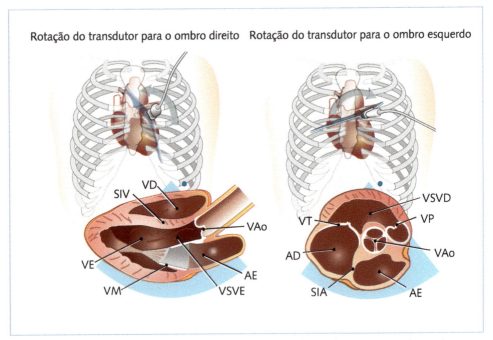

■ **Figura 2.5** Movimento de rotação: utilizado para se mudar de um plano para outro dentro da mesma janela. VD: ventrículo direito; SIV: septo interventricular; VE: ventrículo esquerdo; VM: valva mitral; VSVE: via de saída do ventrículo esquerdo; AE: átrio esquerdo; VAo: valva aórtica; VP: valva pulmonar.

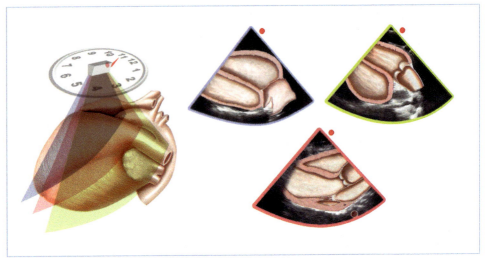

■ **Figura 2.6** Movimento de varredura: utilizado para se mudar de um plano de uma mesma projeção para outro plano na mesma projeção (p. ex., varredura no plano paraesternal longitudinal).

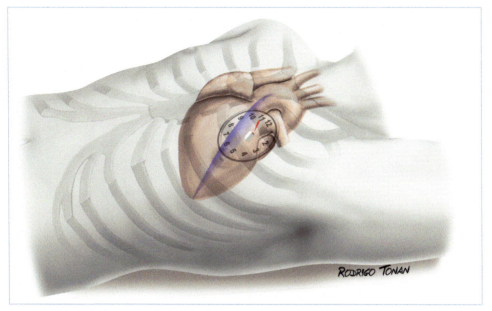

■ **Figura 2.7** Relógio imaginário na projeção paraesternal longitudinal, com o apontador e o feixe de ultrassom em 11 h.

Janelas ecocardiográficas básicas

Janela paraesternal

Planos paraesternais longitudinais

Plano longitudinal do ventrículo esquerdo: é o plano básico dessa janela acústica, a partir do qual todos os outros são obtidos. Posiciona-se o transdutor no 2º ou 3º espaço intercostal esquerdo, próximo ao esterno, com o apontador posicionado a 11 h e o feixe de ultrassom apontando para o ombro direito do paciente (Figuras 2.2 e 2.7).

As estruturas visualizadas nessa janela são a via de saída do ventrículo esquerdo, os seios de Valsalva ou raiz da aorta ascendente, junção sinotubular da aorta e aorta ascendente proximal (Figura 2.8). Ainda, visualizam-se o ventrículo direito, o ventrículo esquerdo, o átrio esquerdo, a valva mitral e a valva aórtica.

Nessa janela são realizadas as medidas diastólicas e sistólicas do ventrículo esquerdo, assim como o diâmetro anteroposterior do átrio esquerdo e raiz da aorta ascendente (Figuras 2.9a e 2.9b).

O terço proximal da aorta pode ser visualizada a partir deste plano com o deslocamento superior do transdutor um ou dois espaços intercostais.

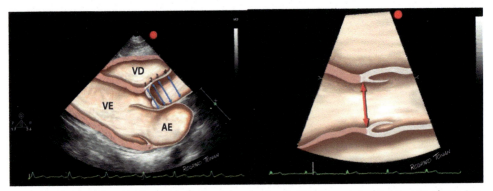

■ **Figura 2.8** Via de saída do ventrículo esquerdo, os seios de Valsalva ou raiz da aorta ascendente, junção sinotubular da aorta e aorta ascendente proximal.

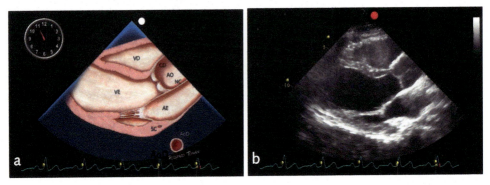

■ **Figuras 2.9a e 2.9b** Janela paraesternal, plano longitudinal do ventrículo esquerdo com visualização dos seios com as válvulas aórticas – não coronariana (NC) e coronariana direita (CD) –, átrio esquerdo (AE), valva mitral, ventrículo esquerdo (VE), septo interventricular e parede inferolateral do ventrículo esquerdo, ventrículo direito (VD), seio coronário (SC) e aorta torácica descendente (AoD).

Plano longitudinal da via de entrada do ventrículo direito (VD): no mesmo plano, com o apontador em 11 h, inclinando-se o feixe de ultrassom em direção à perna direita.

As estruturas visualizadas nesse plano são: átrio direito com a entrada da veia cava inferior e do seio coronário, valva de Eustáquio, valva tricúspide e ventrículo direito.

A correta identificação das cúspides da valva tricúspide depende da magnitude da angulação inferomedial e rotação horária do transdutor. Com o VE parcialmente fora do feixe do ultrassom, visualizam-se as cúspides septal e anterior (Figuras 2.6, 2.10a e 2.10b), e quando o VE fica totalmente excluído do feixe, visualizam-se as cúspides posterior e anterior (Figuras 2.11a e 2.11b).

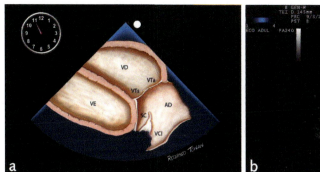
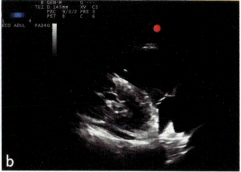

■ **Figuras 2.10a e 2.10b** Janela paraesternal, plano longitudinal de via de entrada do VD. Observar que o VE está parcialmente obliterado nesta imagem. Assim, são visualizadas as cúspides septal e anterior da valva tricúspide. AD: átrio direito; VE: ventrículo esquerdo; VD: ventrículo direito; SC: seio coronário; VCI: veia cava inferior; VTs: cúspide septal da valva tricúspide; VTa: cúspide anterior da valva tricúspide.

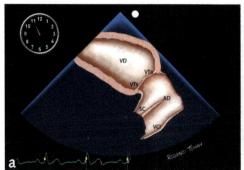
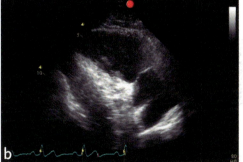

■ **Figuras 2.11a e 2.11b** Janela paraesternal, plano longitudinal de via de entrada doVD. Observar que o VE não está incluído nesta imagem. Assim, são visualizadas as cúspides posterior e anterior da valva tricúspide. AD: átrio direito; SC: seio coronário; VCI: veia cava inferior; VD: ventrículo direito; VTa: cúspide anterior da valva tricúspide; VTp: cúspide posterior da valva tricúspide.

Plano longitudinal da via de saída do ventrículo direito: no mesmo plano do paraesternal longitudinal (com o apontador posicionado a 11 h e o feixe de ultrassom apontando para o ombro esquerdo do paciente) (Figuras 2.12a e 2.12b).

Permite a visualização da via de saída do ventrículo direito, da valva pulmonar e do tronco da artéria pulmonar.

Planos paraesternais transversais

Nos planos paraesternais transversais (Figura 2.13), podemos obter 3 planos básicos, da base (Figura 2.14a e 2.14b), no nível da valvar mitral (Figura 2.15a e 2.15b), no nível dos músculos papilares (Figura 2.16a e 2.16b) e no nível do ápice ventricular (Figura 2.17a e 2.17b).

O plano transversal permite uma verdadeira varredura na avaliação da contração segmentar, sendo possível uma direta comparação da mobilidade dos segmentos das diversas paredes, desde o ápice até as porções mais basais do VE.

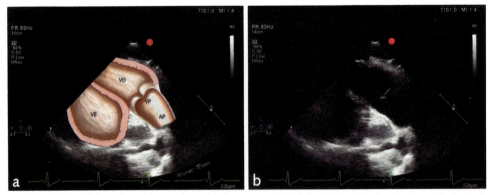

■ **Figuras 2.12a e 2.12b** Janela paraesternal, plano longitudinal de via de saída do VD. Nesse plano, é visualizada a valva pulmonar e o tronco da artéria pulmonar. AP: artéria pulmonar; VD: ventrículo direito; VP: valva pulmonar.

Plano tranversal: no nível dos vasos da base. A partir do plano paraesternal longo, faz-se uma rotação no sentido horário de 90° com o apontador a 2 h e o feixe de ultrassom apontando para a coluna dorsal alta (Figura 2.14a e 2.14b).

Plano transversal: plano da válvula mitral. A partir do plano paraesternal da base (com o apontador a 2 h), aponta-se o feixe de ultrassom levemente em direção ao ápice do ventrículo esquerdo (Figuras 2.15a e 2.15b).

Plano transversal: plano dos músculos papilares. A partir do plano paraesternal da valva mitral (com o apontador a 2 h), aponta-se o feixe de ultrassom levemente em direção ao ápice do ventrículo esquerdo (Figuras 2.16a e 2.16b) e movimentando-se a varredura em direção distal, pode-se obter o plano transverso apical (Figuras 2.17a e 2.17b).

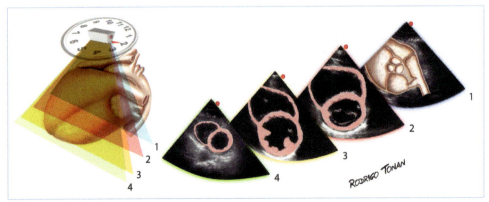

■ **Figura 2.13** Principais "níveis de plano" para análise. 1: Vasos da base. 2: Valva mitral (basal). 3: Músculos papilares (médio). 4: Apical.

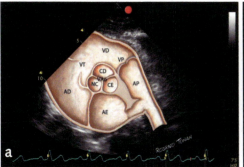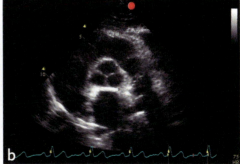

■ **Figuras 2.14a e 2.14b** Janela paraesternal, plano transverso no nível dos vasos da base. AD: átrio direito; AE: átrio esquerdo; AP: artéria pulmonar; CD: coronariana direita; CE: coronariana esquerda; NC: válvula não coronariana; VAo: valva aórtica; VD: ventrículo direito; VP: valva pulmonar; VT: valva tricúspide.

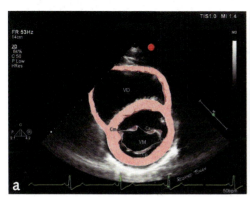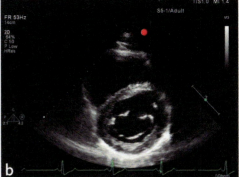

■ **Figuras 2.15a e 2.15b** Janela paraesternal, plano transverso no nível da valva mitral. A cúspide anterior encontra-se acima e a posterior, abaixo. Observar as comissuras posteromedial à esquerda na imagem e a anterolateral à direita. Ca: cúspide anterior; Cal: comissura anterolateral; Cp: cúspide posterior; Cpm: comissura posteromedial. VD: ventrículo direito; VM: valva mitral.

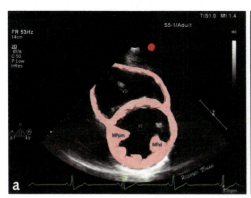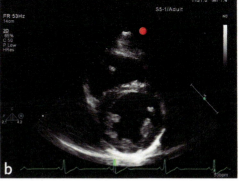

■ **Figuras 2.16a e 2.16b** Plano paraesternal transversal no nível dos músculos papilares, identificado pela visualização dos músculos papilares. MPal: músculo papilar anterolateral; MPpm: músculo papilar posteromedial; VD: ventrículo direito; VE: ventrículo esquerdo.

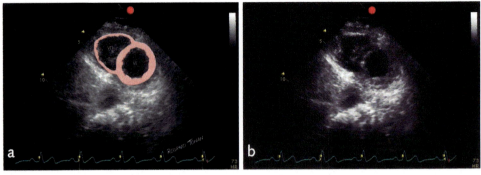

■ **Figuras 2.17a e 2.17b** Plano paraesternal transversal ao nível do ápice. VD: ventrículo direito; VE: ventrículo esquerdo.

Janela apical

Plano apical quatro câmaras

É o plano básico dessa janela, a partir do qual todos os outros são obtidos. Posiciona-se o transdutor sobre o ápice ventricular, em geral, no 5° espaço intercostal, localizado a partir da linha hemiclavicular esquerda até a linha hemiaxilar esquerda, podendo deslocar-se mais ou menos para a esquerda, dependendo do tamanho das cavidades ventriculares com o apontador na posição de 3 h (Figura 2.18). O plano central e base desta janela é o plano apical de quatro câmaras (Figuras 2.19, 2.20a e 2.20b). Neste plano, ao se direcionar o feixe de ultrassom posteriormente observaremos o seio venoso coronário (Figuras 2.19, 2.21a e 2.21b) e anteriormente o plano cinco câmaras (Figura 2.19, 2.22a e 2.22b).

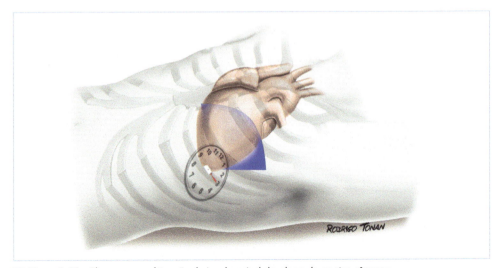

■ **Figura 2.18** Plano para a obtenção da janela apical do plano de quatro câmaras.

2 PLANOS ECOCARDIOGRÁFICOS | 45

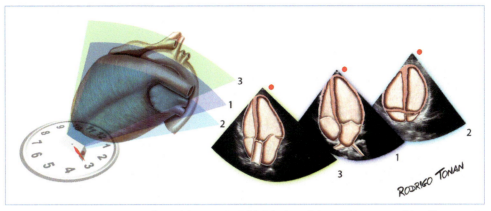

■ **Figura 2.19** Demonstração do posicionamento inicial do transdutor no tórax para obtenção por meio de varredura dos plano apical quatro câmaras ao nível da *crux cordis* (1), no nível do seio venoso coronário (2) e o plano apical cinco câmaras (3).

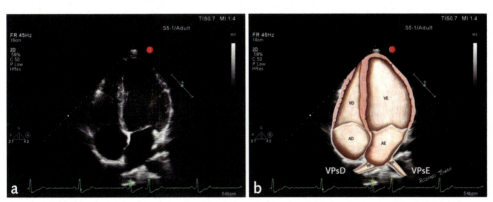

■ **Figuras 2.20a e 2.20b** Janela apical, plano quatro câmaras. AD: átrio direito; AE: átrio esquerdo; VD: ventrículo direito; VE: ventrículo esquerdo; VPSD: veia pulmonar superior direita; VPSE: veia pulmonar superior esquerda.

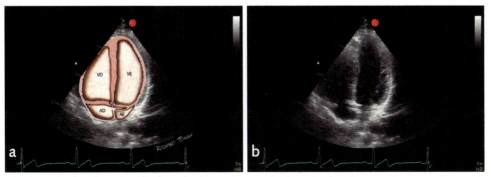

■ **Figuras 2.21a e 2.21b** Janela apical, plano quatro câmaras no nível do seio venoso coronário. AD: átrio direito; AE: átrio esquerdo; SC Seio venoso coronário; VD: ventrículo direito; VE: ventrículo esquerdo.

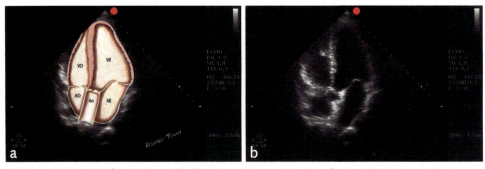

■ **Figuras 2.22a e 2.22b** Janela apical, plano cinco câmaras. AD: átrio direito; AE: átrio esquerdo; Ao: aorta; VD: ventrículo direito; VE: ventrículo esquerdo.

Plano apical duas câmaras

Obtém-se a partir do plano apical quatro câmaras, fazendo-se uma rotação do feixe de ultrassom de 90° no sentido anti-horário na posição de 12 h (Figura 2.23). São visualizados o átrio e o ventrículo esquerdo com as suas paredes inferior e anterior (Figura 2.24).

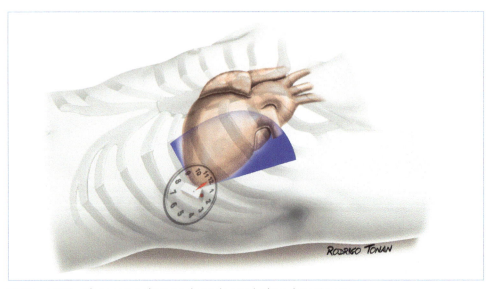

■ **Figura 2.23** Plano para a obtenção da janela apical, plano duas câmaras.

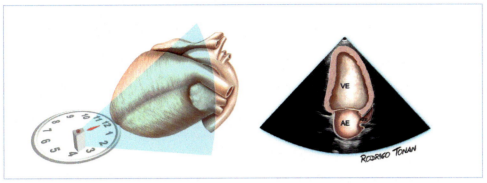

■ **Figura 2.24** Plano apical duas câmaras. AAE: apêndice atrial esquerdo; AE: átrio esquerdo; VE: ventrículo esquerdo.

Plano apical três câmaras

Obtém-se a partir do plano apical duas câmaras, fazendo-se uma rotação do feixe de ultrassom no sentido anti-horário de mais + 30° na posição aproximada de 11 h (Figura 2.25). Nesse plano são visualizados o septo interventricular anterior, parede inferolateral do VE e aorta ascendente (Figuras 2.26a e 2.26b).

Conforme já descrito, na impossibilidade de aquisição de boa qualidade deste plano, que pode ocorrer pela forma retangular da base do transdutor (*footprint*), se uma quantidade grande de cristais pode ficar localizada sobre as costelas, reduzindo muito a qualidade da imagem resultante, deve-se retornar o transdutor 120° no sentido horário e a partir do plano de quatro câmaras, anteriorizar o feixe de ultrassom a fim de se obter o plano apical cinco câmaras (Figuras 2.22a e 2.22b). Nele são observados segmentos semelhantes aos vistos no apical três câmaras e são uma alternativa quando a imagem é subótima.

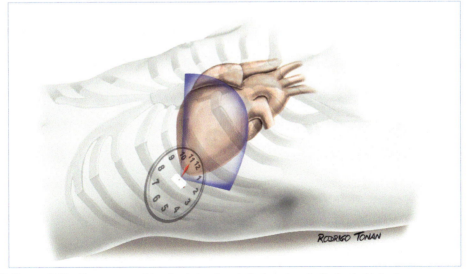

■ **Figuras 2.25** Plano para a obtenção da janela apical, plano longitudinal apical três câmaras.

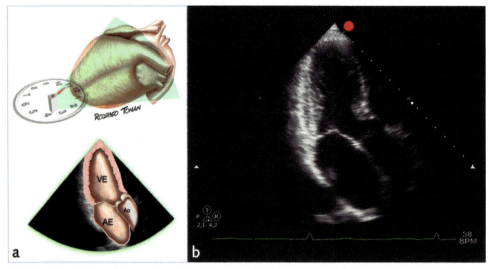

■ **Figuras 2.26a e 2.26b** Plano apical três câmaras. AE: átrio esquerdo; Ao: aorta; VE: ventrículo esquerdo.

Janela subcostal

O paciente assume a posição de decúbito dorsal, confortavelmente, com a cabeceira da maca elevada. Caso seja observada tensão no abdome podemos solicitar ao paciente que faça a flexão dos membros inferiores, proporcionando relaxamento da musculatura abdominal.

O transdutor é então posicionado na região epigástrica, abaixo do apêndice xifoide esternal, com o feixe de ultrassom apontando para a coluna do paciente (em pé) e com a marca apontando para 3h pode se obter o plano transversal dos vasos abdominais, onde vai se determinar o *situs, sólitus* quando o fígado estiver à direita, a veia cava inferior, à direita e anteriormente à aorta abdominal proximal, a qual está mais central (Figura 2.27a e 2.27b).

Depois o estudo é pelos planos subcostais longitudinais.

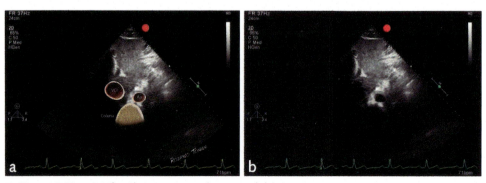

■ **Figuras 2.27a e 2.27b** Plano transverso dos vasos abdominais.

Planos subcostais longitudinais

O transdutor com o apontador voltado para aproximadamente 3h, e o seu *footprint* direcionado para a nuca do paciente (Figura 2.28).

No plano subcostal longitudinal são visualizadas as quatro câmaras cardíacas, os vasos da base, a veia cava inferior, as veias hepáticas e as veias pulmonares. As câmaras direitas, próximas do fígado, situam-se mais próximas ao transdutor, e as esquerdas, distalmente. Novamente, pela varredura da posição mais posterior à anterior, pode-se obter uma ampla avaliação das cavidades cardíacas, das veias e dos vasos da base (Figura 2.29).

A avaliação da janela subcostal longitudinal inicia-se pelo posicionamento do feixe de ultrassom no plano posterior do coração pela obtenção do plano subcostal quatro câmaras no nível do seio venoso coronário (Figuras 2.30a e 2.30b).

Em seguida, passa-se ao posicionamento do feixe de ultrassom no plano médio do coração pela obtenção do plano subcostal quatro câmaras (Figuras 2.31a e 2.31b).

Anteriorizando-se o feixe de ultrassom, pode-se obter o plano médio alto do coração, pela obtenção do plano subcostal cinco câmaras (Figuras 2.32a e 2.32b).

Anteriorizando-se o feixe de ultrassom ainda mais, preferencialmente em expiração, pode se obter o plano subcostal longitudinal anterior do coração, no qual se obtém uma visualização mais adequada da via de saída do ventrículo direito (Figuras 2.33a e 2.33b).

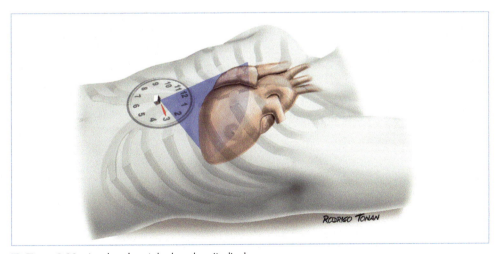

■ **Figura 2.28** Janela subcostal, plano longitudinal.

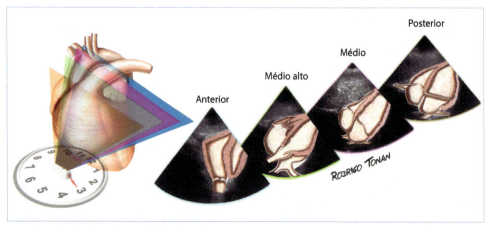

■ **Figura 2.29** Planos longitudinais obtidos na janela subcostal.

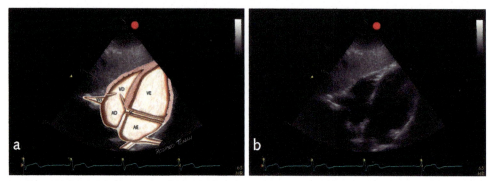

■ **Figuras 2.30a e 2.30b** Janela subcostal, plano longitudinal no nível do seio venoso coronário. AD: átrio direito; AE: átrio esquerdo; SC: seio coronário; VCI: veia cava inferior; VD: ventrículo direito; VE: ventrículo esquerdo.

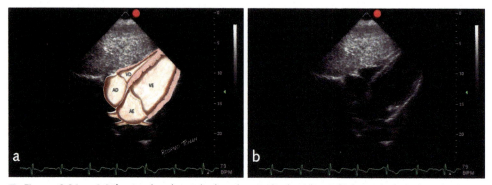

■ **Figuras 2.31a e 2.31b** Janela subcostal, plano longitudinal médio. A fácil visualização de todo o coração, com o pericárdio, comumente torna essa janela de eleição em situações de emergência. AD: átrio direito; AE: átrio esquerdo; VD: ventrículo direito; VE: ventrículo esquerdo.

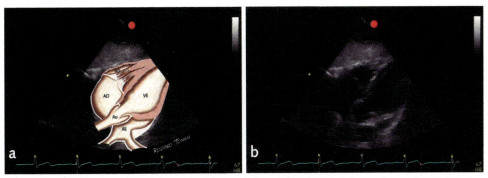

■ **Figuras 2.32a e 2.32b** Janela subcostal, plano longitudinal médio alto. AD: átrio direito; AE: átrio esquerdo; Ao: aorta ascendente; VD: ventrículo direito; VE: ventrículo esquerdo.

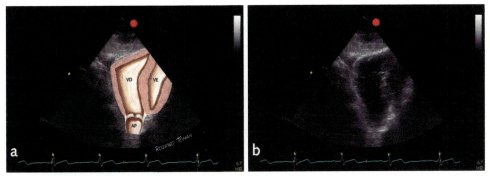

■ **Figuras 2.33a e 2.33b** Janela subcostal, plano longitudinal anterior. AP: artéria pulmonar; VD: ventrículo direito; VE: ventrículo esquerdo.

Planos subcostais transversais

A partir do plano subcostal longitudinal pode-se obter os planos subcostais transversais por uma rotação anti-horária do transdutor em 90°, com o apontador direcionado para 12 h (Figura 2.34).

Assim como descrito na janela paraesternal, uma varredura mediolateral fornece planos em diversos níveis do coração, desde as veias sistêmicas até o plano transverso dos ventrículos (Figura 2.35).

O primeiro plano obtido é o da via de entrada do átrio direito. Nele podemos observar as entradas das veias cavas superior e inferior, o átrio direito, o átrio esquerdo, o septo atrial, a valva tricúspide e a via de entrada do ventrículo direito (Figuras 2.36a e 36b).

A seguir o plano dos átrios. Nele são observados o átrio esquerdo e direito. (Figuras 2.37a e 2.37b).

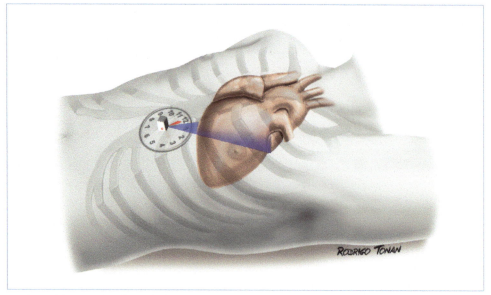

■ **Figura 2.34** Janela subcostal, plano transversal.

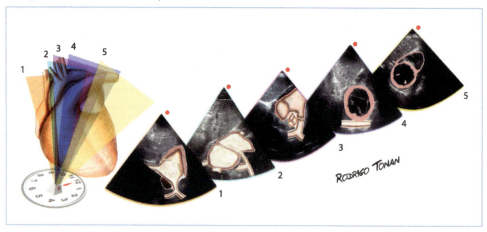

■ **Figura 2.35** Método de varredura mediolateral fornece planos em diversos níveis do coração, desde as veias sistêmicas até o plano transverso dos ventrículos no plano subcostal transversal.

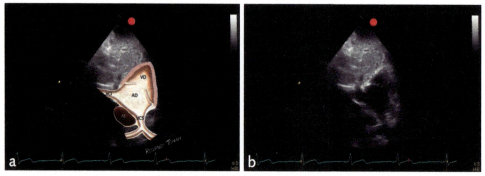

■ **Figuras 2.36a e 2.36b** Plano da via de entrada do átrio direito. AD: átrio direito; AE: átrio esquerdo; VCI: veia cava inferior; VCS: veia cava superior; VD: ventrículo direito; VT: valva tricúspide.

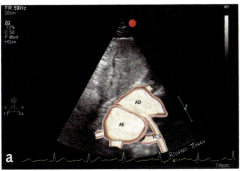 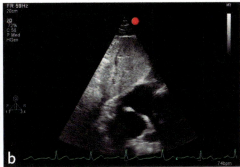

■ **Figuras 2.37a e 2.37b** Plano dos átrios do coração. Nele são observados átrio direito (AD), átrio esquerdo (AE) e veia cava superior (VCS).

Prosseguindo com a varredura, obtemos o plano subcostal transverso da base, podendo-se visualizar o átrio direito, a valva tricúspide, as vias de entrada e saída do ventrículo direito, a valva aórtica, a valva pulmonar e a artéria pulmonar. Mais posteriormente, o átrio esquerdo (Figura 2.38a e 2.38b).

Continuando a varredura em direção mais lateral, pode se obter o plano subcostal transversal dos ventrículos no nível da valva mitral (Figuras 2.39a e 2.39b) e no nível dos músculos papilares (Figuras 2.40a e 2.40b).

Para finalizar, rodando-se o transdutor desta posição em aproximadamente 30 graus com a marca em aproximadamente 1 h e apontando-se o feixe para a região dorsal direita, pode-se obter o plano longitudinal da veia cava inferior (Figuras 2.41a e 2.41b) e com discreto posicionamento medial do transdutor e de seu feixe em direção à coluna dorsal, com a marca do feixe a 12 h, pode-se ter o plano longitudinal da aorta abdominal (Figuras 2.42a e 2.42b).

A janela subcostal, de fácil e rápida obtenção, permite ao médico uma imediata visualização das câmaras cardíacas e do pericárdio, o que o possibilita ter uma boa ideia da função sistólica biventricular, além da identificação de tamponamento. Ainda nesse cenário de medicina crítica, a visualização da veia cava inferior e das hepáticas norteia o médico intensivista quanto ao *status* volêmico momentâneo do paciente, como também identifica sinais relacionados à hipertensão pulmonar, sugerindo, por exemplo, um possível tromboembolismo pulmonar. Por fornecer rápida visualização do pericárdio e da sua relação com as câmaras cardíacas, a janela subcostal torna-se preferencial em situações de emergência, em especial quando há indicação de pesquisa de derrame pericárdico e determinação de fisiologia de tamponamento cardíaco. Um bom exemplo é a avaliação de instabilidade hemodinâmica em um paciente no pós-operatório, imediato, de uma cirurgia cardíaca.

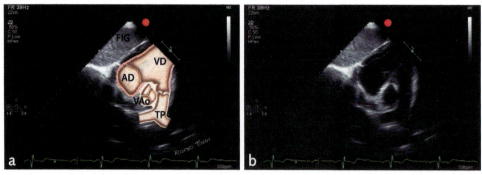

■ **Figuras 2.38a e 2.38b** Janela subcostal, plano transversal no nível dos vasos da base. AD: átrio direito; AP: artéria pulmonar; FIG: fígado; TP: tronco de artéria pulmonar; VAo: valva aórtica; VD: ventrículo direito.

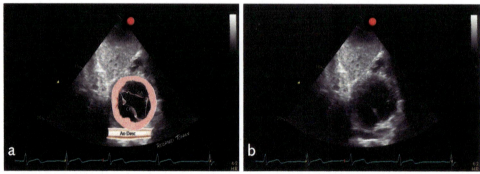

■ **Figuras 2.39a e 2.39b** Janela subcostal, plano transversal do VE no nível da valva mitral. Ao Desc: aorta torácica descendente; CA: cúspide anterior; CP: cúspide posterior.

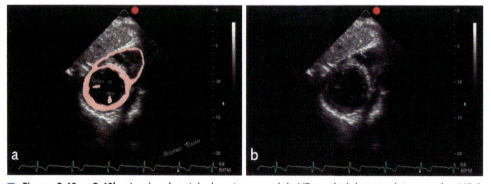

■ **Figuras 2.40a e 2.40b** Janela subcostal, plano transversal do VE no nível da musculatura papilar. MPal: músculo papilar anterolateral; MPpm: músculo papilar posteromedial; VD: ventrículo direito; VE: ventrículo esquerdo.

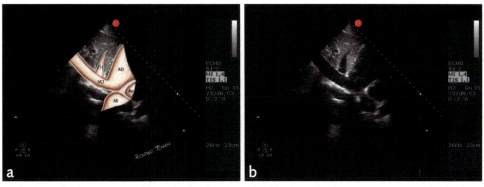

■ **Figuras 2.41a e 2.41b** Janela subcostal demonstrando o diâmetro da veia cava inferior e da veia hepática, parâmetros para avaliação da volemia e pressões na artéria pulmonar. AD: átrio direito; AE: átrio esquerdo; VCI: veia cava inferior; VH: veia hepática.

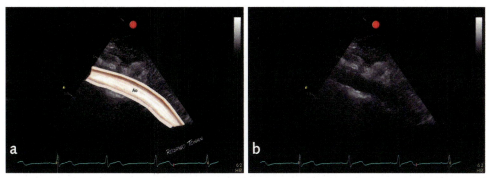

■ **Figuras 2.42a e 2.42b** Janela subcostal demonstrando o plano longitudinal da aorta abdominal. Ao: aorta abdominal.

Janela supraesternal

Janela supraesternal longitudinal

Para aquisição da janela supraesternal, é necessário que o paciente esteja em decúbito dorsal e realize uma confortável extensão cervical. Para isso, uma dica é posicionar um pequeno travesseiro na região interescapular e deixar que o paciente passivamente assuma essa posição.

O transdutor é colocado na região da fúrcula esternal com o apontador voltado para 2 h (Figura 2.43), realizando uma varredura posteroanterior, o que irá gerar a formação do plano longitudinal desta janela. As principais estruturas avaliadas nesta janela são o arco aórtico, os vasos da base e a aorta torácica descendente, o tronco venoso braquiocefálico e a veia cava superior e os dois ramos da artéria pulmonar, direita e esquerda (Figura 2.44, 2.45a e 2.45b).

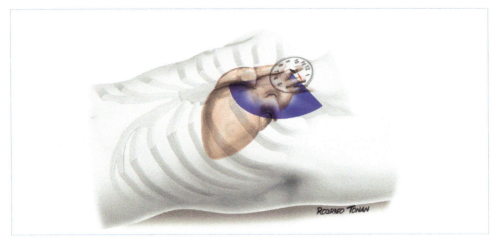

■ **Figura 2.43** Janela supraesternal, plano longitudinal.

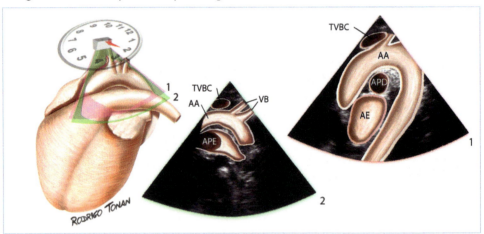

■ **Figura 2.44** Janela supraesternal longitudinal. 1: Projeção posteriorizada demonstrando tronco venoso braquiocefálico (TVBC), arco aórtico (AA), artéria pulmonar direita (APD) e o átrio esquerdo (AE). 2: Projeção anteriorizada demonstrando a artéria pulmonar esquerda e a porção mais anterior do arco aórtico e vasos da base (VB).

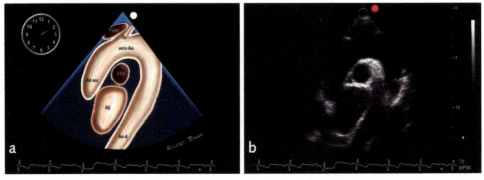

■ **Figuras 2.45a e 2.45b** Janela supraesternal, plano longitudinal posteriorizado. Observar os vasos emergentes do arco aórtico: tronco braquiocefálico e as artérias carótida e subclávia esquerdas. Ao: aorta; APD: ramo direito da artéria pulmonar; Tb: tronco braquiocefálico; AE: átrio esquerdo; TVBC: tronco venoso braquiocefálico.

Outros vasos que têm origem no arco também têm suas emergências visualizadas. São eles: tronco braquiocefálico, artérias carótida e subclávia esquerdas. Além disso, uma maior angulação medial e posterior, por vezes, possibilita a visualização da aorta ascendente e da valva aórtica, com obtenção do fluxo anterógrado. Trata-se de outra alternativa às janelas apical e paraesternal direita para se estimar gradientes aórticos.

A janela supraesternal no seu eixo longitudinal é o melhor plano para visualização e avaliação do arco aórtico em estudos ecocardiográficos. O método transesofágico, sabidamente superior para avaliação detalhada de várias estruturas cardíacas, tem nessa região um "ponto cego" parcial ocasionado pela sombra acústica gerada pelo ar existente na traqueia, que se situa entre o esôfago e a aorta. Esse artefato dificulta e limita a avaliação de parte da porção ascendente do arco aórtico pelo ecocardiograma transesofágico. Assim, por exemplo, em exames para pesquisa de dissecção na aorta torácica, recomenda-se uma análise pormenorizada do arco através desta janela transtorácica, antes do exame transesofágico. Em adição, esse plano de imagem, além de propiciar uma avaliação anatômica, torna também possível uma avaliação de fluxo na aorta torácica descendente, fundamental tanto para o diagnóstico de coarctação de aorta quanto para o auxílio acurado da graduação de importância do jato de insuficiência da valva aórtica. Ainda pela simples anteriorização do feixe de ultrassom, pode-se obter uma boa imagem do ramo esquerdo da artéria pulmonar (Figuras 2.46a e 2.46b).

Com a rotação horária de 90° e com o apontador agora voltado para 5 h, o eixo transverso do arco aórtico (Figura 2.47) é obtido e, com o método de varredura, podem-se obter dois planos básicos, assim algumas estruturas adjacentes são mais bem visualizadas (Figura 2.48).

A veia cava superior encontra-se adjacente ao arco aórtico, percorrendo acima e ao lado anterior esquerdo do arco, na imagem. O seu fluxo pode ser avaliado neste plano. Abaixo da imagem transversa do arco, encontra-se a artéria pulmonar direita, agora em uma apresentação longitudinal, e abaixo desta, o átrio esquerdo com as quatro veias pulmonares desaguando em seu interior, imagem comumente conhecida como "plano do caranguejo" (Figuras 2.49a e 2.49b).

Com a simples anteriorização do transdutor, pode-se obter uma boa imagem da veia cava superior (Figuras 2.50a e 2.50b), que é muito importante para se avaliar a presença de vegetações e trombos em pacientes portadores de cateteres e o estado hemodinâmico em pacientes sob ventilação mecânica.

A rotina apresentada neste texto serve apenas como um guia com fins didáticos, sendo uma orientação inicial para aquisição das principais janelas ecocardiográficas.

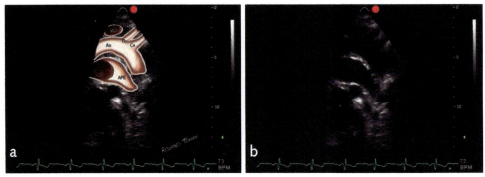

■ **Figuras 2.46a e 2.46b** Janela supraesternal, plano longitudinal anteriorizado. Observar os vasos emergentes do arco aórtico: tronco braquicefálico e as artérias carótida e subclávia esquerdas. ACE: artéria carótida esquerda; Ao: aorta; APE: ramo esquerdo da artéria pulmonar; ASE: artéria subclávia esquerda; Tb: tronco braquicefálico; VCS: veia cava superior.

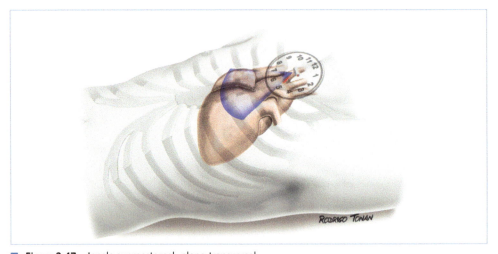

■ **Figura 2.47** Janela supraesternal, plano transversal.

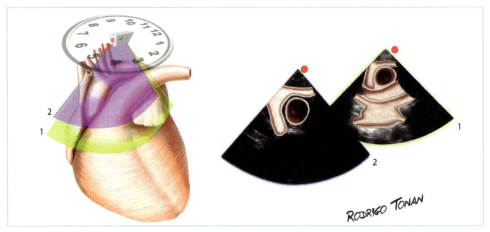

■ **Figura 2.48** Janelas supraesternal. 1. Plano transversal posterior. 2. Plano transversal anterior.

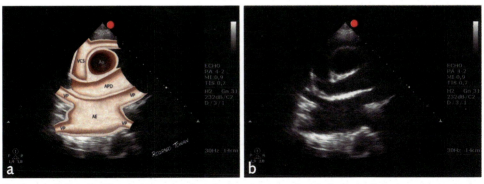

■ **Figuras 2.49a e 2.49b** Janela supraesternal, plano transversal posteriorizado, imagem comumente denominada "plano do caranguejo". AE: átrio esquerdo; Ao: aorta; APD: ramo direito da artéria pulmonar; VCS: veia cava superior; VP: veia pulmonar.

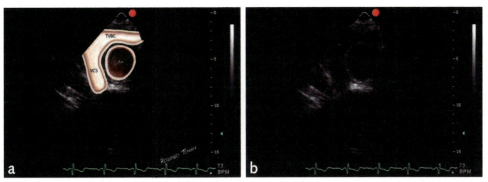

■ **Figuras 2.50a e 2.50b** Janela supraesternal, plano transversal anteriorizado. Ao: aorta; VCS: veia cava superior; TVBC: tronco venoso braquiocefálico.

Os locais exatos de posicionamento do transdutor, os graus de angulação e a rotação obedecem a particularidades de cada paciente, tanto como o que está sendo estudado. Por fim, a ecocardiografia é um método versátil e extremamente operador dependente e, como em outros campos da medicina, a experiência adquirida com anos de prática traz maior segurança e acurácia aos diagnósticos.

Fontes consultadas

1. Bansal RC, Tajik AJ, Seward JB, Offord KP. Feasibility of detailed two-dimensional echocardiographic examination in adults. Prospective study of 200 patients. Mayo Clin Proc. 1980;55(5):291-308.
2. Bicudo LS, Tsutsui JM, Shiozaki A, Rochitte CE, Arteaga Fernandez E, Mady C, et al. Value of real time three-dimensional echocardiography in patients with hypertrophic cardiomyopathy: comparison with two-dimensional echocardiography and magnetic resonance imaging. Echocardiography. 2008;25; 717-26.

3. Edwards WD, Tajik AJ, Seward JB. Standardized nomenclature and anatomic basis for regional tomographic analysis of the heart. Mayo Clin Proc. 1981;56(8):479-97.
4. Gill EA, Klass B. Three dimensional echocardiography: an historical perspective. Cardiol Clin. 2007;25(2):221-9.
5. Henry WL, DeMaria A, Gramiak R, King DL, Kisslo JA, Popp RL, et al. Report of the American Society of Echocardiography Committee on Nomenclature and Standards in Two-dimensional Echocardiography. Circulation. 1980;62(2):212-7.
6. Hung J, Lang R, Flachskampf F, Shernan S, McCulloch M, Adams DB, et al. 3D echocardiography: a review of the current status and future directions. J Am Soc Echocardiogr. 2007;20(3):213-33.
7. Kapetanakis S, Kearney MT, Silva A, Gall N, Cooklin M, Monaghan MJ. Real-time-echocardiography. A novel technique to quantify global left ventricular mechanical dyssynchrony. Circulation. 2005;112:992-1000.
8. Lang R, Mor-Avi V, Surgeng L, Nieman P, Sahn D. Three-dimensional echocardiography. The benefits of aditional dimension. State-of-the-art paper. J Am Coll Cardiol. 2006;48:2053-69.
9. Mor-Avi V, Lang RM. Three-dimensional echocardiographic evaluation of the heart chambers: size, function and mass. Cardiol Clin. 2007;25(2):41-51.
10. Quiñones MA, Otto CM, Stoddard M, Waggoner A, Zoghbi WA. Doppler Quantification Task Force of the Nomenclature and Standards Committee of the American Society of Echocardiography. Recommendations for quantification of Doppler echocardiography: a report from the Doppler Quantification Task Force of the Nomenclature and Standards Committee of the American Society of Echocardiography. J Am Soc Echocardiogr. 2002;15(2):167-84.
11. Sheikh K, Smith SW, von Ramm O, Kisslo J. Real-time, three-dimensional echocardiography: feasibility and initial use. Echocardiography. 1991;8:119-25.
12. Tajik AJ, Seward JB, Hagler DJ, Mair DD, Lie JT. Two-dimensional real-time ultrasonic imaging of the heart and great vessels. Technique, image orientation, structure identification, and validation. Mayo Clin Proc. 1978;53(5):271-303.

3

Princípios do Doppler

"Se vi mais longe que outros, foi por ter estado sobre os ombros de gigantes."

Isaac Newton
(1643-1727)

A ecocardiografia com Doppler é uma modalidade de ultrassom que permite a detecção da velocidade, da direção e do padrão do fluxo sanguíneo em todo o sistema cardiovascular e baseia-se na medida da diferença entre a frequência da onda emitida pelo cristal piezoelétrico e a refletida pelas hemácias ou tecido em movimento. Doppler é um epônimo, em homenagem a um brilhante cientista austríaco que viveu pouco (1803 a 1843), mas deixou contribuições gigantescas para a humanidade. Dentre seus trabalhos, o mais notório "Sobre as cores da luz emitida pelas estrelas duplas de 1842" não só consagrou as bases do uso do Doppler em medicina, física e engenharia, mas serviu de alicerce para a construção da constante de Hubble, 1926 (Edwin Powell Hubble, 1889 a 1953), base da criação da teoria do *Big bang*.

A dispersão retrógrada (*backscattering*) do ultrassom em todas as direções, a partir de hemácias ou tecido em movimento, é a base da ecocardiografia com Doppler. Apesar de o comprimento de onda (0,2 a 1 mm) ser muito maior que o tamanho de uma hemácia (7-10 μm), a dispersão ocorre pela colisão das ondas de ultrassom com um conjunto de hemácias ou tecido em movimento. A variação entre a frequência emitida e a refletida é denominada mudança Doppler (*Doppler shift*). Quando se avalia um alvo em movimento, ocorre a dispersão retrógrada do ultrassom para o transdutor. Desse modo, a frequência observada, quando o alvo estiver se movendo em direção ao transdutor, será maior do que a frequência emitida, enquanto a frequência observada, quando o alvo estiver se afastando do transdutor, será menor que a emitida (Figura 3.1).

Por convenção, as velocidades representativas de movimentos em direção ao transdutor são mostradas acima da linha de base e aquelas que se distanciam, abaixo da linha de base. Em situações normais, nas quais o fluxo sanguíneo é laminar, a maior parte das hemácias se desloca aproximadamente na mesma velocidade, acelerando e desacelerando conjuntamente. Assim, o padrão Doppler tem um formato linear, com poucas hemácias se deslocando em outras velocidades.

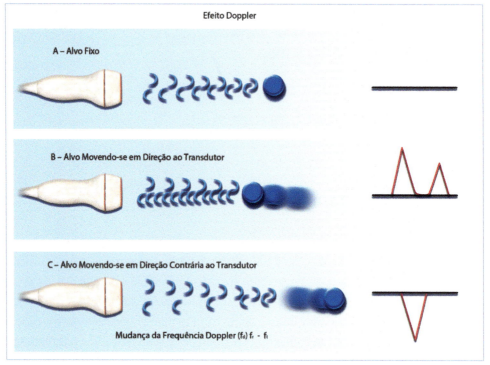

■ **Figura 3.1** (A) Quando o alvo está imóvel, não há registro de sinal ao Doppler. (B) Quando o alvo se move em direção ao transdutor, os sinais são demonstrados acima da linha de base. (C) Quando o alvo se move em direção contrária ao transdutor, os sinais são demonstrados abaixo da linha de base. Fr: frequência refletida; Ft: frequência transmitida.

Equação Doppler

A relação entre a mudança da frequência do sinal Doppler e a velocidade do fluxo sanguíneo é expressa pela equação Doppler. Esta demonstra que a mudança do sinal Doppler, calculado pela diferença entre a frequência recebida e a transmitida (Fr – Ft) é diretamente proporcional à velocidade do alvo móvel (v) e inversamente proporcional à velocidade do som no meio (c), à frequência transmitida pelo transdutor (Ft) e ao cosseno do ângulo de incidência (cos θ). Essa equação pode ser utilizada para o cálculo da velocidade do fluxo sanguíneo (Figura 3.2).

O ângulo entre o feixe de ultrassom e o fluxo é criticamente importante para o cálculo da velocidade do fluxo do sangue. O cosseno de um ângulo de 0° ou 180° (em paralelo no sentido do transdutor ou no sentido contrário) é 1, permitindo que esse termo seja ignorado quando o feixe de ultrassom está alinhado em paralelo com a direção do fluxo do sangue. Por outro lado, o cosseno de 90° é zero, indicando que não vai haver registro algum se o feixe de ultrassom estiver perpendicular ao fluxo do sangue (Figura 3.2).

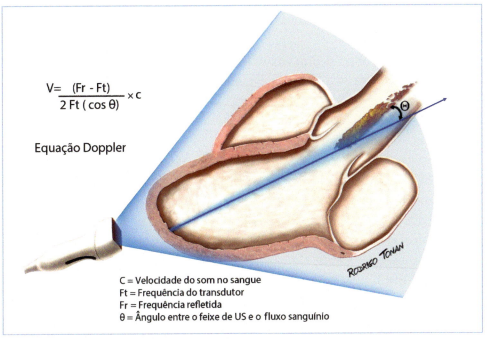

■ **Figura 3.2** Equação Doppler, em que c é a velocidade do som no sangue (1.540 m/s), cos θ é o ângulo de interceptação entre o feixe de ultrassom e a direção do fluxo do sangue, e 2 é um fator de correção do tempo de trânsito de ida e volta da onda sonora.

$$\Delta f = v \times 2F0 \times \cos \Theta / c \rightarrow V = c (Fr - Ft) / 2Ft (\cos \Theta)$$

Então:

$$v = \frac{(Fr - Ft)}{2\,Ft\,(\cos \Theta)} \times c$$

c = velocidade do som no sangue (1.540 m/s).
θ = ângulo de interceptação entre o feixe de US e a direção do fluxo sanguíneo.
2 = fator de correção do tempo de ida e volta da onda sonora.
Δf = desvio Doppler (diferença entre a frequência emitida e a recebida).

Assim, quanto maior o ângulo θ, menor seu cosseno (valor menor que 1). Para que não se subestime a velocidade (V) quando o ângulo θ for maior que zero, aplica-se à fórmula um fator de correção da velocidade (para mais) por meio da multiplicação da velocidade transmitida no denominador da fórmula pelo cosseno de θ [2Ft (cos θ)]. Portanto, na equação Doppler, a presença do cosseno de θ, no denominador da equação, é um fator de correção da velocidade real, que é utilizada mais frequentemente em técnicas de Doppler vascular, pois nessa condição é mais fácil se prever a direção do fluxo dentro de um vaso sanguíneo.

Nas aplicações em cardiologia do Doppler, o feixe de ultrassom deve ser alinhado o mais paralelo possível em relação à direção do fluxo, de modo que o valor 1 seja sempre atribuído ao cosseno de θ (ângulo de θ = 0). Em geral, os equipamentos modernos já fazem isto automaticamente.

Mesmo quando a direção do fluxo do sangue está evidente em um plano bidimensional, deve-se lembrar de que se está diante de estruturas tridimensionais profundas, podendo haver erro no plano lateral ou azimutal ao feixe de ultrassom. Assim, as tentativas de correção do ângulo de interceptação podem resultar em erros significativos nos cálculos da velocidade e, portanto, não devem ser utilizadas.

A mudança na frequência Doppler de cada onda de ultrassom é mostrada na tela do ecocardiógrafo como um ponto. O Doppler espectral dispõe, no plano vertical, a amplitude de velocidade a partir da linha de base e, no plano horizontal, a linha de tempo. Sinais demonstrados acima da linha de base denotam que a mudança na frequência ocorreu por movimentos em direção ao transdutor, ao passo que os sinais abaixo da linha de base denotam movimentos em direção contrária ao transdutor. Portanto, em um espectro de Doppler completo, cada ponto demonstra as velocidades encontradas em todo o campo ultrassonográfico investigado. As maiores velocidades, que são compostas pela maior quantidade de sinais, ficam dispostas nas bordas do espectro Doppler, conhecidas como envelope. Portanto, a presença do envelope em qualquer sinal de Doppler é um indício de que o feixe de ultrassom se encontra paralelo e no centro do fluxo ou estrutura investigada (Figuras 3.3 e 3.4).

O estudo Doppler atualmente pode ser integrado à imagem bidimensional para cada uma das principais modalidades de Doppler: contínuo, pulsátil e mapeamento do fluxo em cores. No entanto, enquanto o mapeamento do fluxo em cores está quase sempre associado à imagem bidimensional, a qualidade do sinal Doppler, pulsátil e contínuo, é otimizada quando a imagem bidimensional está "congelada", pois, nessa condição, um maior número de cristais dos transdutores é destinado para essa modalidade.

Recomendações para a técnica de registro e medidas

Doppler pulsátil

O Doppler pulsátil é utilizado para obtenção de velocidades provindas dos fluxos através das valvas cardíacas e dos vasos sanguíneos, para estimativa de fluxos, dé-

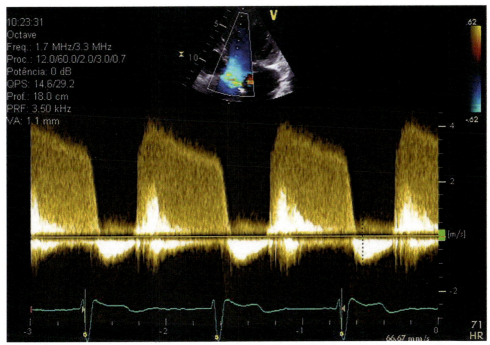

■ **Figura 3.3** Traçado de Doppler contínuo de paciente com insuficiência aórtica onde pode-se observar claramente maior brilho ao redor do traçado presente acima da linha de base correspondente ao "envelope".

bito cardíaco, volume regurgitante, quantificação de comunicações intracardíacas e avaliação da função diastólica. Sua principal limitação refere-se à detecção de altas velocidades que ultrapassem o limite de Nyquist (frequência máxima detectada pelo Doppler pulsátil), causando o fenômeno de *aliasing* (ambiguidade na velocidade e na direção da amostra). Este epônimo é dado em homenagem ao engenheiro Sueco Harry Nyquist (1889-1976), que demonstrou a presença de ambiguidade de sinal na transmissão de mensagens telegráficas em 1928, possibilitando sua correção e melhor interpretação. A amostra de volume deve ser ajustada entre 3 e 5 mm, os filtros devem ser colocados em níveis baixos para garantir que as baixas velocidades próximas à linha de base sejam detectadas, e a velocidade de varredura deve estar entre 50 e 100 mm/s. Para medir a velocidade média, deve-se realizar a planimetria da borda externa do envelope denso, na velocidade modal, ou seja, tracejando-se pela borda externa do envelope deixando-se vibrações ou irregularidades que ultrapassam a linha do envelope para fora – barulho ou *noise* (Figura 3.4).

Ele permite uma amostragem das velocidades de fluxo do sangue a partir de uma profundidade intracardíaca conhecida. Um pulso de ultrassom é transmitido e, então, depois de um intervalo de tempo determinado pela profundidade de interesse,

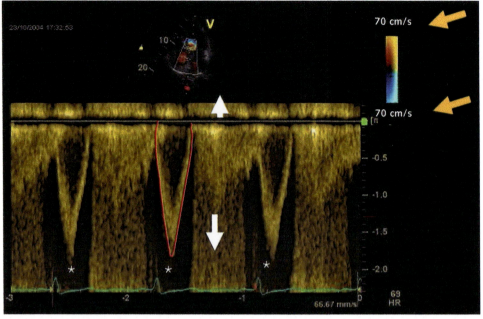

■ **Figura 3.4** Exemplo de paciente com insuficiência aórtica. Nota-se que o fluxo diastólico ultrapassou o limite de Nyquist (setas laranjas) e assim o sinal de Doppler pulsátil apresentou o fenômeno de ambiguidade (setas brancas), aparecendo acima e abaixo da linha de base, pela incapacidade do equipamento de distinguir a velocidade máxima e a direção do movimento. *barulho ou *noise*.

o transdutor realiza uma "amostragem" rápida dos sinais refletidos. Esse ciclo do transdutor constituído por transmitir-esperar-receber é repetido em um intervalo chamado de frequência de repetição de pulso (PRF). Como o intervalo "esperar" é determinado pela profundidade de interesse, o tempo que o ultrassom leva para ir e vir dessa profundidade determina o PRF. Assim, avaliação da variação máxima da frequência (limite de Nyquist) detectada é limitada até a metade do PRF.

$$PRF = 2 \times \text{limite de Nyquist}$$

Se a velocidade de interesse ultrapassar o limite de Nyquist em grau pequeno, vê-se inversão de sinal com o sinal cortado na borda da tela (Figura 3.5a).

Nesses casos, o desvio da linha de base restaura a curva de velocidade esperada e permite o cálculo da velocidade máxima (Figura 3.5b). Quando as velocidades ultrapassam ainda mais o limite de Nyquist, ocorre repetida "inversão" do sinal, primeiro em direção contrária e, então, de volta para a mesma direção. Deve-se então

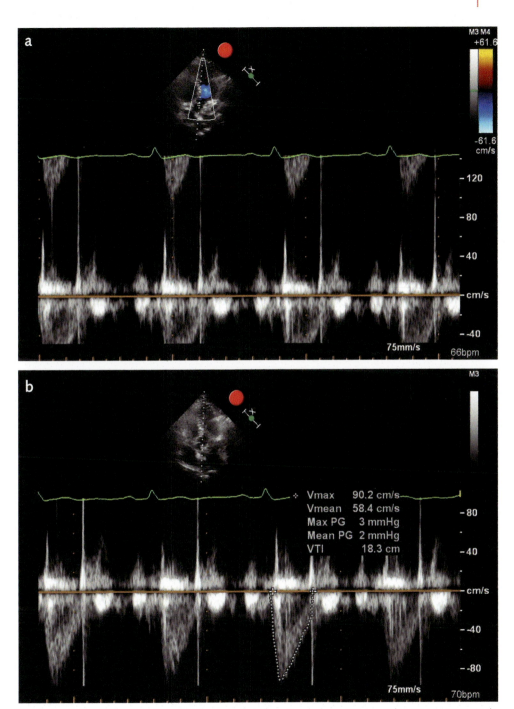

■ **Figuras 3.5a e 3.5b** Doppler pulsátil mapeando o fluxo transvalvar aórtico. a: Observa-se a inversão do sinal – fenômeno de *aliasing*. b: Correção do *aliasing* – aumento na escala de velocidade e elevação da linha de base.

utilizar o Doppler contínuo. O fenômeno de ambiguidade na velocidade e/ou direção do sinal estudado é conhecido como inversão de sinal ou *aliasing* (Figura 3.6).

O limite de Nyquist se aplica a qualquer sistema baseado em observações intermitentes.

Na Figura 3.6, a posição de um ponto em uma roda de um automóvel é exibida para um observador estático. A velocidade da roda é progressivamente aumentada a partir das ilustrações do topo para a base da ilustração. Tendo-se como base a visão neste exemplo, na coluna A, a roda gira a uma velocidade que contém 1/4 do PRF (da luz). Assim, o observador nota a velocidade e o sentido horário corretos do movimento.

Quando a sua velocidade é igual à metade do PRF, o ponto da roda parece estar estático (D), ou seja, a roda parece não ter movimento. Já quando a velocidade de movimento da roda é maior que a metade do PRF, ela parece estar girando na mesma velocidade de quando sua velocidade era de 1/4 do PRF, só que em sentido contrário (C).

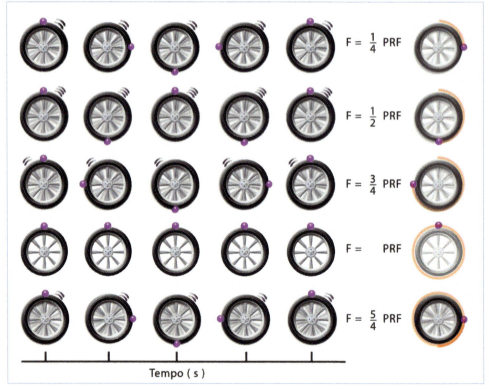

■ **Figura 3.6** Exemplificação do fenômeno de Nyquist.

Doppler contínuo

O Doppler contínuo é utilizado para medir o fluxo que passa por meio de orifícios em que ocorre a sua aceleração, como valvas estenóticas. Essas velocidades (v) são convertidas em gradientes de pressão aplicando-se a equação de Bernoulli simplificada, como segue.

$$\Delta P(mmHg) = 4v^2$$

Em que: ΔP é o gradiente de pressão (em mmHg); v é a velocidade máxima do sangue (em m/s).

Essa equação só pode ser utilizada desde que a velocidade proximal à obstrução não ultrapasse 1,5 m/s.

Em contraste com o Doppler pulsátil, o contínuo detecta as velocidades de todas as células vermelhas que se movem ao longo do feixe de ultrassom. Essa propriedade é obtida em razão da emissão contínua e ininterrupta de pulsos, diferindo do Doppler pulsátil, em que há emissão de novos pulsos após a recepção do primeiro pulso emitido (Figura 3.7).

Para isso, são empregados dois cristais piezoelétricos distintos funcionando de forma simultânea: um para emitir e outro para receber os sinais. A imagem resultante consiste em um envelope espectral denso com a borda externa correspondendo às células de maior velocidade e com sua parte central correspondendo a outras velocidades identificadas ao longo do trajeto originado no transdutor até a área de maior velocidade.

Uma técnica cuidadosa produz um sinal de Doppler espectral com contorno liso com bordas e velocidade máxima bem delimitada e com o início e o fim do fluxo bem definidos. O sinal audível é de tonalidade estável. A curva de velocidade no Doppler contínuo é preenchida porque os sinais de velocidades menores, proximal e distalmente ao ponto de velocidade máxima, também são registrados. Observa-se que enquanto a variação de frequência máxima depende do ângulo de interceptação entre o feixe Doppler e o fluxo em questão, a amplitude (intensidade da escala de cinza) é menos dependente do ângulo de interceptação.

Assim, um sinal de Doppler de boa qualidade pode ser registrado em ângulo não paralelo, o que resulta em uma subavaliação da velocidade do fluxo. Lembre-se de que o ângulo θ "não é corrigido" automaticamente pelo aparelho. Este tem o valor de

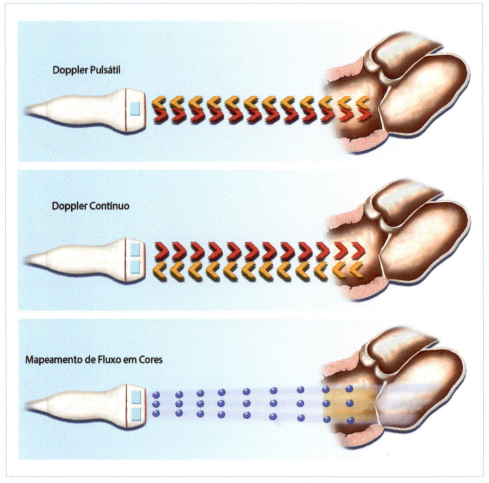

■ **Figura 3.7** Representação esquemática dos três tipos de Doppler: pulsátil, contínuo e mapeamento de fluxo em cores. No Doppler pulsátil, transmite-se um pulso de ultrassom e, depois de um intervalo determinado pela profundidade estudada, o transdutor mostra rapidamente os sinais refletidos. Esse ciclo do transdutor constituído pela transmissão-espera-recepção das ondas de US é repetido em um intervalo conhecido como frequência de repetição de pulso (PRF). Esse tempo de reflexão determina a profundidade máxima estudada. o Doppler contínuo capta todas as velocidades que se movem ao longo do feixe de ultrassom em razão da emissão e da recepção contínua de pulsos por dois cristais diferentes. Já o mapeamento de fluxo em cores é formado por método de autocorrelação de múltiplas amostras de Doppler pulsátil na área investigada.

θ sempre em 1, ou seja, 0°. O método empírico para assegurar o ângulo de interceptação paralelo é examinar o fluxo de interesse em diversas janelas com angulação do transdutor tanto no plano de visão como no plano em elevação para descobrir a maior variação de frequência. O valor mais elevado encontrado representa um ângulo de interceptação em paralelo.

Mapeamento do fluxo em cores

O mapeamento do fluxo em cores é baseado nos princípios do Doppler pulsátil. No entanto, em vez de um único volume de amostragem localizado ao longo do feixe de ultrassom, são avaliadas diversas amostras ao longo de cada linha de amostragem. Assim, ao longo de cada linha de varredura, um pulso de ultrassom é transmitido e, então, sinais dispersos são recebidos de cada amostra ao longo de cada linha de varredura. Para calcular dados precisos de velocidade, são usadas diversas descargas ao longo de cada linha de varredura. O PRF, como no Doppler pulsátil convencional, é determinado pela profundidade máxima do volume de amostragem.

As velocidades são mostradas utilizando-se uma escala de cores em que o vermelho representa o fluxo em direção ao transdutor e o azul, o fluxo de direção oposta. Para determinar a velocidade do fluxo, analisa-se o brilho da cor. Os fluxos de maior velocidade são expressos por tonalidades mais claras da mesma cor. Desse modo, as altas velocidades emitem as cores vermelho-clara ou azul-clara, enquanto as baixas velocidades de fluxo resultam nas cores vermelho-escura ou azul-escura. O mosaico representa velocidades acima do limite de Nyquist e indica a grande variação das velocidades da amostra (Figuras 3.8 e 3.9).

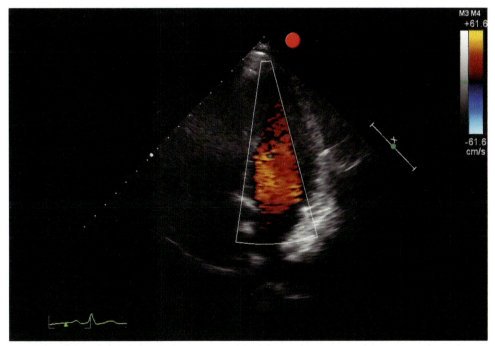

■ **Figura 3.8** Doppler colorido mapeando o fluxo da via de entrada do ventrículo esquerdo em direção ao transdutor (fluxo em vermelho).

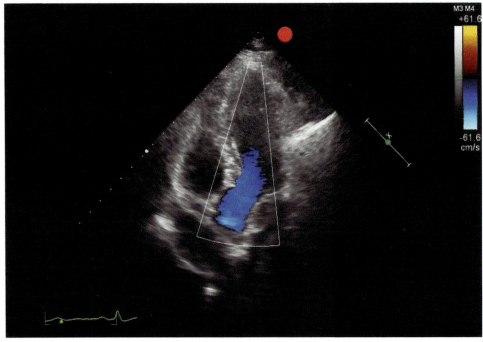

■ **Figura 3.9** Doppler colorido mapeando o fluxo da via de saída do ventrículo esquerdo em direção oposta ao transdutor (fluxo em azul).

Para obter uma melhor resolução, deve-se utilizar a menor profundidade possível e a menor área da amostra setorial; assim, aumenta-se a quantidade de pulsos por segundo, a quantidade de quadros por segundo (*frame rate*), tanto da imagem bidimensional como do mapeamento de fluxo em cores, e, consequentemente, aumenta-se a resolução temporal.

Quando os fluxos de alta velocidade forem analisados, a escala de cores deve ser ajustada para o máximo permitido, a fim de se evitar superestimativas de gravidade, em especial nas lesões regurgitantes. O oposto é verdadeiro para a análise de fluxos de baixa velocidade (p. ex., comunicação interatrial, fluxo coronariano), a fim de se aumentar a sensibilidade em sua detecção (Figura 3.10).

Além da profundidade e da largura do setor de mapeamento, as configurações instrumentais tipicamente incluem ajustes de filtro, ganho, potência e diversas opções do mapa de cores. Como no Doppler pulsátil convencional, a linha basal zero pode ser desviada, e o PRF pode ser ajustado para variar a faixa de velocidade detectada (Figuras 3.5a e 3.5b).

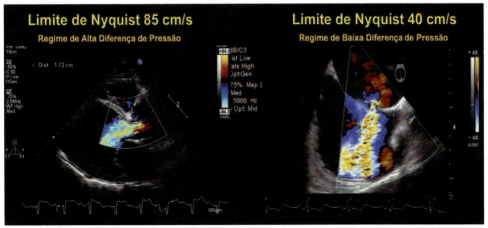

■ **Figura 3.10** A esquerda, exemplo de paciente com insuficiência aórtica, em que a diferença de pressão entre a aorta e o ventrículo esquerdo é elevada (60 mmHg) e o ajuste do limite de Nyquist deve ser ajustado ao máximo (85 cm/s). À direita, ecocardiograma transesofágico em paciente portador de comunicação interatrial, em que a diferença de pressões entre os átrios é menor que 10 mmHg. Nesta condição, o limite de Nyquist deve ser baixado para aproximadamente 40 cm/s.

Doppler tecidual

O princípio Doppler tecidual permite medir a movimentação do miocárdio usando o Doppler pulsátil (com o volume da amostragem posicionado em um local específico no miocárdio) e o Doppler colorido (para visualizar a movimentação do miocárdio em todo o plano da imagem). Essa modalidade é utilizada com filtros que privilegiam os sinais de baixa velocidade e alta amplitude, comumente emitidos pelo miocárdio. O Doppler tecidual espectral pulsado somente pode ser obtido em tempo real, enquanto o Doppler colorido bidimensional permite a análise das velocidades de tecido *a posteriori*. As velocidades obtidas pelo Doppler colorido são geralmente maiores do que os valores obtidos no Doppler tecidual espectral (Figura 3.11).

Para uma maior acurácia, por conta da amplitude do movimento do miocárdio o Doppler tecidual pulsátil deve ser obtido com tamanho da amostra superior à do Doppler pulsátilpara a análise de fluxos intracavitários, geralmente 7 cm.

Artefatos comuns durante a obtenção de sinais

É necessário ter muita atenção com os detalhes técnicos na avaliação do fluxo em diversas janelas acústicas e realizar uma angulação adequada para evitar uma subestimativa das velocidades pelo Doppler.

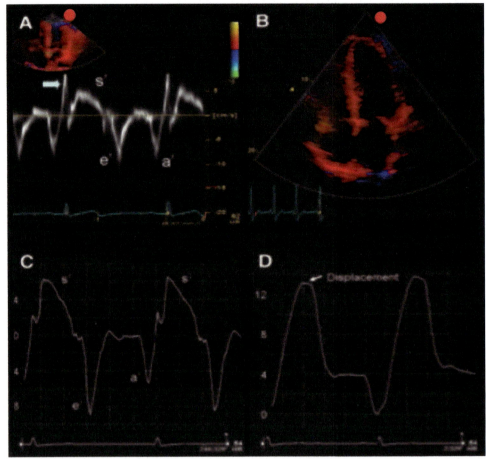

■ **Figura 3.11** Registro do movimento do miocárdio em determinado ponto pelo Doppler tecidual pulsátil e codificado por cores. O Doppler pulsátil (A) reproduz o movimento do miocárdio somente na região de interesse. Nesse exemplo, o volume de amostra está localizado no septo basal em plano apical de quatro câmaras. A codificação por cores coleta a velocidade do tecido em todo o campo da imagem do ultrassom (B). A região de interesse pode ser colocada em qualquer lugar no setor para mostrar a velocidade do tecido (C). Na orientação longitudinal (apical), os movimentos de base para o ápice em sístole (S') retratam a polaridade positiva e os movimentos que se afastam do ápice em direção à base produzem velocidade diastólica negativa precoce (e') e tardia (a'). A integração do sinal da velocidade do tecido com o tempo produz o deslocamento (D), que indica a distância percorrida por esse ponto.

O artefato de imagem em espelho é comum na análise espectral, aparecendo como um sinal simétrico de intensidade inferior ao sinal de fluxo real na direção oposta (Figura 3.12). O espelhamento pode frequentemente ser reduzido ou eliminado com a diminuição da saída de força ou do ganho do instrumento. Entretanto, cuidado! Um sinal de alta velocidade exibindo fluxos em ambos os lados da linha pode resultar amostragem fora de ângulo paralelo e devem ser distinguidos de artefatos.

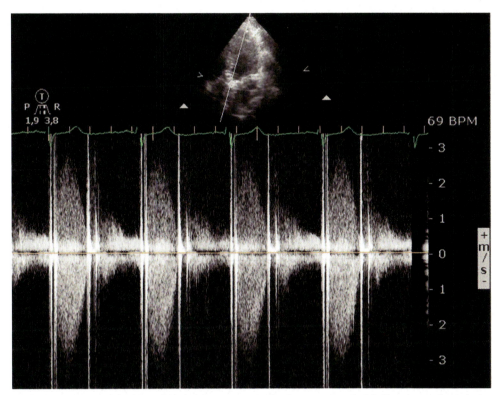

■ **Figura 3.12** Exemplo de artefato de imagem em espelho de curva espectral de Doppler contínuo de paciente com prótese mecânica em posição aórtica.

A interferência eletrônica aparece como uma faixa de sinais por meio da exibição espectral e é capaz de reduzir a intensidade dos sinais de fluxo. Esses artefatos são causados por proteção inadequada de outros equipamentos elétricos no ambiente de exame e são comuns durante estudos em unidades de tratamento intensivo ou em salas de cirurgia.

Os artefatos do mapeamento de fluxo em cores mais comuns são as sombras, com ausência tanto de dados bidimensionais como de fluxo dentro da sombra acústica.

Imagem fantasma é o aparecimento de padrões curtos (em geral em um ou dois quadros) e amplos de cores que coincidem com estruturas anatômicas e não correspondem aos padrões de fluxo subjacentes. Esse artefato é causado por refletores móveis fortes (como próteses valvares de discos). Tipicamente, esse artefato é de cor azul ou vermelha e é inconsistente de um batimento cardíaco para outro (Figura 3.13).

Os ajustes de ganho do mapeamento do fluxo em cores são muito importantes. O ganho excessivo resulta em um padrão pontilhado no plano da imagem bidimen-

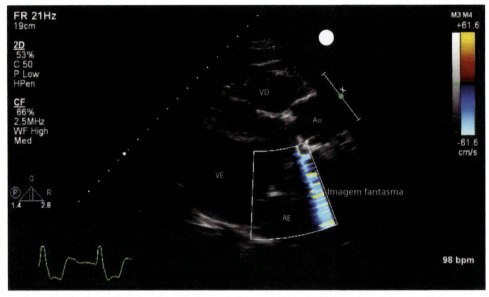

■ **Figura 3.13** Exemplo de artefato "fantasma" de uma prótese biológica em posição mitral.

sional em razão do ruído de fundo. Ao contrário, o ganho muito baixo resulta na exibição de uma área de fluxo menor do que a que existe realmente. É recomendável configurar o nível de ganho para logo abaixo do nível do ruído de fundo (padrão pontilhado) para otimizar o sinal de fluxo (Figura 3.14).

A interferência elétrica aparece como uma banda linear multicolorida na imagem central com poucas linhas mapeadas que frequentemente resulta na supressão da cor do sinal de fluxo.

Bioefeitos do ultrassom

Apesar de sua segurança comprovada para estudos em seres humanos, ao interagir com os tecidos claramente produz alguns efeitos biológicos, que em raríssimas condições pode ter significância clínica nas faixas de frequência e amplitude utilizadas para fins de diagnóstico. Sabe-se que esta modalidade produz calor e cavitação nos tecidos. Esta última ocorre pela intensa vibração de interfaces de diferentes impedâncias acústicas, que no extremo podem levar a destruição de membranas celulares e rupturas de DNA. Para que tenhamos a dimensão da segurança do ultrassom em seres humanos e grandes animais, devemos levar em conta a energia total liberada nos tecidos por qualquer transdutor de ultrassonografia diagnóstica. Neste sentido, entender um pouco mais a escala de energia utilizada nestes exames é de fundamental importância. Como já discutimos anteriormente, o índice mecânico, que é o pico de

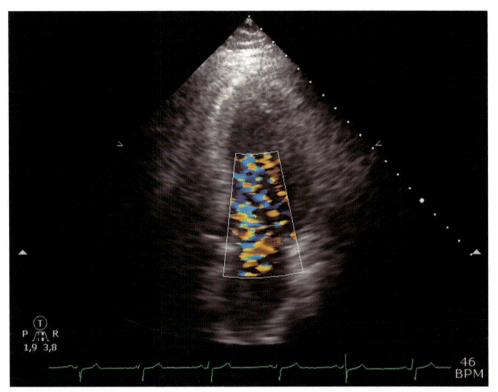

■ **Figura 3.14** Imagem bidimensional apresentando padrão pontilhado observado com uso excessivo de ganho durante a aplicação do Doppler colorido.

pressão negativa exercida por um determinado transdutor de ultrassom, dividida pela raiz quadrada de sua frequência central demonstra o quanto de energia liberamos em nível tecidual. Como pode-se ver por esta equação, quanto maior a frequência do transdutor, menor a frequência liberada. Assim, em ecocardiografia, os transdutores de adulto, que possuem menor frequência, liberam mais energia. As modalidades de ultrassom mais utilizadas para fins diagnósticos são o modo M, o modo bidimensional, o Doppler pulsátil, o Doppler colorido e o Doppler contínuo; este último, por suas características de alta amplitude e repetição de pulsos, apresenta a possibilidade de mais efeitos biológicos em exames de rotina. Ainda, como esta modalidade possui alta amplitude através das várias faixas de frequência, é a que possui maior potencial de bioefeitos, em especial quando se trata de ecocardiogramas fetais em gestantes com menos de 12 semanas. Felizmente, sabe-se por meio de inúmeros trabalhos científicos que para se causar bioefeitos deletérios em seres humanos ou mesmo fetos há a necessidade de que se libere uma energia ultrassônica da ordem de W/m^2. Felizmente, a energia utilizada em seres humanos é da ordem de W/cm^2.

De qualquer forma, como os efeitos diagnósticos da exposição prolongada ao ultrassom ainda é pouco conhecida, cabe prudência na utilização destas modalidades, em especial do Doppler contínuo em fases precoces da gestação ou em condições em que a exposição ao ultrassom é naturalmente prolongada, como ocorre no ecocardiograma intraoperatório.

Uso em terapia

Há muitas décadas se conhecem os efeitos terapêuticos do ultrassom em medicina. Quem não se lembra do ultrassom utilizado em ortopedia a fim de reduzir a inflamação em lesões articulares ou como meio de se queimar tumores em terapia conhecida por HiFu (*high energy focused ultrassound*), muito utilizada atualmente no tratamento do câncer de próstata. Em cardiologia, as aplicações são várias, desde a terapia por ondas de choque, que apesar de apresentarem amplitude muito maior que a do ultrassom, são utilizadas há longo tempo no tratamento da litíase renal e, mais recentemente, em pacientes inoperáveis com quadro de angina intratável, com resultados muito animadores.

Entretanto, de todas estas terapias que lançam mão dos bioefeitos do ultrassom, a sonotrombólise parece ser a mais promissora. Esta é realizada pela associação do ultrassom, com frequências e amplitudes utilizadas para o diagnóstico médico, a microbolhas, partículas de aproximadamente 2 micras, que quando injetadas na circulação, ao serem estimuladas por um campo ultrassonográfico, ressonam e causam cavitação, podendo, portanto, destruir trombos. Estudos pioneiros de nosso grupo colocam grande esperança em mudanças disruptivas no tratamento de várias síndromes trombóticas agudas, como infarto agudo do miocárdio, embolismo pulmonar agudo e trombose venosa profunda aguda.

Fontes consultadas

1. Adelson EH. Perceptual organization and the judgment of brightness. Science. 1993;262:2042-4.
2. Asbjorn Stoylen. Disponível em: http://folk.ntnu.no/stoylen/strainrate/Basic_ultrasound
3. Bioefects Committee of the American Institute of Ultrasound in Medicine: safety considerations for diagnostic ultrasound. J Ultrasound Med. 1988;7(Suppl 9):S1-S38.
4. Chen J, Cheng X, Chen CC, Li PC, Liu JH, Cheng YT. A capacitive mi- cromachined ultrasonic transducer array for minimally invasive medical diagnosis. J Microelectromech Syst. 2008;17:599-610.
5. Curie J, Curie P. Development par prission de l`electricite polaire dans les cristaux heimiedras a faces inclinees. Compt Rend. 1880;91:294.
6. Edelman SK. Understanding ultrasound physics: fundamentals and exam review. 2nd ed. Woodlands: ESP;1994.
7. Eisenberg R. Radiology: an illustrated history. St. Louis: Mosby; 1992.

8. Feigenbaum H (ed.). Feigenbaum's echocardiography. 6th ed. Philadelphia: Lippincott, Willliams and Wilkins; 2005.
9. Fry FJ (ed.). Ultrasound: its applications in medicine and biology. Amsterdam: Elsevier; 1978. p.689-736.
10. Hatle L, Angelsen B. Doppler ultrasound in cardiology: physical principles and clinical applications. 2.ed. Philadelphia: Lea & Febinger; 1985.
11. Kikuchi Y: Transducers for ultrasonic systems. Tokyo: Corona; 1969.
12. Kremkau FW. Diagnostic ultrasound: principles and instruments. 6th ed. Philadelphia: WB Saunders; 2002.
13. Lord Rayleigh. Teory of sound. New York: Dover Publications; 1945.
14. Mathias W Jr., Tsutsui JM, Tavares BG et al. Sonothrombolysis in ST-segment elevation myocardial infarction treated with primary percutaneous coronary intervention. J Am Coll Cardiol. 2019;73:2832-42.
15. Otto CM (ed.). Textbook of clinical echocardiography. Philadelphia: Elsevier; 2018.
16. Segal BL. Symposium on echocardiography (diagnostic ultrasound). Introduction. Echocardiography: ultrasoundcardiography. Am J Cardiol. 1967;19(1):1-5.
17. Thomas JD, Rubin DN. Tissue harmonic imaging: why does it work? J Am Soc Echocardiogr. 1998; 11(8):803-8.
18. Wells PNT: Biomedical ultrasonics. New York: Academic Press; 1977.
19. Weyman AE. Principles and practice of echocardiography. 2.ed. Philadelphia: Lippincott Willians & Wilkins; 1991.
20. Weyman AE. The year in echocardiography. Boston: Massachussets General Hospital; 2008. (Year in Cardiology Series).

4

Quantificação das cavidades cardíacas

"Fui atraído pela curva – a curva liberada e sensual sugerida pelas possibilidades da nova tecnologia, mas tantas vezes lembrada em veneráveis antigas igrejas barrocas."

Oscar Niemeyer
(1907-2012)

As quantificações do tamanho das câmaras cardíacas, da massa e da função ventricular estão entre as informações de maior relevância clínica e são as mais solicitadas entre os estudos ecocardiográficos, pelo impacto destes parâmetros no manejo clínico dos pacientes.

No mínimo, parte integrante de um laudo ecocardiográfico deve-se à descrição das seguintes medidas lineares das câmaras cardíacas e vasos da base: diâmetro da via de saída do ventrículo esquerdo, diâmetro da aorta nos seios aórticos (seios de Valsalva), diâmetro anteroposterior do átrio esquerdo, diâmetros diastólico e sistólico do ventrículo esquerdo, espessura miocárdica diastólica do septo interventricular e da parede posterior inferolateral e diâmetro diastólico do ventrículo direito no plano apical de quatro câmaras acima do plano tricuspídeo. Essas medidas devem estar presentes em todo o exame ecocardiográfico e são de grande importância na prática clínica cardiológica. Medidas adicionais deverão ser realizadas de acordo com as necessidades de cada exame.

Apesar de todas as melhorias geradas pelo avanço tecnológico, o registro de imagem de boa qualidade ainda requer considerável perícia e atenção a certos detalhes técnicos (Tabela 4.1).

As Tabelas 4.2 e 4.3 mostram os valores de normalidade das diferentes estruturas cardíacas em homens e mulheres. Observam-se também, nessas tabelas, valores de aumentos considerados discretos, moderados e importantes. Os valores normais foram considerados com base no intervalo de confiança de 95% da população estudada. De acordo com o método previamente empregado, os aumentos discretos foram arbitrariamente calculados como intervalo de 2 a 3 desvios-padrão da média, o aumento moderado como 3,1 a 4 desvios-padrão da média e o importante acima de 4 desvios-padrão da média.

Tabela 4.1 Elementos para a aquisição da imagem ecocardiográfica para a quantificação das cavidades	
Objetivo	Procedimento
Minimizar o movimento do coração	Respiração suave ou apneia expiratória
Aperfeiçoar a resolução	Profundidade adequada da imagem Maior frequência possível do transdutor Ajuste apropriado dos ganhos, escala de cinza, ganho lateral Frequência de repetição do ultrassom $\geq 30/s$ Imagem harmônica Imagem bidimensional em cores
Evitar encurtamento apical	Decúbito lateral esquerdo com inclinação Maca adaptada com orifício Evitar a dependência do *ictus cordis*
Maximizar a borda endocárdica	Delineamento das bordas com contraste
Identificar o final da diástole e da sístole	Movimento da valva mitral e variação do tamanho da cavidade, mais confiáveis que o ECG

Sexo e idade influenciam discretamente os valores ecocardiográficos. As medidas de cavidades e espessura cardíacas, bem como os diferentes índices de massa, os diâmetros de átrio esquerdo e aorta são significativamente maiores no sexo masculino, mesmo após indexação pela superfície corpórea, enquanto a fração de encurtamento é descrita na literatura como sendo maior nas mulheres.

Ventrículo esquerdo (VE)

Os parâmetros mais utilizados para avaliar o tamanho do VE incluem dimensões internas e volumes. As medições também devem ser indexadas pela superfície corpórea. Para obtenção das medidas lineares do ventrículo esquerdo de forma acurada, o registro deve ser feito na janela paraesternal. É recomendável que os diâmetros e a espessura miocárdica do ventrículo esquerdo sejam medidos desta câmara ao nível da ponta das cúspides da valva mitral em diástole. Em razão da maior frequência de repetição de pulsos, o modo unidimensional (modo M) apresenta excelente resolução temporal e pode complementar o modo bidimensional na diferenciação de estruturas como trabéculas adjacentes à parede posterior ou falsos tendões próximos ao septo interventricular.

É importante observar que medidas acuradas são obtidas apenas quando ocorre alinhamento do cursor do modo unidimensional de forma perpendicular em relação ao eixo maior do ventrículo esquerdo. A medida pelo modo bidimensional evita o problema comum de imagens paraesternais oblíquas, o que pode resultar em superestimativa das dimensões das cavidades e espessura (Figuras 4.1a e 4.1b).

Tabela 4.2 Valores para indivíduos do sexo masculino

	Valores normais	Aumento discreto	Aumento moderado	Aumento importante
VSVE e aorta				
Anel aórtico	23-29	30-33	34-37	> 37
Raiz da aorta (seios de Valsalva)	31-37	37-40	40-43	> 44
Junção sinotubular	26-32	33-36	36-39	> 40
Aorta ascendente proximal	26-34	35-39	40-43	> 44
Átrio esquerdo				
Diâmetro anteroposterior do AE (mm)	30-40	41-46	47-52	> 52
Volume do AE (mL/m²)	16-34	35-41	42-48	> 48
Dimensões do ventrículo esquerdo				
DDVE (mm)	42-58	59-63	64-68	> 68
DDVE/SC (mm/m²)	22-30	31-33	34-36	> 36
DSVE (mm)	25-40	41-43	44-45	> 45
DSVE/SC (mm/m²)	13-21	22-23	24-25	> 25
Volumes do VE				
VDFVE (mL)	62-150	151-174	175-200	> 200
VDFVE/SC (mL/m²)	34-74	75-89	90-100	> 100
VSFVE (mL)	21-61	62-73	74-85	> 85
VSFVE/SC (mL/m²)	11-31	32-38	39-45	> 45
Função ventricular esquerda				
Fração de ejeção do VE (%)	52-72	41-51	30-40	< 30
Massa ventricular esquerda por método linear				
SIV (mm)	06-10	11-13	14-16	> 16
PPVE (mm)	06-10	11-13	14-16	> 16
Massa ventricular esquerda (g)	88-224	225-258	259-292	> 292
Massa ventricular esquerda/SC (g/m²)	49-115	116-131	132-148	> 148
Massa ventricular esquerda pelo método 2D				
Massa ventricular esquerda (g)	96-200	201-227	228-254	> 254
Massa ventricular esquerda/SC (g/m²)	50-102	103-116	117-130	> 130

AE: átrio esquerdo; VSVE: via de saída do ventrículo esquerdo; DDVE: diâmetro diastólico do ventrículo esquerdo; DSVE: diâmetro sistólico do ventrículo esquerdo; VDFVE: volume diastólico final do ventrículo esquerdo; VSFVE: volume sistólico final do ventrículo esquerdo; SIV: septo interventricular; PPVE: parede posterior do ventrículo esquerdo; VE: ventrículo esquerdo.

Tabela 4.3 Valores para indivíduos do sexo feminino

	Valores normais	Aumento discreto	Aumento moderado	Aumento importante
VSVE e aorta				
Anel aórtico	21-25	26-29	29-32	> 32
Raiz da aorta (seios de Valsalva)	27-33	34-37	37-40	> 40
Junção sinotubular	23-29	30-33	34-37	> 38
Aorta ascendente proximal	23-31	32-36	37-41	> 42
Átrio esquerdo				
Diâmetro anteroposterior do AE (mm)	27-38	39-42	43-46	> 47
Volume do AE (mL/m²)	16-34	35-41	42-48	> 48
Dimensões do ventrículo esquerdo				
DDVE (mm)	38-52	53-56	57-61	> 61
DDVE/SC (mm/m²)	23-31	32-34	35-37	> 37
DSVE (mm)	22-35	36-38	39-41	> 41
DSVE/SC (mm/m²)	13-21	22-23	24-26	> 26
Volumes do VE				
VDFVE (mL)	46-106	107-120	121-130	>130
VDFVE/SC (mL/m²)	29-61	62-70	71-80	> 80
VSFVE (mL)	14-42	43-55	56-67	> 67
VSFVE/SC (mL/m²)	8-24	25-32	33-40	> 40
Função ventricular esquerda				
Fração de ejeção do VE (%)	54-74	41-53	30-40	< 30
Massa ventricular esquerda por método linear				
SIV (mm)	6-9	10-12	13-15	> 15
PPVE (mm)	6-9	10-12	13-15	> 15
Massa ventricular esquerda (g)	67-162	163-186	187-210	> 210
Massa ventricular esquerda/SC (g/m²)	43-95	96-108	109-121	> 121
Massa ventricular esquerda pelo método 2D				
Massa ventricular esquerda (g)	66-150	151-171	172-193	> 193
Massa ventricular esquerda/SC (g/m²)	44-88	89-100	101-112	> 112

AE: átrio esquerdo; VSVE: via de saída do ventrículo esquerdo; DDVE: diâmetro diastólico do ventrículo esquerdo; DSVE: diâmetro sistólico do ventrículo esquerdo; VDFVE: volume diastólico final do ventrículo esquerdo; VSFVE: volume sistólico final do ventrículo esquerdo; SIV: septo interventricular; PPVE: parede posterior do ventrículo esquerdo; VE: ventrículo esquerdo.

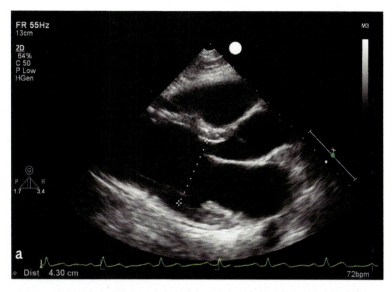

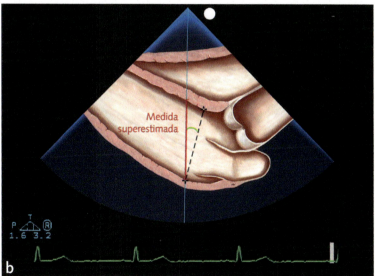

■ **Figuras 4.1a e 4.1b** Esquema de posicionamento do cursor do modo unidimensional. Plano paraesternal longitudinal baixo demonstrando como os diâmetros podem ser superestimados se medidos pelo modo unidimensional, caso este não esteja perfeitamente alinhado.

De acordo com as novas diretrizes da Sociedade Americana de Ecocardiografia, as medidas realizadas tanto pelo modo unidimensional como pelo bidimensional devem ser definidas pela interface entre o sangue e o miocárdio (em substituição à antiga orientação de ir da borda interna à borda externa da estrutura) (Figuras 4.2a e 4.2b).

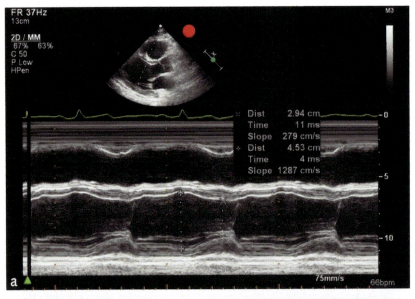

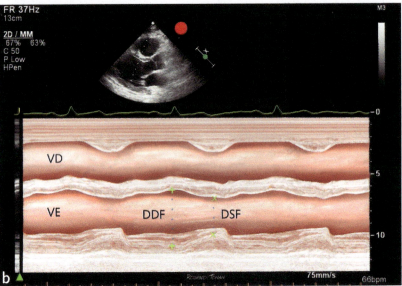

■ **Figuras 4.2a e 4.2b** Modo unidimensional do ventrículo esquerdo e ventrículo direito, em que VD: ventrículo direito; VE: ventrículo esquerdo; DDF: diâmetro diastólico final; DSF: diâmetro sistólico final.

Em especial, sempre que o ângulo entre o cursor do modo unidimensional e o plano perpendicular ao eixo maior do ventrículo esquerdo não estiverem a 90°, as medidas devem ser feitas pelo modo bidimensional (Figuras 4.3a e 4.3b).

Nessa situação, o diâmetro diastólico final e o sistólico final do ventrículo esquerdo e as espessuras miocárdicas são aferidos no plano paraesternal longitudinal,

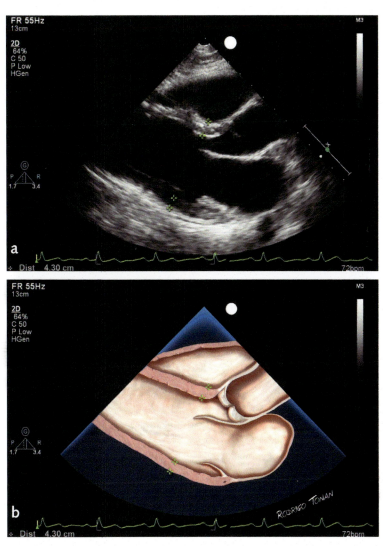

■ **Figuras 4.3a e 4.3b** Determinação da diástole final. Pode-se utilizar como referência o primeiro quadro do complexo QRS do eletrocardiograma, aquele imediatamente antes do fechamento da valva mitral ou, ainda, o quadro no qual se observa maior dimensão da cavidade ventricular esquerda.

de maneira perpendicular ao eixo principal do ventrículo, sempre com auxílio do traçado eletrocardiográfico.

O final da diástole pode ser definido como o primeiro quadro do complexo QRS ou, preferencialmente, como o quadro imediatamente antes do fechamento da valva mitral ou, ainda, o quadro no qual se observa maior dimensão da cavidade ventricular esquerda (Figuras 4.3a e 4.3b). O final da sístole é mais bem definido como o quadro precedendo a abertura diastólica inicial da valva mitral ou aquele no qual se observa menor cavidade ventricular esquerda em um batimento cardíaco normal (Figuras 4.4a e 4.4b).

De acordo com recentes diretrizes, as medidas dos diâmetros do ventrículo esquerdo pelo ecocardiograma transesofágico (ETE) devem ser realizadas em nível de esôfago médio (Figuras 4.5a e 4.5b) e plano transgástrico (Figuras 4.6a e 4.6b), em duas câmaras. A recomendação para as medidas de espessura de paredes pelo ETE

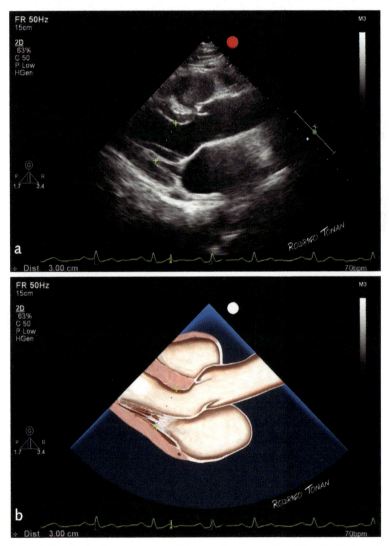

■ **Figuras 4.4a e 4.4b** Ecocardiograma transtorácico no plano paraesternal longitudinal mostrando a medida do diâmetro sistólico final do VE pelo modo 2D (bidimensional).

4 QUANTIFICAÇÃO DAS CAVIDADES CARDÍACAS

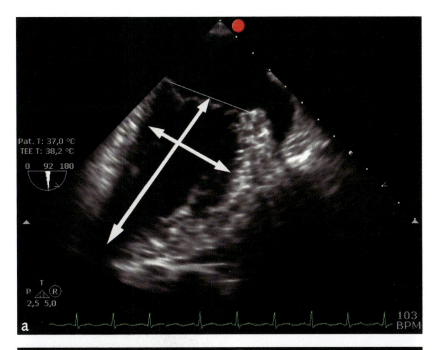

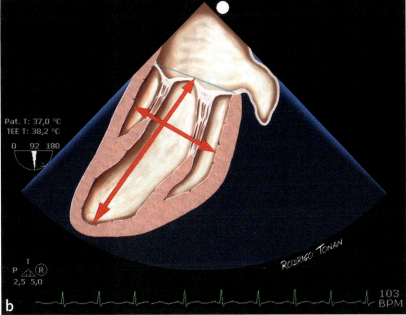

■ **Figuras 4.5a e 4.5b** Posicionamento dos cursores para a realização das medidas lineares dos diâmetros sistólico e diastólico final do VE e do comprimento do VE pelo ETE, no nível do esôfago médio.

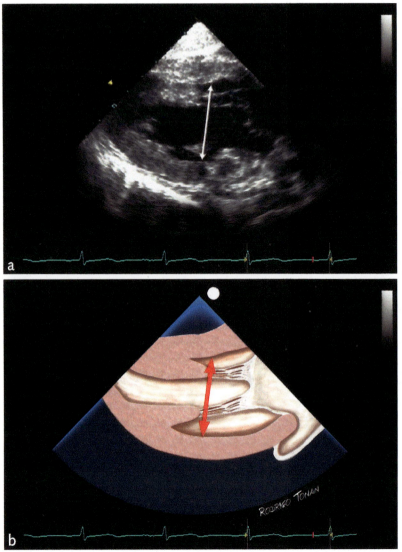

■ **Figuras 4.6a e 4.6b** Posicionamento do cursor para a realização das medidas lineares dos diâmetros sistólico e diastólico final do VE pelo ETE, no plano transversal transgástrico. O mesmo plano ecocardiográfico também é indicado para a medição das espessuras das paredes miocárdicas.

deve ser a realização destas pela incidência transgástrica e, em eixo curto, em nível dos músculos papilares (Figuras 4.7a e 4.7b). Deve-se ter cuidado com a medida dos diâmetros para se evitar subestimativa do real tamanho da cavidade ventricular. Por isso, as medidas realizadas em duas câmaras são preferíveis em detrimento da incidência em quatro câmaras em nível do esôfago médio.

4 QUANTIFICAÇÃO DAS CAVIDADES CARDÍACAS | 91

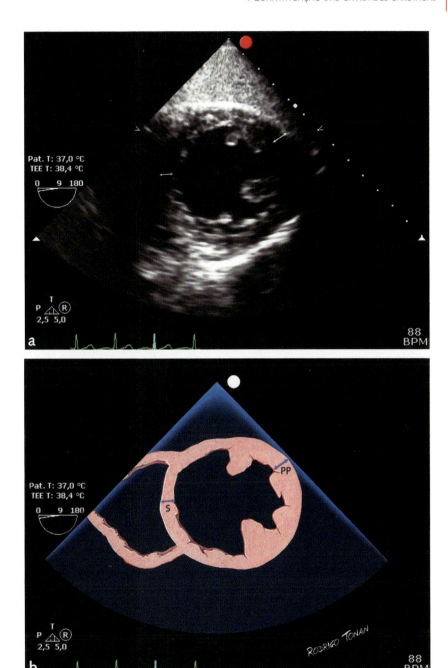

■ **Figuras 4.7a e 4.7b** Medições da espessura da parede septal e parede posterior do VE, no nível dos músculos papilares, obtidas pelo ETE, no plano transversal transgástrico, eixo curto.

Os cálculos de volume derivados de medições lineares podem ser inexatos, por isso é recomendável fazer pelo método de Simpson bidimensional biplanar ou pelo ecocardiograma tridimensional (capítulo 5).

Ventrículo direito (VD)

A espessura miocárdica do ventrículo direito pode ser medida pelo modo unidimensional ou modo bidimensional, utilizando-se a janela subcostal com medida no pico da onda R do eletrocardiograma, no nível das cordas tendíneas da valva tricúspide. O valor normal da espessura miocárdica é inferior a 5 mm (Figura 4.8).

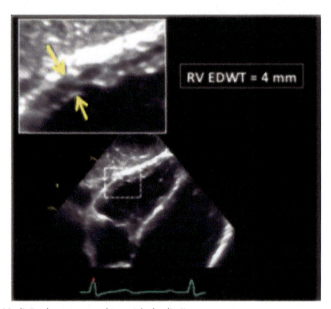

■ **Figura 4.8**   Medição da espessura do ventrículo direito.

A avaliação do diâmetro diastólico do ventrículo direito pode ser feita em múltiplos planos, entretanto, como rotina em exames em adultos, se uma medida tiver de ser escolhida, a mais adequada é a do plano apical quatro câmaras, na porção logo abaixo do anel tricuspídeo, tomando-se cuidado para evitar o encurtamento da cavidade (Figura 4.9).

Nessa incidência também podem ser medidos o diâmetro ou a área da cavidade ventricular direita, que devem ser menores em comparação com os mesmos parâmetros da cavidade ventricular esquerda. Com a dilatação progressiva do ventrículo di-

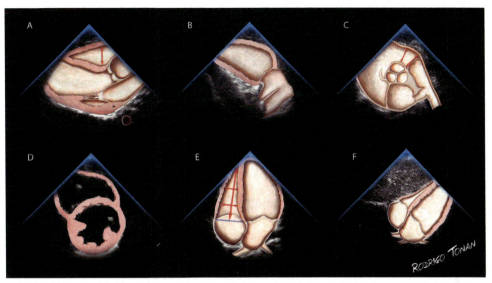

■ **Figura 4.9** Representação esquemática dos planos ecocardiográficos utilizados para a avaliação do ventrículo direito. A: paraesternal, eixo longo; B: eixo longo da via de entrada; C: paraesternal, eixo curto na base do coração; D: paraesternal, eixo curto no nível dos músculos papilares; E: apical quatro câmaras; F: subcostal longitudinal. A descrição dos valores do ventrículo direito nos diferentes planos de imagem encontra-se detalhada na Tabela 4.4.

reito, a área irá exceder as medidas do ventrículo contralateral e, portanto, moldar o ápex. A medida do diâmetro basal (logo abaixo da valva tricúspide) e médio da distância septo-parede livre e a medida do comprimento e da distância ápex-base do ventrículo direito devem ser realizadas na diástole.

A medida da via de saída do ventrículo direito (VSVD) é mais acurada pela janela paraesternal de eixo curto no nível da valva aórtica (justaproximal à valva pulmonar). Os valores de normalidade das dimensões dos diâmetros, das áreas e dos volumes do VD encontram-se na Tabela 4.4.

Veia cava inferior

Na imagem ecocardiográfica subcostal, deve ser incluída como rotina a visualização e a medição da veia cava inferior, assim como a avaliação de seu colapso inspiratório. A avaliação do diâmetro da veia cava inferior deve ser realizada no final da expiração a 1-2 cm da junção com o átrio direito (Figuras 4.10a e 4.10b) e Tabela 4.5.

Deve ser notado que em atletas jovens a VCI pode estar dilatada mesmo na presença de pressões normais do átrio direito.

Tabela 4.4 Valores de referência atualizados das dimensões dos diâmetros, das áreas e dos volumes do ventrículo direito

Parâmetro	Média ± DP	Faixa de normalidade
Diâmetro basal do VD A4C (mm)	33 ± 4	25-41
Diâmetro porção média do VD A4C (mm)	27 ± 4	19-35
Diâmetro longitudinal do VD (A4C) (mm)	71 ± 6	59-83
Diâmetro proximal da VSVD (PEL) (mm)	25 ± 2,5	20-30
Diâmetro proximal da VSVD (PEC) (mm)	28 ± 3,5	21-35
Diâmetro distal da VSVD (PEC) (mm)	22 ± 2,5	17-27
Espessura de parede do VD (mm)	3 ± 1	1 a 5
Área da VSVD (cm²)		
Homem	17 ± 3,5	10 a 24
Mulher	14 ± 3	8 a 20
Área da VSVD indexada (cm²/m²)		
Homem	8,8 ± 1,9	5-12,6
Mulher	8,0 ± 1,75	4,5-11,5
Área Vd (cm²)		
Homem	9 ± 3	3 a 15
Mulher	7 ± 2	3 a 11
Área da VD indexada (cm²/m²)		
Homem	4,7 ± 1,35	2,0-7,4
Mulher	4,0 ± 1,2	1,6-6,4
VDF VD indexado (mL/m²)		
Homem	61 ± 13	35-87
Mulher	53 ± 10,5	32-74
VSF VD indexado (mL/m²)		
Homem	27 ± 8,5	10-44
Mulher	22 ± 7	8-36

VD: ventrículo direito; VSF: volume sistólico final; VDF: volume diastólico final; PEL: paraesternal eixo longo; PEC: paraesternal eixo curto; VSVD: via de saída do ventrículo direito.

4 QUANTIFICAÇÃO DAS CAVIDADES CARDÍACAS | 95

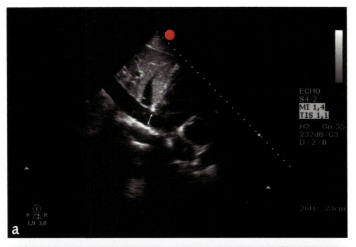

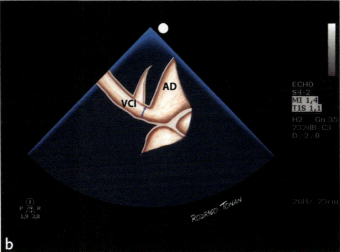

■ **Figuras 4.10a e 4.10b** Ecocardiograma transtorácico no plano subcostal eixo longo com a imagem da veia cava inferior (VCI). O diâmetro (linha sólida) é medido perpendicularmente ao eixo longo da VCI no final da expiração, proximal à junção das veias hepáticas, que ficam a cerca de 1-2 cm do óstio do átrio direito (AD).

Tabela 4.5 Valores de referência para a estimativa da pressão em átrio direito. Para simplificar, podem-se usar os valores de 3 mmHg como pressão normal e 8 mmHg nos casos intermediários

PAD estimada	Variação respiratória da VCI	Diâmetro da VCI
0–5 mmHg (normal)	Colabamento > 50%	≤ 2,1 cm
5–10 mmHg	Colabamento < 50%	≤ 2,1 cm
5–10 mmHg	Colabamento > 50%	> 2,1 cm
15 mmHg	Colabamento < 50%	> 2,1 cm

PAD: pressão estimada em átrio direito; VCI: veia cava inferior.

Átrio esquerdo (AE)

O átrio esquerdo é medido em seu diâmetro anteroposterior. Utiliza-se o modo bidimensional, no plano paraesternal longitudinal (Figura 4.11). Deve-se realizar a medida ao final da sístole, no mesmo nível dos seios aórticos, perpendicularmente à aorta.

A medida linear anteroposterior pela ecocardiografia modo unidimensional é simples e conveniente, no entanto, não é precisa, dado que o átrio esquerdo não apresenta estrutura tridimensionalmente simétrica (Figura 4.12).

Adicionalmente, o aumento do átrio esquerdo, em geral, não ocorre de forma uniforme. Em contrapartida, as medidas do átrio esquerdo que levam em consideração sua forma bidimensional ou tridimensional têm se mostrado mais acuradas e reprodutíveis, quando comparadas à ressonância magnética e à tomografia computadorizada e tem associação forte com eventos cardiovasculares.

Em casos nos quais se observa aumento do diâmetro longitudinal do átrio esquerdo, superior ao aumento medido no diâmetro anteroposterior, deve-se fazer a medida da planimetria do átrio esquerdo no plano apical de quatro câmaras. Ao se

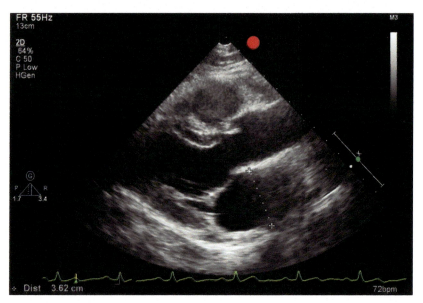

■ **Figura 4.11** Ecocardiograma transtorácico no plano paraesternal longitudinal com a medida linear do diâmetro anteroposterior do AE no final da sístole, no nível do seio de Valsalva, paralelo ao anel mitral.

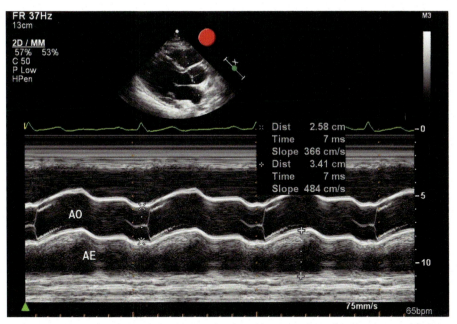

■ **Figura 4.12** Ecocardiograma transtorácico no modo unidimensional (modo M) com a medida linear do diâmetro anteroposterior do AE no final da sístole.

descrever o exame, deve-se detalhar o aumento mais acentuado no diâmetro longitudinal, se for o caso, e o valor da área ou volume do átrio esquerdo. Essa área pode ser calculada pela planimetria da cavidade, obtida no plano apical, tomando-se cuidado para evitar o encurtamento da câmara. A confluência das veias pulmonares e o apêndice atrial esquerdo devem ser excluídos da medida. O volume do átrio esquerdo permite uma avaliação mais precisa do remodelamento assimétrico dessa cavidade e deve ser sempre calculada pelo método de Simpson.

O método de Simpson, da mesma forma que é aplicado para medida dos volumes do ventrículo esquerdo, é obtido através do contorno do átrio em dois planos ortogonais (apical quatro e duas câmaras) (Figuras 4.13 e 4.14). Deve-se tomar cuidado de excluir as veias pulmonares do traçado, e a borda inferior deve representar o plano do anel mitral.

Os valores da dimensão anteroposterior, da área e do volume do átrio esquerdo são descritos nas Tabelas 4.6 e 4.7.

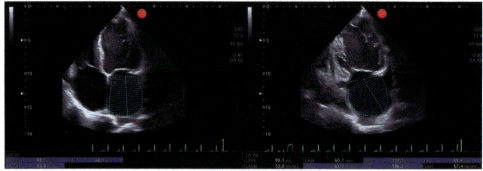

■ **Figura 4.13** Ecocardiograma transtorácico no plano apical quatro e duas câmaras demonstrando o método de cálculo do volume atrial esquerdo pelo método de Simpson. Nota-se a exclusão do apêndice atrial esquerdo e das veias pulmonares e a retificação do traçado ao nível do anel mitral.

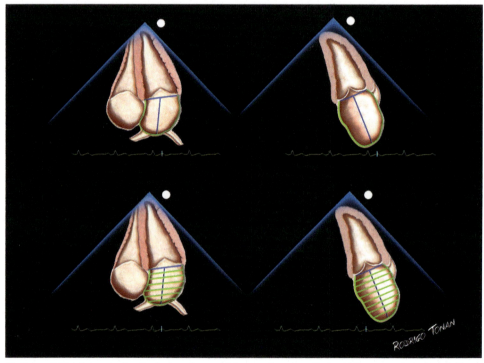

■ **Figura 4.14** Esquema de cálculo do volume atrial esquerdo pelo método da área-comprimento e de Simpson. Nota-se a exclusão do apêndice atrial esquerdo e das veias pulmonares e a retificação do traçado ao nível do anel mitral.

Avaliação da função atrial pela ecocardiografia

Existem vários parâmetros que são extremamente sensíveis para a avaliação da função atrial esquerda. Estes podem estar alterados muito antes que aumentos volumétricos desta câmara ocorram. A fim de calcular estes parâmetros, é necessário que se mensure o volume atrial esquerdo máximo ($VAE_{máx}$), volume atrial esquerdo mínimo ($VAE_{mín}$), volume atrial esquerdo pré-onda A($VAE_{pré\,A}$), o *strain rate* sistólico (SR AE) e o *strain* siastólico (Sd AE) (ocorre no pico da sístole ventricular), ambos do átrio esquerdo.

O $VAE_{máx}$ ocorre antes da abertura valvar mitral, e o $VAE_{mín}$ ocorre antes do fechamento da valva mitral, imediatamente após a contração atrial (onda p do ECG). O volume total de esvaziamento atrial esquerdo é uma estimativa do reservatório atrial, que é calculado pela diferença dos $VAE_{máx} - VAE_{mín}$.

Ainda, a função de bomba do átrio esquerdo pode ser calculada por sua fração de ejeção (FEAE), estimada por (Figura 4.15a):

$$FEAE= (VAE_{máx} - VAE_{mín}) / VAE_{máx}$$

O $VAE_{pré\,A}$, menos o $VAE_{máx}$, expressa o volume de esvaziamento passivo do átrio esquerdo, ou sua função de conduíte. O volume de conduíte do átrio esquerdo também pode ser calculado pela diferença entre o volume ejetado do ventrículo esquerdo menos o volume total de esvaziamento total do átrio esquerdo.

O volume de esvaziamento ativo do átrio esquerdo é calculado pela diferença do $VAE_{pré\,A} - VAE_{mín}$.

Também, a função volumétrica de reservatório atrial pode ser calculada pela fração de expansão do átrio esquerdo (FEx AE) (Figura 4.15b)[27]:

$$FEx\ AE= (VAE_{máx} - VAE_{mín}) / VAE_{mín}$$

O Doppler da via de entrada do ventrículo esquerdo e o de veias pulmonares também têm sido utilizados para avaliação da função diastólica e das pressões de enchimento do ventrículo esquerdo assim como da função atrial esquerda. O padrão normal de veias pulmonares reflete o fluxo através destas para o átrio esquerdo durante a fase inicial da sístole ventricular (PVs1), fase tardia e relaxamento isovolumétrico (PVs2), fase inicial da diástole ventricular (PVd), e fluxo reverso do átrio esquerdo para as veias pulmonares durante a sístole atrial (PVar).

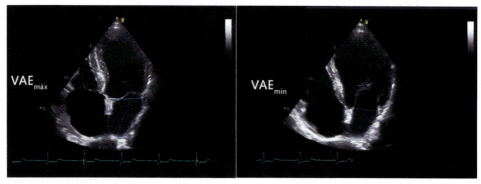

■ **Figura 4.15** Fração de ejeção do átrio esquerdo. $VAE_{máx}$: volume máximo do átrio esquerdo; $VAE_{mín}$: volume mínimo do átrio esquerdo.

A despeito do fluxo na fase tardia da sístole ventricular (PVs2), que representa a propagação da pressão arterial pulmonar através do fluxo da circulação pulmonar, os fluxos pelas veias pulmonares são modulados por eventos que regulam as pressões fásicas do átrio esquerdo.

A magnitude da VTI das ondas PV reflete a função de reservatório do átrio esquerdo e é determinada pela função sistólica do ventrículo esquerdo e pelo relaxamento atrial esquerdo (PVs1), complacência atrial esquerda (PVs1 e PVs2) e volume ejetado do ventrículo direito (PVs2).

A velocidade de pico e a VTI da PVd são índices da função atrial esquerda passive ou de conduíte[18] e são independentes dos fatores que afetam o esvaziamento atrial esquerdo: relaxamento ventricular esquerdo inicial e global e área valvar mitral.

Durante a contração atrial esquerda, o sangue é ejetado do átrio esquerdo para dentro do ventrículo esquerdo e das veias pulmonares. Assim, a avaliação das velocidades transmitrais, VTI e velocidade de pico da onda A e a fração de enchimento atrial oferecem mais informações sobre a função de bomba do átrio esquerdo.

Em um estudo multicêntrico, Morris Da et al. avaliaram a relevância clínica da função miocárdica do átrio esquerdo (AE) analisada pelo *speckle tracking* bidimensional (2DSTE). Para isto, analisaram 329 indivíduos adultos em um grupo controle de indivíduos normais e 377 pacientes com disfunção diastólica do ventrículo esquerdo (DDVE). A função miocárdica do átrio esquerdo foi analisada pelo pico de *strain rate* longitudinal do átrio esquerdo durante a contração atrial (LA-SRA) e pico do *strain* longitudinal atrial durante o relaxamento atrial (LA-*strain*). Os valores médios da função miocárdica do átrio esquerdo em indivíduos saudáveis foram LA-SRa 2,11 + 0,61 e LA-*strain* 45,5 + 11,4%, e os menores valores foram LA-SRa 0,91 e LA--*strain* 23,1%.

A relevância desses achados foi de que o LA-SRa e LA-*strain* detectaram alterações sutis em pacientes com disfunção diastólica do ventrículo esquerdo (DDVE), mesmo na presença de volumes normais em átrio esquerdo.

Além disso, demonstraram que a classe funcional (dispneia – classificação NYHA) foi inversamente relacionada ao LA *strain* e LA-SRa. Os valores de normalidade para os diâmetros e volumes para homens e mulheres podem ser encontrados nas Tabelas 4.6 e 4.7. Os valores normais das análises da função atrial podem ser encontrados na Tabela 4.8.

Tabela 4.6 Diâmetros e volume atrial esquerdo (em homens)

Átrio esquerdo	Valor normal	Aumento discreto	Aumento moderado	Aumento importante
Diâmetro anteroposterior do AE (mm)	30-40	41-46	47-52	≥ 53
Diâmetro do AE/ASC (mm/m²)	15-23	24-26	27-29	≥ 30
Área do AE (cm²)	≤ 20	21-30	31-40	≥ 41
Volume do AE (mL)	18-58	59-68	69-78	≥ 79
Volume atrial esquerdo máximo (sistólico) (mL/m²)*	16–34	35–41	42–48	>48

*Fonte: Lang RM, et al. J Am Soc Echocardiogr. 2015;28,1-39.

Tabela 4.7 Diâmetros e volume atrial esquerdo (em mulheres)

Átrio esquerdo	Valor normal	Aumento discreto	Aumento moderado	Aumento importante
Diâmetro anteroposterior do AE (mm)	27-38	39-42	43-46	> 47
Diâmetro do AE/ASC (mm/m²)	15-23	24-26	27-29	≥ 30
Área do AE (cm²)	≤ 20	21-30	31-40	≥ 41
Volume do AE (mL)	22-52	53-62	63-72	≥ 73
Volume atrial esquerdo máximo (sistólico) (mL/m²)*	16–34	35–41	42–48	>48

*Fonte: Lang RM, et al. J Am Soc Echocardiogr. 2015;28,1-39.

Tabela 4.8 Função atrial esquerda (homens e muheres)			
Átrio esquerdo	Unidade	Valor mínimo	Valor máximo
Fração de ejeção do átrio esquerdo (função de bomba)	%	51	73
Fração de expansão do átrio esquerdo (função de reservatório)	%	73	134
Volume atrial esquerdo máximo (sistólico)*	mL/m²	16	34
Strain rate longitudinal do átrio esquerdo (função de bomba)	s⁻¹	0,91	2,72
Strain longitudinal do átrio esquerdo (função de reservatório)	%	23	47

*Fonte: Lang RM, et al. J Am Soc Echocardiogr. 2015;28,1-39.

Átrio direito

O parâmetro recomendado para avaliar o tamanho do AD é o seu volume calculado usando as técnicas com plano único do somatório dos discos ou área-comprimento no corte apical quatro câmaras realizado adequadamente. O volume indexado do átrio direito é similar aos valores de referência para o átrio esquerdo em indivíduos do sexo masculino (32 mL/m²), mas parece ser discretamente menor em mulheres (27 mL/m²) (Figuras 4.16a, 4.16b, 4.17 e Tabela 4.9).

Tabela 4.9 Valor normal das medidas do átrio direito		
	Feminino	Masculino
Diâmetro em eixo laterolateral (porção média A4C) (cm/m²)	1,9 ± 0,3	1,9 ± 0,3
Diâmetro em eixo craniocaudal (A4C) (cm/m²)	2,5 ± 0,3	2,4 ± 0,3
Volume (mL/m²)	21 ± 6	25 ± 7

Aorta

A aorta pode ser anatomicamente dividida em quatro segmentos: raiz da aorta (que inclui o anel valvar aórtico, as valvas aórticas e o seio de Valsalva), aorta ascendente (começa na junção sinotubular e se estende por cerca de 5 a 6 cm até a origem do tronco braquiocefálico), arco aórtico (começa no tronco braquiocefálico e termina após a origem da artéria subclávia esquerda) e aorta descendente (começa no nível do istmo entre a origem da artéria subclávia esquerda e do ligamento arterioso e cursa anteriormente à coluna vertebral e, em seguida, atravessa o diafragma para o abdome) (Figura 4.18).

De rotina, deve-se descrever o diâmetro da aorta no nível dos seios aórticos e o da aorta ascendente, medidos no final da diástole. Essas medidas devem ser realizadas no plano paraesternal longitudinal, utilizando-se o modo bidimensional, uma

4 QUANTIFICAÇÃO DAS CAVIDADES CARDÍACAS | 103

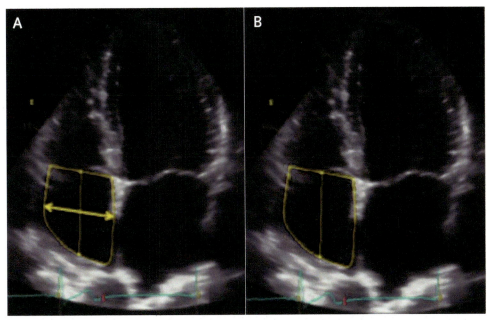

■ **Figura 4.16** A: Medidas lineares guiadas pelo ecocardiograma 2D. B: Medida da área do átrio direito.

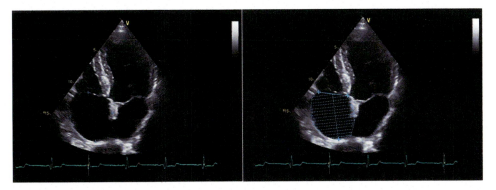

■ **Figura 4.17** Exemplo de medidas lineares e volumétricas do átrio direito em sístole final.

vez que, se realizada pelo modo unidimensional, geralmente resulta em subestimativa do diâmetro da aorta. Adicionalmente, deve-se descrever a medida da via de saída do ventrículo esquerdo e a da junção sinotubular em casos de patologias que afetem a aorta ou a valva aórtica (Figura 4.19).

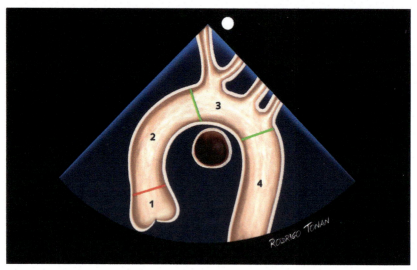

■ **Figura 4.18** A aorta torácica pode ser dividida em quatro segmentos: 1) raiz da aorta; 2) aorta ascendente; 3) arco aórtico; e 4) aorta descendente.

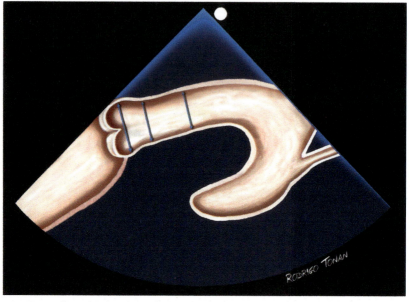

■ **Figura 4.19** Medição dos diâmetros da aorta ascendente: seios aórticos, junção sinotubular e porção proximal da aorta ascendente respectivamente.

As faixas de normalidade podem ser encontradas nas Tabelas 4.2 e 4.3.

O anel aórtico deve ser medido no meio da sístole utilizando os bordos internos. Todas as outras medidas da raiz aórtica (i. e., diâmetro máximo do seio de Valsalva, junção sinotubular, aorta ascendente proximal) devem ser medidos no final da diástole em um plano perpendicular ao eixo longo da aorta utilizando os bordos principais. Medidas dos diâmetros máximos da raiz aórtica e seio de Valsalva devem ser comparados utilizando normogramas para idade e ASC ou com valores calculados por meio de equações alométricas específicas.

Massa ventricular

A massa ventricular é um importante fator de risco e um forte preditor de eventos cardiovasculares.

A ecocardiografia nas suas diferentes modalidades (uni, bi ou tridimensional) pode determinar a massa ventricular esquerda por meio de várias fórmulas e algoritmos matemáticos, os quais se baseiam no mesmo princípio: o volume delimitado pelo epicárdio subtraído pelo volume da cavidade do ventrículo esquerdo é igual ao volume do músculo, multiplicado pela densidade específica do miocárdio, que é 1,05.

Para o cálculo adequado da massa ventricular esquerda, os laudos ecocardiográficos devem conter identificação, idade, sexo, peso, altura e área de superfície corporal do paciente. A área de superfície corporal pode ser calculada pela fórmula de Dubois & Dubois, como se segue:

$$ASC\ (m^2) = (0,0001) \times (71,74) \times [peso\ (kg)]^{0,425} \times [altura\ (cm)]^{0,725}$$

Na prática clínica, os cálculos da massa do ventrículo esquerdo são feitos pelas medidas lineares derivadas do modo unidimensional guiadas pelo 2D ou, mais recentemente, a partir de mensurações lineares diretamente do 2D.

Os primeiros estudos utilizaram o modo unidimensional e baseavam-se na medida diastólica da espessura do septo interventricular, da parede posterior e da dimensão interna do ventrículo esquerdo na diástole. A fórmula do cubo inicialmente proposta por Troy et al. parte do pressuposto de que o VE tem a forma do cubo e determina a massa ventricular em gramas como:

$$\text{Massa do VE} = 1,04 \times (\text{SIV} + \text{DDVE} + \text{PP})^3 - (\text{DDVE})^3$$

Posteriormente, Devereux et al. modificaram a fórmula anterior utilizando a combinação da equação do cubo, com as modificações apresentadas na Convenção de Penn e acrescentando-se um fator de correção subtraindo 13,6 g.

Fórmula de Penn modificada:

$$\text{Massa VE (g)} = [(\text{DDVE} + \text{S} + \text{PP})^3 - (\text{DDVE})^3] \times 1,04 - 13,6 \text{ g}$$

Mais tarde, Devereux et al. realizaram outro estudo e observaram que ambas as fórmulas superestimavam a massa ventricular, sendo então proposta a aplicação de novo fator de correção. Essa fórmula passou a ser indicada pela ASE, e suas medidas podem ser realizadas pelo modo unidimensional ou pelo 2D.

$$\text{Massa VE (g)} = [(\text{DDVE} + \text{S} + \text{PP})^3 - (\text{DDVE})^3] \times 1,04 \times 0,8 + 0,6$$

Essas fórmulas são muito mais acuradas em ventrículos com forma normal e sem alterações da motilidade segmentar, sendo adequadas para a avaliação de pacientes sem grandes distorções da geometria do VE. Além disso, pela elevação ao cubo das medidas lineares, mesmo pequenos erros nessas mensurações são elevados à 3ª potência e podem gerar alterações significativas no resultado do valor da massa.

O índice de massa do ventrículo esquerdo (g/m^2) é calculado corrigindo-se o valor da massa (g) pela área de superfície corpórea (m^2). É considerado normal o índice de massa ventricular menor ou igual a 95 g/m^2 em mulheres e menor ou igual a 115 g/m^2 em homens. Acima desses valores, é considerado que o indivíduo apresenta hipertrofia ventricular.

O tipo de geometria ventricular tem significado e importância clínica em indivíduos hipertensos e, em indivíduos sem essa doença, a descrição de remodelamento concêntrico deve ser evitada. Nos indivíduos hipertensos, o padrão geométrico do ventrículo esquerdo (Figura 4.20) é obtido com base no valor do índice de massa e da espessura relativa de parede (ER) do ventrículo esquerdo, que é calculada por:

$$ER = \frac{2 \times PP}{DDVE}$$

Sendo: ER = espessura relativa de parede; S = septo; PP = parede posterior; DDVE = diâmetro diastólico do ventrículo esquerdo. Valor normal ≤ 0,42.

Em pacientes com cardiomiopatia hipertrófica assimétrica, deve-se descrever o grau de hipertrofia das diferentes paredes e a relação septo/parede inferolateral. Ressalta-se que, nesses indivíduos, a massa ventricular esquerda não deve ser calculada

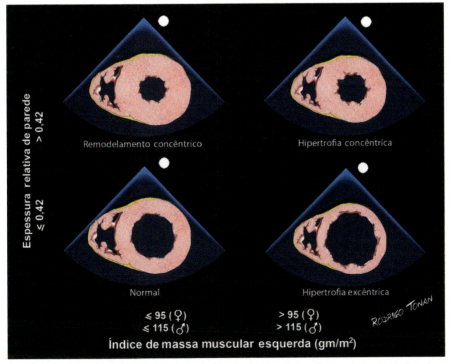

■ **Figura 4.20** Classificação dos vários tipos de hipertrofia miocárdica de acordo com o índice de massa do VE e da espessura relativa de parede. Pacientes com massa ventricular normal podem apresentar remodelamento concêntrico ou geometria normal, enquanto pacientes com aumento da massa apresentam hipertrofia concêntrica ou excêntrica.

a partir das medidas lineares, uma vez que esse cálculo pressupõe o aumento relativamente homogêneo da espessura miocárdica em todas as paredes.

Cálculo da massa pelo método bidimensional

A área de secção transversal do segmento médio do VE é calculada pela planimetria na janela paraesternal eixo curto e o comprimento do ventrículo é medido do ponto médio do anel ao ápice na janela apical de quatro câmaras, sempre utilizando como referência os músculos papilares. A espessura parietal média pode ser calculada pela determinação das áreas epicárdicas e endocárdicas do eixo curto do ventrículo esquerdo ao nível médio cavitário. A diferença entre essas duas áreas representa a área miocárdica. Assim, delimita-se o epicárdio para obter a área total (A1) e o endocárdio para obter a área da cavidade (A2). A área do miocárdio (AM) é computada como a diferença:

$$AM = A1 - A2.$$

Assumindo uma área circular, o raio é calculado:

$$b = A2/\pi$$

e, desse resultado, deriva-se a espessura média da parede:

$$t = A1/\pi\,(- b)$$

A massa ventricular esquerda pode, então, ser calculada pelas seguintes fórmulas:

Área-comprimento
$$1,05 \times \{[5/6\ A1\ (a + d + t)] - [5/6\ A2\ (a + d)]\}$$

Elipsoide truncado

$1,05 \times \{(b+t)^2 [2/3 (a+1) + d - d^3/3(a+t)^2] - b^2 [2/3\, a + d - d^3/3a^2]\}$

Em que a é o comprimento do maior raio no eixo curto em direção ao ápice, b é o raio do eixo curto (calculado a partir da área da cavidade do eixo curto) e d é o maior eixo truncado do maior diâmetro pelo eixo curto no plano do anel valvar mitral. A Figura 4.21 mostra os planos de imagem ecocardiográficos utilizados para derivar as medidas que serão inseridas nas fórmulas de área-comprimento ou elipsoide truncado, para o cálculo da massa do VE pelo modo 2D.

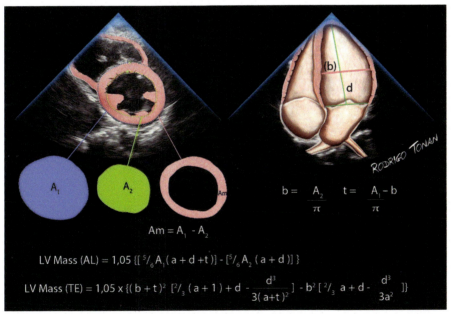

■ **Figura 4.21** Dois métodos para estimar a massa de VE com base nas fórmulas de área-comprimento (AL) ou elipsoide truncado (TE), a partir do eixo curto (à esquerda) e apical de quatro câmaras (à direita), no final da diástole. A1: área total do VE; A2: área da cavidade do VE; Am: área do miocárdio – a é o comprimento do maior raio no eixo curto em direção ao ápice, b é o raio do eixo curto (calculado a partir da área da cavidade do eixo curto), e d é o maior eixo truncado do maior diâmetro pelo eixo curto no plano do anel valvar mitral e t é a espessura parietal média[3].

Cálculo da massa pelo método tridimensional

É a única técnica que mede o volume miocárdico diretamente sem ser afetada pela geometria, independentemente do formato do VE e da distribuição da espessura da parede.

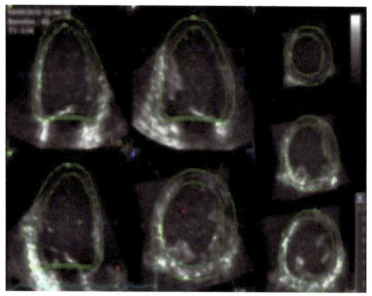

■ **Figura 4.22** Massa do ventrículo esquerdo pelo 3D.

Fontes consultadas

1. Appleton CP. Hemodynamic determinants of Doppler pulmonary venous flow velocity components: new insights from studies in lightly sedated normal dogs. J Am Coll Cardiol. 1997;30:1562-74.
2. Barnes ME, Miyasaka Y, Seward JB, Gersh BJ, Rosales AG, Bailey KR, et al. Left atrial volume in the prediction of first ischemic stroke in an elderly cohort without atrial fibrillation. Mayo Clin Proc. 2004;79:1008-14.
3. Beinart R, Boyko V, Schwammenthal E, Kuperstein R, Sagie A, Hod H, et al. Long-term prognostic significance of left atrial volume in acute myocardial infarction. J Am Coll Cardiol. 2004;44:327-34.
4. Castello R, Pearson AC, Lenzen P, Labovitz AJ. Evaluation of pulmonary venous flow by transesophageal echocardiography in subjects with a normal heart: comparison with transthoracic echocardiography. J Am Coll Cardiol. 1991;18:65-71.
5. Chen YT, Kan MN, Lee AY, Chen JS, Chiang BN. Pulmonary venous flow: its relationship to left atrial and mitral valve motion. J Am Soc Echocardiogr. 1993;6:387-94.
6. Devereux RB, Alonso DR, Lutas EM, Gottlieb GJ, Campo E, Lachs I, et al. Echocardiography assessment of left ventricular hypertrophy: comparison to necropsy findings. Am J Cardiol.1986;57:450-8.
7. Devereux RB, Reichek N. Echocardiographic determination of left ventricular mass in man: anatomic validation of the method. Circulation. 1977;55:613-8.

8. Foale R, Nihoyannopoulos P, McKenna W, Kleinebenne A, Nadazdin A, Rowland E, et al. Echocardiographic measurement of the normal adult right ventricle. Br Heart J. 1986;56:33-44.
9. Himelman RB, Cassidy MM, Landzberg JS, Schiller NB. Reproducibility of quantitative two-dimensional echocardiography. Am Heart J. 1988;115:425-31.
10. Hirata T, Wolfe SB, Popp RL, Helmen CH, Feigenbaum H. Estimation of left atrial size using ultrasound. Am Heart J. 1969;78:43-52.
11. Ilercil A, O'Grady MJ, Roman MJ, Paranicas M, Lee ET, Welty TK, et al. Reference values for echocardiographic measurements in urban and rural populations of differing ethnicity: the Strong Heart Study. J Am Soc Echocardiogr. 2001;14:601-11.
12. Khankirawatana B, Khankirawatana S, Porter T. How should left atrial size be reported? Comparative assessment with use of multiple echocardiographic methods. Am Heart J. 2004;147:369-74.
13. Kircher B, Abbott JA, Pau S, Gould RG, Himelman RB, Higgins CB, et al. Left atrial volume determination by biplane two-dimensional echocardiography: validation by cine computed tomography. Am Heart J. 1991;121:864-71.
14. Lang RM, Badano LP, Mor-Avi V, et al. Cardiac chamber quantification by echocardiography in adults: an update from the American Society of Echocardiography and the European Association of Cardiovascular Imaging. J Am Soc Echocardiogr. 2015;28:1-39.
15. Lang RM, Bierig M, Devereux RB, Flachskampf FA, Foster E, Pellikka PA, et al. ASE Committee Recommendations. Recommendations for chamber quantification: a report from the American Society of Echocardiography's Guidelines and Standards Committee and the Chamber Quantification Writing Group, developed in conjunction with the European Association of Echocardiography, a branch of the European Society of Cardiology. J Am Soc Echocardiogr. 2005;18:1440-63.
16. Lemire F, Tajik AJ, Hagler DJ. Asymmetric left atrial enlargement; an echocardiographic observation. Chest. 1976;69:779-81.
17. Lester SJ, Ryan EW, Schiller NB, Foster E. Best method in clinical practice and in research studies to determine left atrial size. Am J Cardiol. 1999;84:829-32.
18. Manning WJ, Leeman DE, Gotch PJ, Come PC. Pulsed Doppler evaluation of atrial mechanical function after electrical cardioversion of atrial fibrillation. J Am Coll Cardiol. 1989;13:617-23.
19. Morris D, Takeuchi M, Krisper M, Kohncke C, Bekfani T, Carstensen T, et al. Normal values and clinical relevance of left atrial myocardial function analysed by speckle tracking echocardiography: multicentre study. Eur Heart J Cardiovasc Img. 2015;16:364-72.
20. Poutanen T, Jokinen E, Sairanen H, Tikanoja T. Left atrial and left ventricular function in healthy children and young adults assessed by three dimensional echocardiography. Heart. 2003;89:544-9.
21. Prioli A, Marino P, Lanzoni L, Zardini P. Increasing degrees of left ventricular filling impairment modulate left atrial function in humans. Am J Cardiol. 1998;82:756-61.
22. Pritchett AM, Jacobsen SJ, Mahoney DW, Rodeheffer RJ, Bailey KR, Redfield MM. Left atrial volume as an index of left atrial size: apopulation-based study. J Am Coll Cardiol. 2003;41:1036-43.
23. Rodevan O, Bjornerheim R, Ljosland M, Maehle J, Smith HJ, Ihlen H. Left atrial volumes assessed by three and two-dimensional echocardiography compared to MRI estimates. Int J Card Imaging. 1999;15:397-410.
24. Roman MJ, Devereux RB, Kramer-Fox R, O'Loughlin J. Two-dimensional echocardiographic aortic root dimensions in normal children and adults. Am J Cardiol. 1989;64:507-12.
25. Sabharwal N, Cemin R, Rajan K, Hickman M, Lahiri A, Senior R. Usefulness of left atrial volume as a predictor of mortality in patients with ischemic cardiomyopathy. Am J Cardiol. 2004;94:760-3.
26. Sahn DJ, DeMaria A, Kisslo J, Weyman A. Recommendations regarding quantitation in M-mode echocardiography: results of asurvey of echocardiographic measurements. Circulation. 1978;58:1072-83.
27. Schabelman S, Schiller N, Anschuetz R, Silverman N, Glantz S. Comparison of four two-dimensional echocardiographic views for measuring left atrial size (abstr). Am J Cardiol. 1978;41:391.

28. Smiseth OA, Thompson CR, Lohavanichbutr K, Ling H, Abel JG, Miyagishima RT, et al. The pulmonary venous systolic flow pulse: its origin and relationship to left atrial pressure. J Am Coll Cardiol. 1999;34:802-9.

29. Takemoto Y, Barnes ME, Seward JB, Lester SJ, Appleton CA, Gersh BJ, et al. Usefulness of left atrial volume in predicting first congestive heart failure in patients 65 years of age with well-preserved left ventricular systolic function. Am J Cardiol. 2005;96:832-6.

30. Thomas L, Levett K, Boyd A, Leung DY, Schiller NB, Ross DL. Compensatory changes in atrial volumes with normal aging: is atrial enlargement inevitable? J Am Coll Cardiol. 2002;40:1630-5.

31. Troy BL, Pombo J, Rackley CE. Measurement of left ventricular wall thicknessand mass by echocardiography. Circulation. 1972;45:602-11.

32. Tsang TS, Barnes ME, Gersh BJ, Bailey KR, Seward JB. Left atrial volume as a morphophysiologic expression of left ventricular diastolic dysfunction and relation to cardiovascular risk burden. Am J Cardiol. 2002;90:1284-9.

5

Volumes ventriculares e função sistólica

"Se você quer descobrir os segredos do universo, pense
em termos de energia, frequência e vibração"

Nikola Tesla
(1856-1943)

A avaliação da função sistólica ventricular é uma das aplicações mais importantes da ecocardiografia, de forma que, mesmo quando não é o foco do exame, desempenha papel essencial no estudo. Permanece como um forte preditor de desfechos clínicos nas diferentes doenças cardiovasculares e pode ser avaliada tanto pela análise qualitativa como quantitativa. Nesse contexto, a integração dos dados obtidos pela estimativa visual da função global e regional, os valores quantitativos dos volumes ventriculares e da fração de ejeção mediante a delimitação de bordas do endocárdio e os diferentes índices ecodopplercardiográficos da fase de ejeção constituem, em seu conjunto, ferramentas valiosas para analisar os volumes e a função sistólica de forma não invasiva.

Volume e função sistólica do ventrículo esquerdo

A função sistólica reflete a interação do coração, dos vasos sanguíneos, da volemia e das pressões. Estes interagem para determinar o encurtamento das fibras miocárdicas durante a sístole, a magnitude do engrossamento sistólico parietal e o volume ventricular através do ciclo cardíaco. Além disso, a função sistólica depende da interação da pré-carga, pós-carga, frequência cardíaca, inotropismo e sinergia de contração. Ela pode estar alterada por mudanças nas condições de carga (pré ou pós-carga), por afecções estruturais nas valvas cardíacas ou pericárdio, podendo influenciar no enchimento e na ejeção do ventrículo esquerdo.

Os volumes e a função ventricular esquerda são parâmetros frequentemente utilizados na prática clínica. A estimativa visual da função ventricular esquerda é realizada rotineiramente, sendo essa avaliação dependente da experiência do ecocardiografista e podendo apresentar variabilidades intra e interobservador significativas.

No entanto, dados da literatura sugerem que a fração de ejeção (FE) estimada visualmente ao ecocardiograma tem correlação linear com o método padrão-ouro (ventriculografia radioisotópica). Portanto, ela deve ser regularmente comparada com medidas quantitativas, em especial, quando a avaliação qualitativa em diferentes planos ecocardiográficos sugerem diferentes graus de disfunção ventricular.

Quantitativamente, a função sistólica pode ser calculada pelo modo 2D (bidimensional), utilizando cálculo de volumes, e pelo Doppler. O cálculo pelo modo unidimensional (modo M), apesar de ser de fácil realização, não deve mais ser utilizado para este propósito.

Como método qualitativo podemos citar o modo unidimensional, a distância entre a mobilidade da cúspide anterior da valva mitral e a mobilidade posterior máxima do septo ventricular (distância E-septo) que é considerada normal se ≤ 7 mm. Essa distância aumenta à medida que diminui a fração de ejeção provavelmente pelo efeito do remodelamento da cavidade com o aumento dos volumes ventriculares. Se a distância for maior que 20 mm, pode-se inferir que a fração de ejeção em geral é menor do que 30%. Entretanto, não se pode aplicar quando existem insuficiência aórtica, alteração diastólica significativa, estenose mitral ou prótese mitral (Figura 5.1).

Outro parâmetro qualitativo é o grau da mobilidade anteroposterior da raiz da aorta, pois quando existe disfunção sistólica do ventrículo esquerdo, produz-se uma redução do volume ejetado, por baixo débito cardíaco, que é observada como redução da mobilidade anteroposterior da raiz da aorta.

O método de cálculo bidimensional utilizando volumes é menos sujeito a erros de deformação geométrica e é realizado pelo método de Simpson. Como o cálculo dos volumes ventriculares requer o traçado manual das bordas endocárdicas, é importante que uma boa qualidade de imagem seja obtida para medidas precisas. Caso

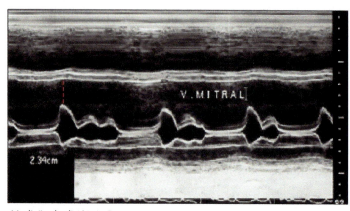

■ **Figura 5.1** Medição da distância E-septo.

a qualidade seja inadequada para o uso do método de Simpson, recomenda-se fazer uma análise subjetiva da FE, devendo ser citado no laudo ecocardiográfico final que foi estimada visualmente. Outra solução pode ser encontrada com o uso de contraste ecocardiográfico para se delinear as bordas endocárdicas adequadamente.

Existem diferentes formas de se calcular os volumes sistólico e diastólico do ventrículo esquerdo e cada uma delas deve ser usada em circunstâncias específicas.

Fórmula do cubo

Também conhecido como método de Pombo[1]. Nesta, os volumes são calculados simplesmente pela elevação dos diâmetros ao cubo. De acordo com as mais recentes diretrizes, não deve ser utilizada.

Fórmula de Teichholz

É uma fórmula corrigida para o cálculo do volume ventricular da fórmula do cubo, que pode ser utilizada quando ocorre aumento das dimensões intracavitárias do ventrículo, porém sem alteração da contratilidade segmentar. O coração perde a forma elipsoide e assume um formato mais esférico. Para seu uso adequado, o ventrículo esquerdo deve estar perpendicular ao feixe de modo unidimensional. O volume ventricular é determinado por:

$$V\ (mL) = \frac{7 \times D^3}{2,4 + D}$$

Em que V: volume; D: diâmetro. A partir dos valores de volumes diastólico e sistólico, a fração de ejeção é calculada por:

$$FE = \frac{VDF - VSF}{VDF}$$

Em que VDF: volume diastólico final; VSF: volume sistólico final.

Fração de encurtamento ou delta d (Δd%)

Representa a redução percentual do diâmetro da cavidade do ventrículo esquerdo durante a ejeção ventricular máxima, e é calculada por:

$$\text{Delta D (\%)} = \frac{\text{DDVE} - \text{DSVE} \times 100}{\text{DDVE}}$$

Pode-se avaliar também a fração de ejeção utilizando a fração de encurtamento, entretanto, por conta de ser limitada em pacientes com ventrículos de forma anormal, como após o infarto, com aneurismas, cardiomiopatias hipertróficas e chagásica, seu uso deve ser limitado somente a ventrículos com forma normal e é calculada por:

$$\text{FE} = 1,3 \times \text{delta D(\%)} + 25$$

Método de Simpson

Nesse método, os volumes ventriculares são medidos a partir de imagens de planos apicais ortogonais (de quatro e de duas câmaras), e o ventrículo esquerdo é dividido em vários cilindros de alturas semelhantes (Figura 5.2).

A fração de ejeção é calculada para cada cilindro e a média total das frações isoladas de cada um representa a fração de ejeção global. É o método mais adequado, juntamente com a ecocardiografia tridimensional.

A Tabela 5.1 demonstra os valores normais e de disfunção sistólica do ventrículo esquerdo.

Tabela 5.1 Parâmetros para avaliação da função sistólica do ventrículo esquerdo

	Valor normal	Discretamente anormal	Moderadamente anormal	Diminuição importante
FE VE (%) (H)	≥ 52	41-51	30-40	< 30
FE VE (%) (M)	≥ 54	41-53	30-40	< 30
Fração de encurtamento VE (%) (H)	27-45	22-26	17-21	≤ 16
Fração de encurtamento VE (%) (M)	25-43	20-24	15-19	≤ 14

VE: ventrículo esquerdo; H: homens; M: mulheres.

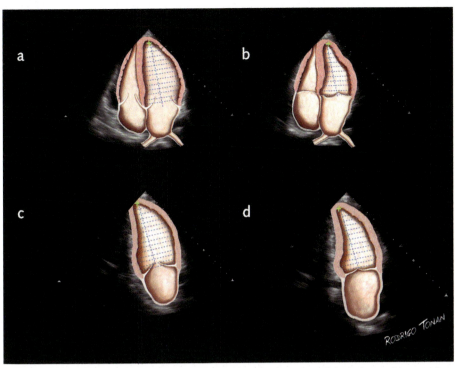

Figura 5.2 Esquema representativo do método de Simpson para a medida da fração de ejeção do ventrículo esquerdo. a: Apical quatro câmaras em diástole; b: apical quatro câmaras em sístole; c: apical duas câmaras em diástole; d: apical duas câmaras em sístole.

Indiretamente, por medidas derivadas do Doppler, a função sistólica ventricular também pode ser determinada pelos seguintes métodos:

- Cálculo do volume sistólico e débito cardíaco;
- dP/dT do ventrículo esquerdo medida pelo jato de insuficiência mitral;
- Índice de performance miocárdica (IPM) do ventrículo esquerdo ou índice de Tei.

A dP/dT ou contração isovolúmica VE é um cálculo não invasivo de pressão/tempo e representa uma medida indireta da contratilidade miocárdica. Valores de dP/dT maiores que 1.200 mmHg/s indicam função sistólica preservada, quando menores que 1.000 mmHg/s mostram disfunção ventricular e, quando menores que 450 mmHg/s, disfunção ventricular grave e de mau prognóstico. Tal método não deve ser aplicado na insuficiência mitral aguda, quando a complacência atrial esquerda está muito reduzida. O IPM deve ser medido preferencialmente pelo Doppler tecidual. É um índice que avalia de forma não geométrica a função global ventricular (sistodiastólica). Quanto maior o tempo de contração e de relaxamento isovolumétrico e quanto menor o tempo de ejeção, maior o IPM e, portanto, pior a função sistodiastólica do ventrículo esquerdo. A faixa normal relatada é menor que 0,42. Valores acima desta faixa são considerados anormais e têm se demonstrado de grande valia na estratificação do risco e do grau de disfunção ventricular.

Recomenda-se que o cálculo da função sistólica ventricular deva ser considerado com critérios obtidos a partir de várias medidas e por múltiplos métodos.

Função sistólica segmentar

Para análise da função sistólica segmentar, é adotado o sistema de segmentação recomendado pela American Heart Association, que envolve comitês da sociedade americana de ecocardiografia, tomografia cardíaca, ressonância cardíaca e medicina nuclear. O ventrículo esquerdo é dividido em dezessete segmentos (Figura 5.3).

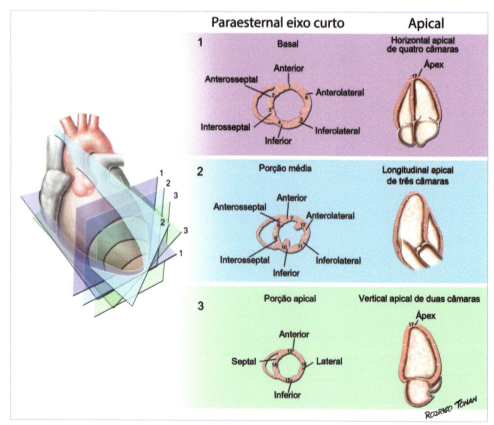

■ **Figura 5.3** Esquema de cortes ecocardiográficos com os 17 segmentos sugeridos pelo Cardiac Imaging Committee of the Council oClinical Cardiology of the AmericaHeart Associatiocom participação da AmericaSociety of Echocardiography.

Para isso, cada parede é dividida em três segmentos (basal, médio e apical), com os seguintes pontos de referência: basal (do anel mitral às extremidades dos papilares); médio (segmento que inclui a extensão dos papilares); apical (após as inserções dos papilares até o final da cavidade). O segmento dezessete corresponde à região do miocárdio, localizada na porção mais apical do ventrículo esquerdo.

A distribuição arterial varia entre os pacientes e a típica irrigação em territórios da artéria coronária direita (ACD), da artéria descendente anterior (ADA) e da artéria circunflexa (ACX) pode ser sobreposta de acordo com a Figura 5.4.

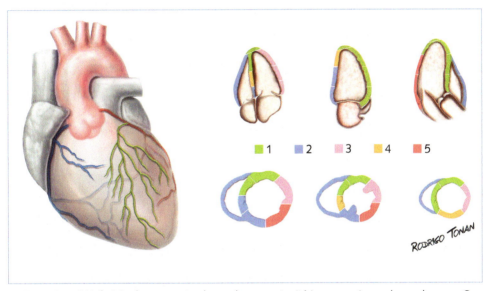

■ **Figura 5.4** Distribuição dos segmentos de acordo com os territórios coronarianos, de acordo com o Cardiac Imaging Committee of the Council oClinical Cardiology of the AmericaHeart Associatiocom participação da AmericaSociety of Echocardiography. 1: artéria coronária interventricular anterior; 2: artéria coronária direita; 3: artéria coronária circunflexa; 4: artérias interventricular anterior ou coronária direita; 5: artéria coronária direita ou artéria coronária circunflexa.

Recomenda-se que cada segmento seja analisado individualmente e pontuado conforme o escore de mobilidade parietal e espessamento sistólico. Idealmente, a função de cada segmento deve ser avaliada em múltiplas incidências. É reconhecido que a ecocardiografia pode superestimar a gravidade da isquemia ou o tamanho do infarto do miocárdio, visto que a análise de mobilidade de determinado segmento pode ser afetada pela mobilidade do segmento adjacente e por condições de atordoamento miocárdico ou de carga. O escore de mobilidade parietal é derivado da soma de todos os escores dividido pelo número de segmentos visibilizados e serve, portanto, de valor tanto diagnóstico como prognóstico nas doenças isquêmicas do coração, que são assim classificadas:

Segmentos normais ou hipercinéticos	Escore = 1
Segmentos hipocinéticos	Escore = 2
Segmentos acinéticos	Escore = 3
Segmentos discinéticos, ou seja, com movimento sistólico paradoxal	Escore = 4

O escore de mobilidade fornece um dado útil sobre a função sistólica global do ventrículo esquerdo. A função ventricular esquerda pode ser assim estimada por meio do Índice do Escore de Mobilidade de Parede:

Normal	Escore = 1
Disfunção discreta	Escore > 1 e ≤ 1,6
Disfunção moderada	Escore > 1,6 a < 2,0
Disfunção importante	Escore ≥ 2,0

Embora anormalidades de movimentação parietal no repouso possam não ser detectadas quando o diâmetro da estenose luminal não exceder 85%, com o exercício, lesões coronárias de 50% podem resultar em disfunção regional. Deve-se lembrar, acima de tudo, de que anormalidades de mobilidade regional podem ocorrer na ausência de doença arterial coronária, miocardite, sarcoidose e síndrome de *takotsubo*. Também movimentação anormal como do septo interventricular pós-cirurgia cardíaca, pode haver bloqueio de ramo esquerdo, estimulação epicárdica do ventrículo direito assim como disfunção do VD por sobrecarga de pressão ou volume. Além disso alguns distúrbios de condução podem causar alterações de contratilidade regional na ausência de disfunção miocárdica primária.

Como esta disfunção regional ocorre em decorrência da sequência de ativação anormal do miocárdio, que causa condições de sobrecarga e remodelamento. O ideal seria que a sequência temporal de ativação/movimentação sejam descritas. Padrões característicos de movimentação que resultam de sequências anormais de ativação anormal, como balanço do septo (*"beaking"*, *"flash"*) ou o movimento apical lateral durante a sístole no bloqueio de ramo esquerdo (*"apical rocking"*) devem ser relatados.

Volume e função sistólica do ventrículo direito

A quantificação dos volumes e da função sistólica do ventrículo direito merece atenção em decorrência da complexa geometria dessa câmara e da falta de métodos padronizados para sua avaliação, sendo, na prática clínica, muitas vezes estimada qualitativamente.

Na sístole, o sangue é ejetado do ventrículo direito por meio do encurtamento da parede livre com o deslocamento do anel da valva tricúspide em direção ao ápice e pelo movimento da parede livre em direção ao septo. Vários parâmetros ecocardiográficos têm sido utilizados para a avaliação da função sistólica e estão demonstrados na Tabela 5.2.

Para a análise qualitativa, é fundamental que todos os planos ecocardiográficos disponíveis sejam utilizados.

Tabela 5.2 Valores normais para parâmetros da função ventricular direita

Parâmetro	Média e desvio padrão	Valores de normalidade
TAPSE (mm)	24 ± 3,5	≥ 17
Onda S do Doppler tecidual (cm/s)	14,1 ± 2,3	≥ 9,5
Onda S do Doppler tecidual colorido (cm/s)	9,7 ± 1,85	≥ 6,0
Mudança fracional de área (%)	49 ± 7	≥ 35
Strain parede livre do VD* (%)	−29 ± 4,5	≤ −20 (< 20 em magnitude com sinal negativo)
FEVD pelo 3D (%)	58 ± 6,5	≥ 45
IPM pelo Doppler pulsátil	0,26 ± 0,085	≤ 0,43
IMP pelo Doppler tecidual	0,38 ± 0,08	≤ 0,54

No plano apical de quatro câmaras (Figura 5.5), focando a cavidade ventricular direita, assim como no plano de quatro câmaras modificado, a parede livre é bem visualizada. Com inclinação anterior do transdutor, obtém-se o plano apical de cinco câmaras e a análise da parede anterolateral (Figura 5.6). A inclinação posterior do transdutor possibilita a visualização da parede posterolateral do ventrículo direito (Figura 5.7).

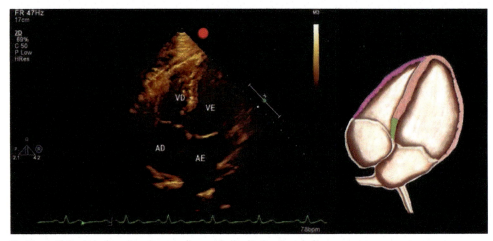

■ **Figura 5.5** Apical quatro câmaras do ventrículo direito. Parede livre.

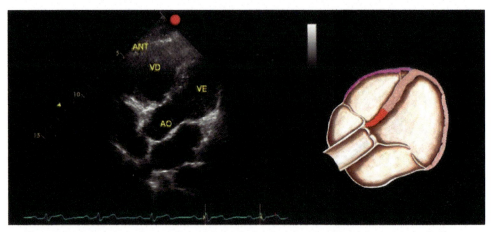

■ **Figura 5.6** Apical cinco câmaras do ventrículo direito. Parede anterolateral do ventrículo direito.

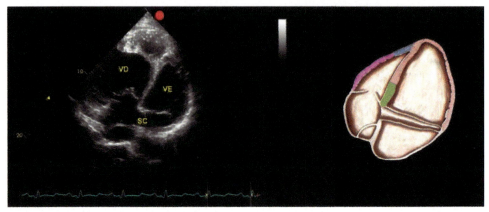

■ **Figura 5.7** Apical quatro câmaras com inclinação posterior do ventrículo direito. Parede posterolateral do ventrículo direito.

No plano paraesternal longitudinal demonstrando a via de entrada do ventrículo direito, analisa-se a contratilidade da parede anterior e inferior (Figura 5.8). O plano paraesternal eixo curto, incluindo a bifurcação das artérias pulmonares, deve ser incluído para realizar a análise dos segmentos proximal e distal da via de saída (Figura 5.9).

A mudança fracional da área, medida no plano apical quatro câmaras, é um método simples para avaliar a função sistólica do ventrículo direito (Figura 5.10). Esse método apresenta boa correlação com a FE medida pela ressonância magnética e tem sido relacionado com o prognóstico. Deve-se salientar que em pacientes com dilatação importante do ventrículo direito ou fração de ejeção muito reduzida, nos

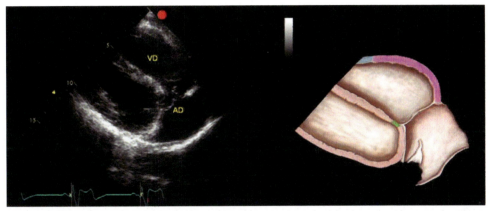

■ **Figura 5.8** Paraesternal longitudinal da via de entrada do ventrículo direito. Parede anterior e inferior do ventrículo direito.

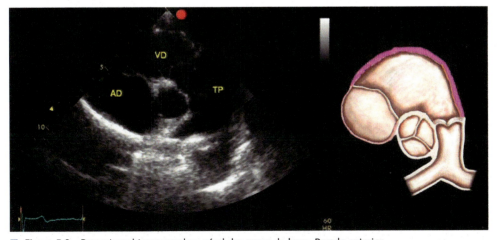

■ **Figura 5.9** Paraesternal transversal no nível dos vasos da base. Parede anterior.

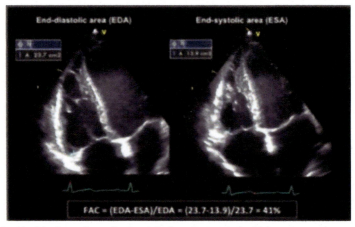

■ **Figura 5.10** Medida da mudança fracional de área do ventrículo direito.

quais o grau de encurtamento das fibras no sentido transverso é reduzido, esse índice é pouco fidedigno.

Os valores de normalidade para disfunção ventricular discreta, moderada e importante encontram-se na Tabela 5.3.

Tabela 5.3 Valores de referência da mudança fracional de área do ventrículo direito (FAC%)				
	Normal	Redução discreta	Redução moderada	Redução importante
Mudança fracional da área do VD (%)	35-60	25-34	18-24	≤ 17

O deslocamento do anel da valva tricúspide em direção ao ápice (TAPSE) é um parâmetro de avaliação da função sistólica, partindo do princípio de que a ejeção ventricular direita ocorre principalmente pela contração das paredes no eixo longitudinal, deslocando normalmente o anel tricúspide em direção ao ápex em 1,7 a 2,0 cm. Uma excursão anular menor que 1,5 cm tem sido associada a pior prognóstico em uma variedade de doenças cardiovasculares[4]. É um método simples e rápido, é pouco influenciado pela geometria ventricular e pela qualidade de aquisição da imagem, porém é dependente do ângulo e pode ser dependente das condições de carga. Para melhora da qualidade da imagem, sugere-se a diminuição do ganho, para eliminar sinais incorretos de áreas ao redor do anel tricúspide, e a aquisição do traçado no modo unidimensional com velocidades variando de 75 a 100 mm/s, que deve ser realizada em apneia porque é influenciada pela respiração. Esse método analisa o deslocamento longitudinal de um segmento único em uma complexa estrutura tridimensional, refletindo a função regional e não global do ventrículo direito (Figura 5.11).

A função sistólica também pode ser avaliada pelo IPM do ventrículo direito (índice de Tei).

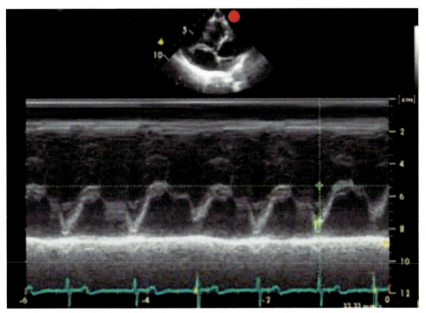

■ **Figura 5.11** Deslocamento do anel tricúspide (*tricuspid annular plane systolic excursion – TAPSE*).

Esse índice pode ser obtido por meio de dois métodos: Doppler pulsátil e Doppler tecidual. O valor de referência no limite superior é 0,43 no Doppler pulsátil e 0,54 no Doppler tecidual (Figuras 5.12 e 5.13). Um IPM aumentado é um marcador sensível e específico de hipertensão pulmonar e disfunção ventricular direita e também parece oferecer informações prognósticas.

As Tabelas 5.2 e 5.3 demonstram os valores normais e de disfunção sistólica do ventrículo direito.

A velocidade da onda sistólica pelo Doppler tecidual é um método que avalia as velocidades teciduais na base do ventrículo direito e representa a integral da velocidade de encurtamento miocárdico da base para o ápice e, portanto, tem o objetivo de realizar a análise regional da função sistólica, com a desvantagem das condições de pré e pós-carga e do ângulo. O valor normal é maior ou igual do que 9,5 cm/s no Doppler tecidual pulsátil e maior do que 6 cm/s na modalidade de Doppler tecidual em cores (Figuras 5.14 e 5.15).

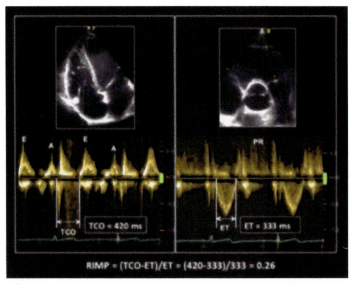

■ **Figura 5.12** Índice de performance miocárdica do ventrículo direito – avaliação pelo Doppler pulsado.

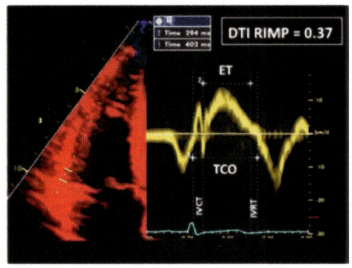

■ **Figura 5.13** Índice de performance miocárdica do ventrículo direito (IPVD) – avaliação pelo Doppler tecidual.

A aceleração miocárdica durante a contração isovolumétrica é um índice de avaliação da função contrátil derivado do Doppler tecidual que apresenta a vantagem de ser relativamente independente de mudanças agudas nas condições de carga e da geometria ventricular e a desvantagem da dependência do ângulo. É definida como o pico da velocidade miocárdica isovolumétrica dividida pelo tempo de duração do

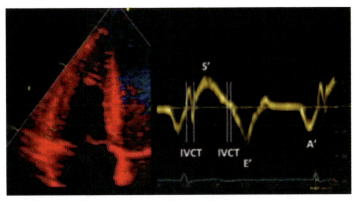

■ **Figura 5.14** Onda S avaliada pelo Doppler tecidual pulsátil.

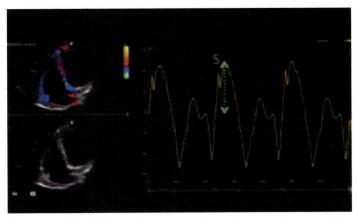

■ **Figura 5.15** Onda S avaliada pelo Doppler tecidual colorido.

pico da velocidade (Figura 5.16). O menor valor de referência obtido por meio do Doppler tecidual pulsátil é de 2,2 m/s, porém, por causa da ampla variabilidade no intervalo de confiança observado em vários estudos, ainda não há valor de referência recomendado.

A ecocardiografia tridimensional é considerada o método ideal para estimativa dos volumes ventriculares e a fração de ejeção do ventrículo direito e sua acurácia e reprodutibilidade são maiores que a obtida com ecocardiograma bidimensional (Tabela 5.2).

Novos métodos na avaliação da função sistólica ventricular

Atualmente, as medidas volumétricas se tornaram mais precisas com o uso das imagens harmônicas e de contraste. Estas, em associação, aumentam a precisão da

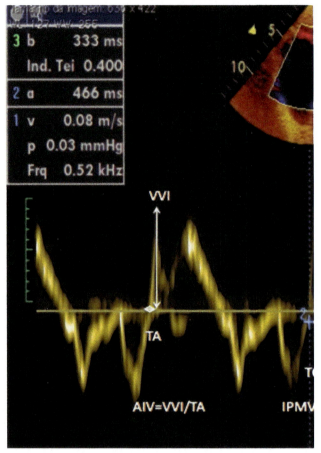

■ **Figura 5.16** Aceleração miocárdica da contração isovolumétrica do Doppler tecidual do ventrículo direito.

avaliação da função sistólica ventricular por meio de ganhos no delineamento de bordos endocárdicos. Outra ferramenta disponível na avaliação da geometria ventricular é a análise volumétrica precisa do ecocardiograma 3D. Novas técnicas muito promissoras na avaliação da mecânica cardíaca e da sua função são: a documentação do deslocamento de pontos brilhantes (*speckle tracking*) e da rotação e torção (*twist*) cardíaca.

Speckle tracking

Conceitos básicos e parâmetros para aquisição das imagens

O emprego de novas tecnologias terapêuticas em cardiologia trouxe não apenas um aumento na expectativa de vida, como também criou a necessidade do desenvolvimento de novas ferramentas que, além de tornar os diagnósticos mais acurados, podem também detectar precocemente as alterações que ocorrem nas diversas doenças. Nesse contexto surgiu o uso do *speckle tracking* em ecocardiografia.

Os *speckles* (do inglês, "pequenos pontos ou pequenas marcas") foram descritos pela primeira vez por Burckhardt[8] como estruturas granulares formadas por inúmeros pontos diminutos, resultantes das interfaces existentes nos tecidos (p. ex., a transição entre um vaso e um músculo) e que refletem os ecos de maneira difusa. Esses pontos são tão pequenos e numerosos que, em uma unidade de resolução do ultrassom encontram-se agrupados diversos deles, fazendo com que os ecos refletidos em várias direções interfiram uns com os outros de forma construtiva ou destrutiva, dependendo da amplitude das ondas resultantes (Figura 5.17).

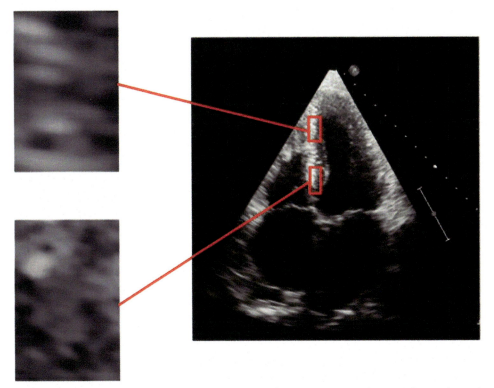

■ **Figura 5.17** Padrão ecocardiográfico característico conferido a cada região do miocárdio, resultante da interferência construtiva ou destrutiva dos ecos refletidos segundo a disposição dos *speckles*.

Como os *speckles* são temporalmente estáveis e formam padrões únicos para cada região de interesse, a partir do rastreamento (*tracking*) desses pontos, ao longo do ciclo cardíaco, por *software* dedicado, é possível o estudo da deformação miocárdica ao longo do ciclo cardíaco, por meio da ferramenta conhecida como *speckle tracking echocardiography* (STE).

Deformação cardíaca – conceitos gerais

Em termos gerais, existem duas possibilidades de deformação de um objeto, a partir de seu comprimento original (L_0): alongamento e encurtamento (Figura 5.18). O *strain* (ou deformação) desse objeto é designado pela letra grega ε (épsilon) e pode ser expresso pela fórmula:

$$\varepsilon = \frac{L - L_0}{L_0}\%$$

Em que ε = *strain*
L_0 = comprimento inicial
L = comprimento final

A partir do *strain*, o *software* dedicado deriva a análise do *strain rate*, ou velocidade na qual o *strain* ocorre.

Estudo da mecânica cardíaca pelo *speckle tracking*

Por serem os *speckles* identificados na escala de cinza da ecocardiografia convencional, a ferramenta é independente do ângulo de incidência do ultrassom, ao con-

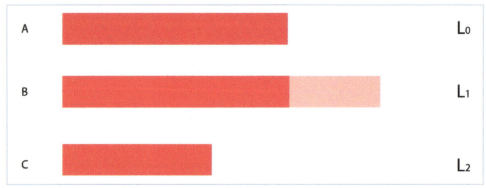

■ **Figura 5.18** Deformação de um objeto unidimensional a partir de um comprimento inicial L_0 (A), passando a um comprimento final L_2 sofrendo alongamento (L_1 – B) ou encurtamento (L_2 – C)[11].

trário do Doppler, e portanto permite o estudo da deformação miocárdica nos planos longitudinal (a partir dos planos apicais), radial e circunferencial (a partir do plano transversal).

Tendo sempre em mente que a deformação é a diferença entre dois comprimentos de um mesmo objeto num determinado período de tempo, o *strain* sistólico radial possui sempre valores positivos, pois reproduz o espessamento miocárdico, de modo que os pontos se afastam e o comprimento final é maior que o inicial (Figura 5.19a). Já o *strain* sistólico longitudinal e circunferencial é representado com valores negativos, uma vez que, considerando-se esses planos nessa fase do ciclo, ocorre a aproximação entre os pontos, fazendo com que o comprimento final seja menor do que o inicial (Figuras 5.19b e 5.19c).

Tanto o *strain* quanto o SR estão sujeitos a alterações na carga; entretanto, conforme demonstraram Weidemann e colaboradores[12], a deformação miocárdica é determinada principalmente por alterações no volume sistólico (ou seja, está mais relacionada à fração de ejeção do ventrículo esquerdo, pois é mais dependente da carga), enquanto a velocidade de deformação é influenciada também pelo estado inotrópico, o que significa que se correlaciona com a contratilidade miocárdica.

Torção cardíaca

A partir da deformação circunferencial da base e do ápice cardíacos, pode-se derivar o estudo da torção do ventrículo esquerdo.

A torção ocorre a partir da rotação das fibras ventriculares esquerdas dispostas obliquamente e em direções opostas: no sentido de mão esquerda no subepicárdio e no sentido de mão direita no subendocárdio. A rotação é sempre determinada pela direção das fibras subepicárdicas, por causa de seu maior raio; desse modo, observando-se o coração através do ápice, nota-se que a região apical gira no sentido anti-horário e a base, no sentido horário.

Os giros em direções opostas promovem o chamado *twist* cardíaco (Figura 5.20). Matematicamente, isso é expresso em graus ou radianos por meio da seguinte fórmula:

$$Twist = \text{rotação apical}° - \text{rotação basal}°$$

O termo "torção" deve ser empregado quando se divide o *twist* pelo comprimento diastólico do VE em seu eixo longitudinal, uma vez que, para uma mesma quan-

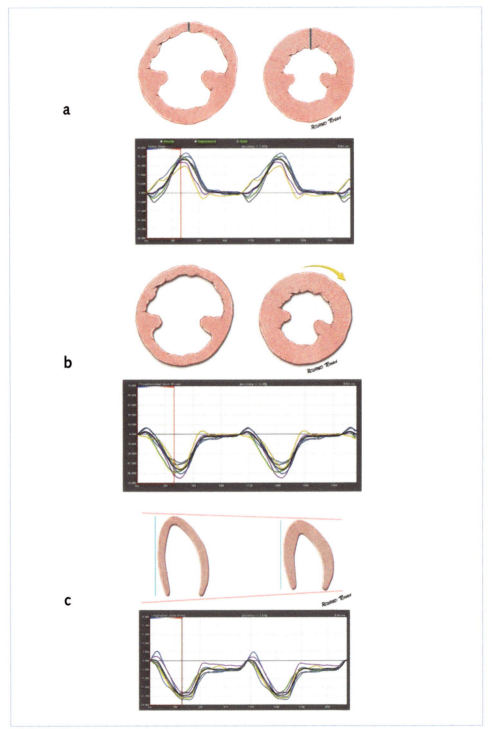

Figura 5.19 Curvas de *strain* nos planos radial (a), circunferencial (b) e longitudinal (c). Cada segmento do ventrículo esquerdo é identificado por uma cor diferente, determinada pelo *software*.

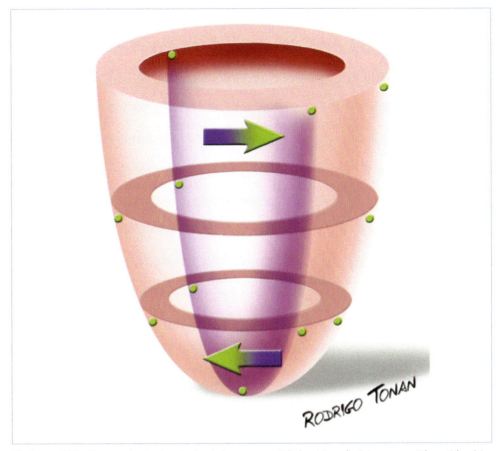

■ **Figura 5.20** Representação da rotação da base em sentido horário e do ápice em sentido anti-horário, resultando no *twist* cardíaco.

tidade de forca aplicada (torque), o grau de rotação é diretamente proporcional à distância entre a base e o ápex. Em termos numéricos, isso se traduz por:

$$\text{Torção} = \frac{\text{rotação apical}° - \text{rotação basal}°}{L} = \frac{twist}{L} \text{ °/cm ou rad/m}$$

Em que
L = comprimento do VE no eixo longitudinal.

A ejeção do sangue durante a sístole ventricular é otimizada pela torção e o enchimento diastólico rápido é facilitado pelo relaxamento das fibras subendocárdicas apicais durante o tempo de relaxamento isovolumétrico, fazendo com que o ápice retorne à sua posição original a partir do giro em sentido horário, o que aumenta o gradiente de pressão intraventricular, promovendo um efeito de sucção do sangue para o interior desta câmara. O relaxamento das fibras apicais e basais faz com que o ventrículo se expanda e que o sangue adentre a cavidade na fase precoce da diástole. Por fim, a contração atrial possibilita o enchimento final do ventrículo na fase da diástole tardia.

Sabe-se que, no coração normal, cada cardiomiócito é responsável por 15% do encurtamento da fibra muscular. As fibras localizadas na alça basal e que estão orientadas horizontal ou transversalmente geram, para os mesmos 15% de encurtamento, uma fração de ejeção de aproximadamente 30%. Por outro lado, na alça apical, onde as fibras estão dispostas em um arranjo helicoidal, essa porcentagem origina uma fração de ejeção (FE) da ordem de 60%. Portanto, nota-se que a forma da banda muscular ventricular helicoidal está intimamente relacionada com a função (ativação elétrica, contração e direcionamento do sangue). Na presença de doenças miocárdicas não isquêmicas (incluindo a cardiomiopatia dilatada), isquêmicas e valvares, ocorre alteração dessa arquitetura, fazendo com que o ventrículo assuma formato esférico e modifique o padrão normal de rotação e torção, o que leva ao prejuízo de seu desempenho sistólico e diastólico, com suas possíveis consequências em curto e longo prazo.

Aquisição das imagens

As imagens devem ser adquiridas em apneia respiratória, sendo guardadas digitalmente com a finalidade de transportá-las ao *software* específico para análise pelo STE. Geralmente são gravados dois ou três ciclos cardíacos consecutivos e as curvas resultantes referem-se à média dos valores obtidos nesses ciclos.

Como o rastreamento dos *speckles* é feito pela identificação de padrões semelhantes quadro a quadro, ao longo do ciclo cardíaco, quanto maior o número de quadros adquiridos por segundo (ou seja, quanto maior o *frame rate* – FR), maior será a resolução temporal e, portanto, o rastreamento dos *speckles*. Diversos estudos mostram que uma resolução temporal entre 50 e 70 Hz fornece resultados confiáveis, sendo essa a faixa mais utilizada atualmente.

A qualidade das imagens é fator essencial para a análise acurada pelo STE. Portanto, as aquisições devem ser feitas em 2ª harmônica, com ajuste de ganho e outros recursos disponíveis em cada equipamento, a fim de aumentar a definição do miocárdio e dos bordos endocárdicos.

As medidas de *strain* radial e circunferencial, bem como a rotação basal e apical são obtidas a partir do plano paraesternal transversal. A deformação é avaliada na altura dos músculos papilares e a rotação basal no nível do anel valvar mitral; para a rotação apical, já que não existe nenhum marcador anatômico, considera-se a região o mais distante possível dos músculos papilares, onde a cavidade ventricular apresenta seu menor diâmetro. O ventrículo esquerdo deve apresentar sempre formato circular e é imperioso que o miocárdio seja visibilizado ao longo de todo o ciclo cardíaco.

O *strain* longitudinal é mensurado através dos planos apicais quatro, duas e três câmaras.

Considerando-se que a torção é obtida a partir das rotações da base e do ápice e que o *strain* longitudinal do ventrículo esquerdo refere-se à média dos valores calculados por meio dos planos apicais, para que as medidas sejam comparáveis é importante manter o mesmo FR pelo menos em cada conjunto de análise, ou seja, no plano transversal e nos planos apicais quatro, duas e três câmaras.

Os resultados são fornecidos por segmento, sendo que cada um é identificado com uma cor diferente, de acordo com o *software* (Figura 5.21). Os dados globais são

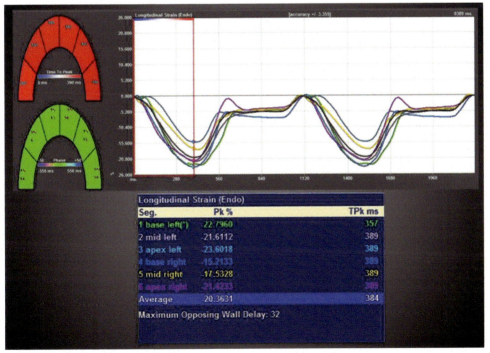

■ **Figura 5.21** *Strain* longitudinal obtido a partir do plano apical quatro câmaras. Cada cor das curvas de *strain* representa um determinado segmento ventricular, sendo que, neste caso, o *strain* global foi calculado a partir da média – *average* – dos *speckles* de todos os segmentos (porção inferior).

obtidos a partir da média aritmética de cada região do ventrículo e, especificamente para a deformação, alguns programas computam o *strain* global considerando o VE como um único e grande segmento. Este dado não resulta da média aritmética dos valores regionais e sim da média dos *speckles* de todo o plano avaliado, sendo, portanto, calculado pelo próprio *software* (Figura 5.22).

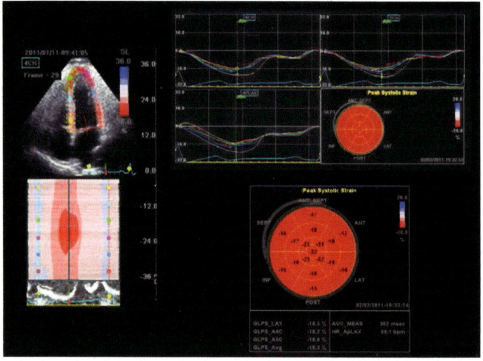

■ **Figura 5.22** *Strain* longitudinal global obtido a partir dos planos apicais e calculado considerando o ventrículo esquerdo como um único e grande segmento. GLPS: *strain* de pico sistólico; LAX: corte apical longitudinal; A4C: plano apical quatro câmaras; A2C: plano apical duas câmaras; Avg: média obtida a partir dos três planos apicais; AVC: fechamento da valva aórtica; HR: frequência cardíaca.

Parâmetros de normalidade

O rastreamento dos *speckles* se faz por meio de algoritmos específicos, de acordo com o fabricante. Assim, os valores originados em diferentes programas não devem ser comparados entre si, podendo apresentar variações de graus distintos. A Tabela 5.4 mostra os valores normais para os parâmetros mensurados por meio do STE.

De acordo com o recente estudo HUNT, Dalen e colaboradores, em uma análise realizada em 1.266 indivíduos saudáveis, concluíram que o *strain* sistólico final e o

SR diminuem com a idade e são menores entre os homens. Com relação às diferenças regionais, estudos mostram que a deformação é menor nas porções basais em relação às médias e apicais.

Pesquisas prévias mostram que a torção cardíaca aumenta com o envelhecimento, com valores que variam de 0,98 ± 0,29°/cm dos 16 aos 35 anos e chegando a 1,30 ± 0,58°/cm em indivíduos hígidos na faixa dos 56 a 75 anos. O arranjo helicoidal das fibras miocárdicas parece não guardar relação com o gênero, de modo que este último não exerceria influência sobre a torção; entretanto, a literatura a esse respeito é ainda muito restrita.

Tabela 5.4 Valores de normalidade para os parâmetros de mecânica cardíaca de acordo com a literatura[16,19,25-29]

Parâmetro	Valores de normalidade
Rotação basal (°)	-5,8 + 2,0
Rotação apical (°)	11,7 ± 3,5
Twist (°)	17,4 ± 3,7
Torção (°/cm)	< 31 anos: 2,7 ± 0,6 31-40 anos: 3,0 ± 0,9 41-50 anos: 3,1 ± 0,5 51-60 anos: 3,2 ± 0,7 > 60 anos: 3,2 ± 0,4
Strain longitudinal	-20,0 ± 2,0
Strain rate longitudinal	-1,3 ± 0,2
Strain circunferencial	-22,1 ± 3,4
Strain rate circunferencial	-1,7 ± 0,2
Strain radial	59,0 ± 14,0
Strain rate radial	2,6 ± 0,6

Reprodutibilidade e exequibilidade

Os ensaios clínicos têm mostrado boa reprodutibilidade do método, com erro absoluto entre 3 e 11% para a análise intraobservador e 2 a 12% para a análise interobservador.

Quanto à exequibilidade, os resultados são bastante variáveis, porém é alta, chegando a 95%, dependendo principalmente da qualidade das imagens (o que está relacionado à população estudada) e do *software* empregado.

Fontes consultadas

1. Buckberg GD, Weisfeldt ML, Ballester M, Beyar R, Burkhoff D, Coghlan HC, et al. Left ventricular form and function: scientific priorities and strategic planning for development of new views of disease. Circulation. 2004;110(14):e333-6.
2. Burckhardt BC. Speckle in ultrasound B-mode scans. IEEE Trans Sonics Ultrasonics. 1978:(1-25)1-6.
3. Cerqueira MD, Weissman NJ, Dilsizian V, Jacobs AK, Kaul S, Laskey WK, et al. Standardized myocardial segmentation and nomenclature for tomographic imaging of the heart: a statement for healthcare professionals from the Cardiac Imaging Committee of the Council on Clinical Cardiology of the American Heart Association. Circulation. 2002;105:539-42.
4. Cho G-Y, Marwick TH, Kim H-S, Kim MK, Hong KS, Oh DJ. Global 2-dimensional strain as a new prognosticator in patients with heart failure. J Am Coll Cardiol. 2009;54:618-24.
5. Dalen H, Thornstensen A, Aase SA, Ingul CB, Torp H, Vatten LJ, et al. Segmental and global longitudinal strain and srain rate based on echocardiographic of 1266 healthy individuals: the HUNT study in Norway. Eur J Echocardiogr. 2010;11:176-83.
6. Dendel M, Hetzer R. Echocardiographic strain and strain rate imaging: clinical applications. Int J Cardiol. 2009;132:11-24.
7. D'Hooge J, Heimdal A, Jamal F, Kukulski T, Bijnens B, Rademakers F, et al. Regional strain and strain rate measurements by cardiac ultrasound: principles, implementations and limitations. Eur J Echocardiogr. 2000;1:154-70.
8. Fernandez-Teran MA, Hurle JM. Myocardial fiber architecture of the human heart ventricles. Anat Rec. 1982;204:137-47.
9. Geyer H, Caracciolo G, Abe H, Wilansky S, Carerj S, Gentile F, et al. Assessment of myocardial mechanics using speckle tracking echocardiography: fundamentals and clinical applications. J Am Soc Echocardiogr. 2010;23:351-69.
10. Helle-Valle T, Crosby J, Edvardsen T, Lyseggen E, Amundsen BH, Smith HJ et al. New noninvasive method for assessment of left ventricular rotation. Speckle-tracking echocardiography. Circulation. 2005;112:3149-56.
11. Ilercil A, O´Grady MJ, Roman MJ, Paranicas M, Lee ET, Welty TK, et al. Reference values for echocardiographic measurements in urban and rural populations of differing ethnicity: the Strong Heart Study. J Am Soc Echocardiogr. 2001;14:601-11.
12. Ingul CB, Torp H, Aase SA, Berg S, Stoylen A, Slordahl SA. Automated analysis of strain rate and strain: feasibility and clinical implications. J Am Soc Echocardiogr. 2005;18:411-8.
13. Jurcut R, Pappas CJ, Masci PG, Herbots L, Szulik M, Bogaert J, et al. Detection of regional myocardial dysfunction in patients with acute myocardial infarction using velocity vector imaging. J Am Soc Echocardiogr. 2008;21:879-86.
14. Kang SJ, Lim HS, Choi BJ, Choi SY, Hwang GS, Yoon MH, et al. Longitudinal strain and torsion assessed by two-dimensional speckle tracking correlate with the serum level of tissue inhibitor of matrix metalloproteinase-1, a marker of myocardial fibrosis, in patients with hypertension. J Am Soc Echocardiogr. 2008;21:907-11.
15. Kim HK, Sohn DW, Lee SE, Choi SY, Park JS, Kim YJ, et al. Assessment of left ventricular rotation and torsion with two-dimensional speckle tracking echocardiography. J Am Soc Echocardiogr. 2007;20:45-53.
16. Kolias TJ, Aaronson KD, Armstrong WF. Doppler-derived dP/dt and – dP/dt predict survival in congestive heart failure. J Am Coll Cardiol. 2000;36:1594-9.
17. Lang RM, Badano LP, Mor-Avi V, Afilalo J, Armstrong A, Ernande L, et al. Recommendations for cardiac chamber quantification by echocardiography in adults: an update from the American Society of Echocardiography and the European Association of Cardiovascular Imaging. J Am Soc Echocardiogr. 2015;28:1-39.

18. Leitman M, Lysyansky P, Sidenko S, Shir V, Peleg E, Binenbaum M, et al. Two-dimensional strain: a novel software for real-time quantitative echocardiographic assessment of myocardial function. Echocardiogr. 2004;17:1021-9.
19. Mizuguchi Y, Oishi Y, Miyoshi H, Iuchi A, Nagase N, Oki T. The functional role of longitudinal, circumferential, and radial myocardial deformation for regulating the early impairment of left ventricular contraction and relaxation in patients with cardiovascular risk factors: a study with two-dimensional strain imaging. J Am Soc Echocardiogr. 2008;21:1138-44.
20. Notomi Y, Lysyansky P, Setser RM, Shiota T, Popović ZB, Martin-Miklovic MG, et al. Measurement of ventricular torsion by two-dimensional ultrasound speckle tracking imaging. J Am Coll Cardiol. 2005;45:2034-41.
21. Reisner SA, Lysyansky P, Agmon Y, Mutlak D, Lessick J, Friedman Z. Global longitudinal strain: a novel index of left ventricular systolic function. J Am Soc Echocardiogr. 2004;17:630-3.
22. Rudski LG, Lai WW, Afilalo J, Hua L, Handschumacher MD, ChandrasekaranK et al. Guidelines for echocardiographic assessment of the right heart in adults: a report from the American Society of Echocardiography endorsed by the European Association, a registered branch of the European Society of Cardiology, and the Canadian Society of Echocardiography. J Am Soc Echocardiogr. 2010:23:685-713.
23. Sahn DJ, DeMariaA, Kisslo J, Weyman A. Recomendations regarding quantitation in M-mode echocardiography: results of a survey of echocardiographic measurements. Circulation. 1978;58:1072-83.
24. Saito K, Okura H, Watanabe N, Hayashida A, Obase K, Imai K, et al. Comprehensive evaluation of left ventricular strain using speckle tracking echocardiography in normal adults: comparison of three-dimensional and two-dimensional approaches. J Am Soc Echocardiogr. 2009;22:1025-30.
25. Sengupta PP, Khandheria BK, Korinek J, Wang J, Jahangir A, Seward JB, et al. Apex-to-base dispersion in regional timing of left ventricular shortening and lenghtening. J Am Coll Cardiol. 2006;47:163-72.
26. Serri K, Reant P, Lafitte M, Berhouet M, Le Bouffos V, Roudaut R, et al. Global and regional myocardial function quantificationn by two-dimensional strain. J Am Coll Cardiol. 2006;47:1175-81.
27. Takamura T, Dohi K, Onishi K, Tanabe M, Sugiura E, Nakajima H, et al. Left ventricular contraction-relaxation coupling in normal, hypertrophic, and failing myocardium quantified by speckle-tracking global strain and strain rate imaging. J Am Soc Echocardiogr. 2010;23:747-54.
28. Teske AJ, De Boeck BW, Melman PG. Echocardiographic quantification of myocardial function using tissue deformation imaging, a guide to image acquisition and analysis using tissue Doppler and speckle tracking. Cardiovasc Ultrasound. 2007;5:27-44.
29. Van Dalen BM, Soliman OI, Vletter WB, ten Cate FJ, Geleijnse ML. Age-related changes in the biomechanics of left ventricular twist measured by speckle tracking echocardiography. Am J Physiol Heart Circ Physiol. 2008;295:H1705-11.
30. Weidemann F, Jamal F, Sutherland GR. Myocardial function defined by strain rate and strain during alterations in inotropic states and heart rate. Am J Physiol Heart Circ Physiol. 2002;283:H792-9.
31. Wyatt HL, Heng MK, Meerbaum S, Gueret P, Corday E. Cross-sectional echocardiography II. Analysis of mathematic models for quantifying volume of the formalin-fixed left ventricle. Circulation.1980;61:1119-25.

6

Avaliação hemodinâmica

"Realizar é melhor do que falar."
Benjamin Franklin
(1706-1790)

Um dos objetivos principais da ecocardiografia tem sido o de oferecer informações hemodinâmicas. Quando juntamos a avaliação do modo M, do modo bidimensional e do estudo com Doppler em todas suas modalidades, podemos determinar vários dados hemodinâmicos de forma não invasiva. No princípio, isso era feito por meio de imagens em modos unidimensional (modo M) e bidimensional que permitiram medir as dimensões que poderiam ser traduzidas em dados volumétricos.

Tais abordagens eram indiretas e qualitativas, geralmente se baseando no fato de que alterações fisiológicas no fluxo sanguíneo teriam efeitos previsíveis na movimentação das paredes e valvas do coração (Tabela 6.1). Destas, a valva mitral foi a que inicialmente mais se estudou. Em condições normais, ela possui ao modo unidimensional diferentes ondas que se denominam pelas letras D, E, F, A, C (Figura 6.1).

Tabela 6.1

Sinais ecocardiográficos em modo M/2D	Alterações hemodinâmicas
Fluttering na valva mitral	Insuficiência aórtica
Fechamento mesotelediastólico da valva mitral	Insuficiência aórtica aguda
Fechamento mesosistólico da valva aórtica	Obstrução dinâmica da VSVE
Movimento anterior sistólico da valva mitral	Obstrução dinâmica da VSVE
Fechamento mesosistólico da valva pulmonar	Hipertensão pulmonar
Dilatação do VD e VE em forma de D	Aumento da pressão sistólica do VD
Dilatação da VCI com ausência de colabamento inspiratório	Aumento da pressão do AD
Abaulamento persistente do SIA à direita	Aumento da pressão do AE
Abaulamento persistente do SIA à esquerda	Aumento da pressão do AD
Inversão ou colapso diastólico da parede AD/VD	Tamponamento cardíaco
Movimento anormal do septo ventricular	Pericardite constritiva

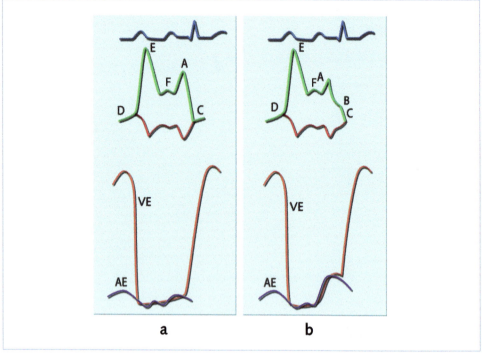

■ **Figura 6.1** Relações entre a pressão atrial esquerda e a movimentação da valva mitral. a: Movimentação de ambas as cúspides de forma normal. b: Presença do ponto B e a respectiva correspondência no aumento da pressão atrial esquerda.

O ritmo normal do fechamento da valva mitral é suave e de curta duração. Em pacientes com elevação significativa da pressão atrial esquerda, pode-se observar sinais de fluxo volumétrico do átrio esquerdo para o ventrículo esquerdo após a contração atrial, indicativo de aumento significativo da pressão atrial esquerda. Isso resulta em um padrão anormal de fechamento da valva mitral, conhecido como ponto B, que está associado ao aumento da pressão telediastólica do VE, com transmissão para a pressão atrial esquerda, que em geral está maior que 20 mmHg (Figuras 6.1b e 6.2).

Uma observação mais relevante envolveu o fechamento precoce da valva mitral, que ocorre em pacientes com regurgitação aórtica aguda. O fechamento prematuro mesotelediastólico da valva mitral, indicativo de grave aumento nas pressões de enchimento em ventrículo esquerdo, ainda não adaptado à sobrecarga volumétrica, tornou-se um marcador hemodinamicamente confiável, mesmo que indireto de regurgitação aórtica aguda, antes da disponibilidade de técnicas não invasivas mais diretas (Figura 6.3).

A movimentação anterior sistólica da valva mitral é um achado importante em pacientes com cardiomiopatia hipertrófica e pode indicar obstrução dinâmica da via

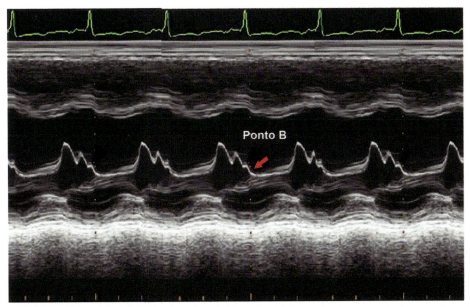

■ **Figura 6.2** Ilustração do ponto B, indicativo do fluxo do átrio esquerdo para o ventrículo esquerdo após a contração atrial, ou seja, aumento da pressão atrial esquerda.

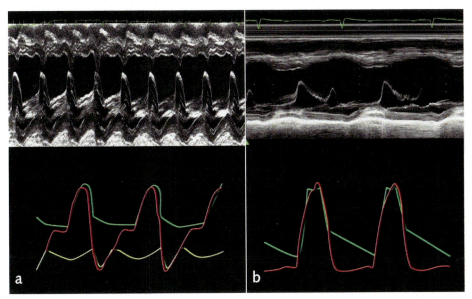

■ **Figura 6.3** a: Modo unidimensional em paciente com insuficiência aórtica aguda, demonstrado pelo fechamento mesotelediastólico da valva mitral, indicativo de grave aumento nas pressões de enchimento em ventrículo esquerdo ainda não adaptado à sobrecarga volumétrica. Abaixo, curvas de pressão indicativas da pressão na aorta (verde), no átrio esquerdo (amarelo) e no ventrículo esquerdo (vermelho). Por conta do rápido aumento da pressão diastólica final, nota-se equalização e rápida superação da pressão diastólica final do VE com a pressão atrial esquerda na protomesodiástole, e consequente fechamento precoce desta valva. b: Diferentemente da insuficiência aórtica crônica, a dilatação do ventrículo esquerdo atenua os efeitos de pressão, a valva mitral abre durante toda a diástole, sofrendo somente vibrações diastólicas características do choque do fluxo diastólico vindo da raiz da aorta com a cúspide anterior da valva mitral.

de saída. Nesses pacientes, o fechamento parcial da valva aórtica durante a mesossístole e telessístole é um indicador confiável de significativa obstrução dinâmica da via de saída (Figura 6.4).

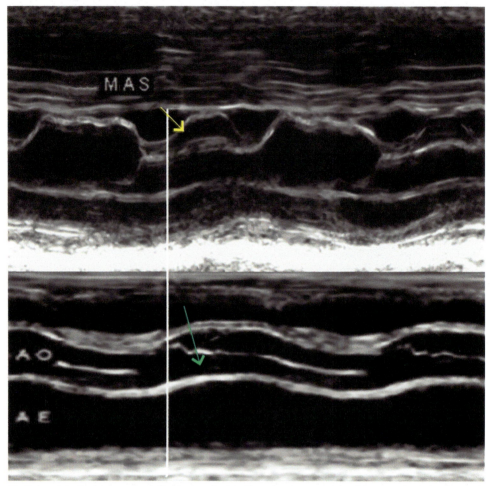

Figura 6.4 Paciente com cardiomiopatia hipertrófica, demonstração da obstrução dinâmica da via de saída do ventrículo esquerdo com movimento anterior sistólico da valva mitral (MAS), em imagem superior (seta amarela) e concomitante vibração e fechamento protomesossistólico da valva aórtica (imagem inferior, seta verde).

O modo unidimensional pode ajudar, também, demonstrando sinais característicos de hipertensão arterial pulmonar. No plano paraesternal transverso da base, por meio de manobra de expiração forçada, pode-se obter o registro do modo unidimensional do movimento da valva pulmonar. Em condições de normalidade, esta expressa a presença de ondas a (entalhe atrial), b, c, d, e (Figura 6.5a). A ausência de entalhe telessistólico do modo unidimensional da valva pulmonar, ou ausência da onda "a", característica da imobilidade da valva pulmonar após a contração atrial, é um sinal específico de hipertensão pulmonar, porém com baixa sensibilidade. O entalhe mesossistólico do modo unidimensional é um sinal mais específico e somente é encontrado nos casos de hipertensão arterial pulmonar importante (Figura 6.5b).

Com a associação do modo bidimensional, outros sinais qualitativos decorrentes da elevação da pressão arterial pulmonar podem ser observados, como a presença de hipertrofia e/ou dilatação do ventrículo direito, com ou sem disfunção, a alteração da movimentação do septo interventricular pela sobrecarga de pressão ventricular direita e a diminuição do tamanho da cavidade do ventrículo esquerdo pelo desvio

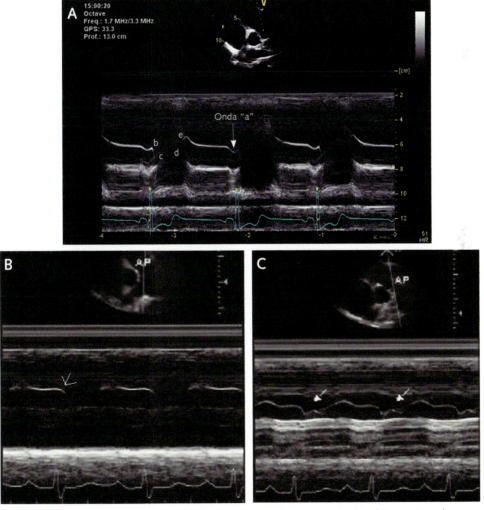

■ **Figura 6.5** A: Movimentação normal da valva pulmonar. B e C: Pacientes com hipertensão pulmonar.

do septo interventricular (Figura 6.6). Vale ressaltar que nas sobrecargas pressóricas do VD, o septo interventricular permanece abaulado da direita para a esquerda na sístole e na diástole. No entanto, quando a sobrecarga é predominantemente volumétrica, o abaulamento do septo interventricular é observado apenas na diástole.

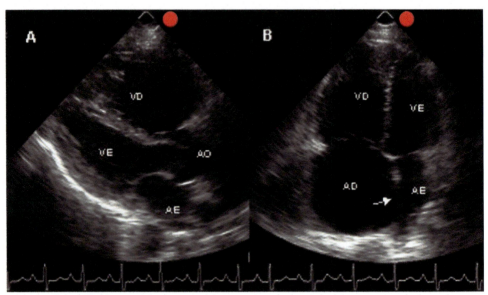

■ **Figura 6.6** Exemplo ilustrativo da imagem bidimensional do coração em plano paraesternal longitudinal (A) e apical quatro câmaras (B) de paciente com hipertensão pulmonar importante. Sinais qualitativos da elevação da pressão arterial pulmonar podem ser observados, como a dilatação significativa do átrio direito (AD) e ventrículo direito (VD). A cavidade do ventrículo esquerdo (VE) apresenta diminuição do seu tamanho pelo desvio do septo interventricular e nota-se abaulamento do septo interatrial para o átrio esquerdo (AE), indicando pressão atrial direita maior que a esquerda (seta). AO: aorta.

Na atualidade, uma técnica mais direta e quantitativa por meio da qual pode-se derivar informações hemodinâmicas é a aquisição de imagens com Doppler combinadas com imagens bidimensionais, constituindo o método preferido para a avaliação hemodinâmica. Por meio de sua capacidade de quantificar o fluxo sanguíneo, medem-se gradientes de pressão e estimam-se pressões (Tabela 6.2).

Quantificação de fluxo sistêmico e pulmonar

Para quantificar o fluxo sistêmico e pulmonar (Qp/Qs) geralmente são utilizadas as medidas das VTI das VSVE e VSVD e suas respectivas medidas de diâmetro para obtenção dos fluxos. Entretanto, outros locais podem ser utilizados, dependendo da presença e do local do *shunt* – intra ou extracardíaco.

A magnitude de um *shunt* intracardíaco esquerda-direita pode ser calculada diretamente pela diferença entre o fluxo pulmonar (Qp) e o sistêmico (Qs), ou indiretamente pela relação Qp/Qs.

Tabela 6.2	Dados hemodinâmicos obtidos com ecocardiograma 2D e Doppler
Medições volumétricas	
Volume ejetado e débito cardíaco	
Volume e fração de regurgitação	
Índice de fluxo pulmonar/sistêmico (Qp/Qs)	
Gradiente de pressão	
Gradiente instantâneo máximo	
Gradiente médio	
Área valvar	
Área valvar estenótica	
Área do orifício de regurgitação	
Pressões intracardíacas	
Pressões na artéria pulmonar	
Pressão atrial esquerda	
Pressão diastólica final do ventrículo esquerdo	

Em geral, para *shunts* esquerda-direita, cálculos de fluxos pelo Doppler apresentam boa correlação com métodos calculados pela hemodinâmica. Entretanto, existem algumas limitações da técnica relacionadas ao Doppler, medidas pelo bidimensional e pela presença de outros defeitos cardíacos associados.

Quantificação do fluxo sistêmico

Débito cardíaco

O fluxo sanguíneo, através de um orifício fixo, é igual ao produto da área da secção transversa (AST) pela integral velocidade-tempo (VTI) do fluxo que passa por esse orifício. Assim, o fluxo sanguíneo pode ser estimado em vários locais do coração e em grandes vasos. Para o cálculo do débito cardíaco, o plano paraesternal longitudinal deve ser preferencialmente utilizado para medida da área da via de saída do ventrículo esquerdo por causa de sua anatomia mais circular e pela maior resolução axial neste plano. (Figuras 6.7a e 6.7b).

Assim, assume-se o formato circular da via de saída do ventrículo esquerdo (VSVE) e mede-se seu diâmetro (D) com a imagem congelada em zoom na mesossístole (Figura 6.7a). A medida é realizada da junção da válvula aórtica coronariana direita com o endocárdio septal até a junção da válvula aórtica não coronariana com a cúspide anterior da valva mitral em sístole. A área da VSVE deve ser obtida pela média de três medidas.

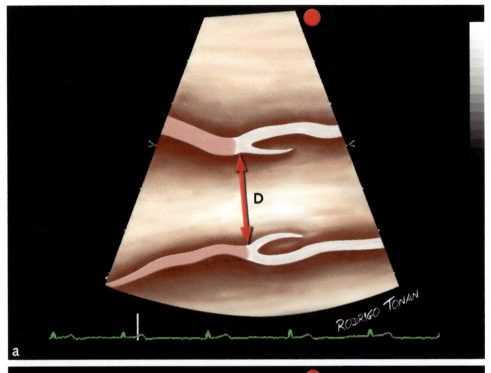
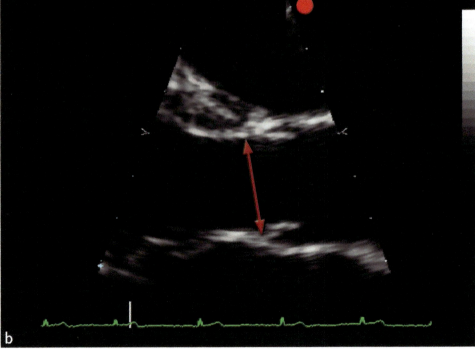

■ **Figuras 6.7a e 6.7b** Esquema e respectiva imagem do *zoom* do plano paraesternal longitudinal para medida do diâmetro (D) da via de saída do ventrículo esquerdo (a). Imagem ecocardiográfica (b).

$$AST = (D/2)^2 \times \pi$$

$$AST = (D)^2 \times \frac{3,14}{4}$$

Então:

$$AST = (D)^2 \times 0,785$$

Sabendo-se que a velocidade do fluxo varia durante o período de ejeção e interpondo-se cada velocidade com o tempo de duração do fluxo, obtêm-se a velocidade e o gradiente médios. A VTI é a soma dos produtos das velocidades multiplicadas pelo comprimento de cada intervalo de tempo ((m/s) × s) = m. A medida é realizada traçando-se a linha mais cheia do espectro, e o resultado habitualmente é expresso em centímetros (Figuras 6.8a e 6.8b).

Obtidos os valores da VTI (cm) e da AST (cm²), é possível determinar o volume ejetado utilizando-se a fórmula:

$$\text{Volume ejetado} = AST \times VTI$$

A partir do resultado obtido, o débito cardíaco (DC) é calculado multiplicando-se o volume ejetado pela frequência cardíaca (FC) do paciente.

$$DC = \text{volume ejetado} \times FC$$

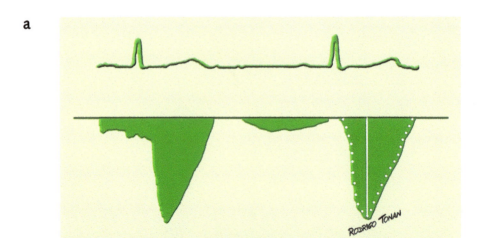

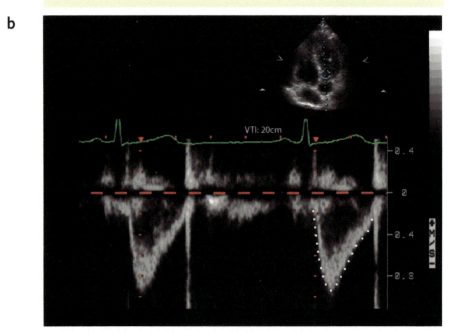

■ **Figuras 6.8a e 6.8b** Esquema da VTI do espectro Doppler do fluxo da via de saída do ventrículo esquerdo que é realizado tracejando-se a linha mais cheia do espectro, e é dado em centímetros (a). Doppler espectral correspondente (b).

O índice cardíaco é obtido a partir do débito cardíaco divido pela superfície corpórea.

$$IC = \frac{\text{Débito cardíaco}}{\text{ASC}}$$

Quantificação do fluxo pulmonar

Já o cálculo do fluxo pulmonar (Qp) pode ser obtido pela medida da integral velocidade-tempo do fluxo pulmonar e pelo diâmetro da via de saída do ventrículo direito, seguindo-se a mesma metodologia que na medida da via de saída do ventrículo esquerdo.

A medida do diâmetro da via de saída do ventrículo direito e o Doppler são obtidos no plano paraesternal transversal.

Em situações como comunicações interventriculares extensas, próximas à artéria pulmonar, em decorrência da contaminação do fluxo pela artéria pulmonar, utiliza-se alternativamente o fluxo mitral para substituir o cálculo do fluxo pulmonar. Em situações com obstrução do fluxo pulmonar (p. ex., estenose valvar pulmonar), também não se utiliza o Doppler através da artéria pulmonar, por conta da turbulência causada pela obstrução, contaminando o fluxo pulmonar.

Índice de fluxo pulmonar-sistêmico

O índice de fluxo entre a circulação pulmonar e a sistêmica (Qp/Qs) indica a magnitude de uma comunicação intracardíaca, que é útil para a complementação da avaliação da gravidade das cardiopatias congênitas de hiperfluxo pulmonar.

Um hiperfluxo de grau importante é caracterizado como:

$$Qp/Qs \geq 2,0$$

Estimativa da pressão arterial pulmonar

A avaliação da pressão sistólica da artéria pulmonar deve ser realizada em todos os pacientes que tenham insuficiência tricúspide e, principalmente, nos pacientes com doenças que possam cursar com hipertensão pulmonar. A avaliação pelo Doppler permite a estimativa das pressões em artéria pulmonar por meio da medida do gradiente de pressão entre o ventrículo direito e o átrio direito em pacientes com insuficiência tricúspide, do gradiente de pressão entre a artéria pulmonar e o ventrículo direito em pacientes com insuficiência pulmonar, e pelo padrão do fluxo sistólico pulmonar.

Nos casos de hipertensão pulmonar, deve-se descrever se há ou não dilatação das cavidades direitas e artéria pulmonar, assim como a função sistólica do ventrículo direito. No entanto, a análise subjetiva deve ser realizada em todas as janelas ecocardiográficas disponíveis, dada a complexidade geométrica de sua anatomia.

Na ausência de estenose pulmonar ou na VSVD, a pressão sistólica do ventrículo direito é igual ao valor da pressão sistólica da artéria pulmonar (PSAP), que pode ser calculada pela fórmula:

$$PSAP = 4 \times V^2 + PAD$$

Em que: V = velocidade máxima do refluxo tricúspide; PAD = pressão de átrio direito. Valor normal abaixo de 35 mmHg.

A medida da PSAP pode ser obtida seguindo-se os passos:

1. Aferir o gradiente de pressão sistólica máximo entre o ventrículo direito e o átrio direito pelo jato de regurgitação tricúspide, utilizando o Doppler contínuo (Figura 6.9);
2. Estimar a pressão média do átrio direito (PAD) pela avaliação do tamanho e da variação respiratória espontânea da veia cava inferior (VCI) no plano subcostal, na ausência de ventilação mecânica, de acordo com a Tabela 6.3 (Figura 6.10). Quando a pressão venosa central (PVC) estiver disponível, utilizar o valor da PVC.

Tabela 6.3 Estimativa da pressão em átrio direito (PAD) pelo diâmetro e variação inspiratória do calibre da veia cava inferior (VCI)

Variável	Normal 0-5 (3) mmHg	Intermediáriol 5-10 (8) mmHg		Alta (15) mmHg
Diâmetro da VCI	≤ 2,1 cm	≤ 2,1 cm	> 2,1 cm	> 2,1 cm
Colapso com respiração	> 50%	< 50%	> 50%	< 50%
Índices secundários de pressão atrial direita elevada				Padrão restritivo E/E' tricúspide > 6 Fluxo diastólico predominante em veias hepáticas (fração de enchimento sistólico < 55%)

O plano subcostal é o mais adequado para avaliar a veia cava inferior (Figura 6.10). A medida do diâmetro deve ser feita ao final da expiração; proximal à junção das veias hepáticas a aproximadamente 1-2 cm da desembocadura no átrio direito.

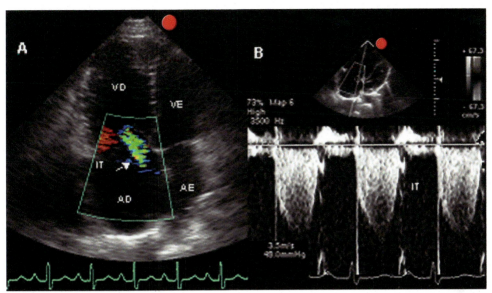

■ **Figura 6.9** Plano apical quatro câmaras demonstrando o jato de insuficiência tricúspide (IT) no átrio direito (seta). Para uma estimativa da pressão sistólica de artéria pulmonar, a partir da velocidade máxima do jato de insuficiência tricúspide, é necessário o alinhamento entre o feixe do Doppler contínuo e o eixo do jato regurgitante. B. Curva espectral do Doppler contínuo demonstrando o fluxo de regurgitação tricúspide, com velocidade de pico aumentada (3,5 m/s). A partir da equação modificada de Bernoulli (4 x velocidade de pico^2), a pressão sistólica em artéria pulmonar pode ser estimada em 49 mmHg somado ao valor da pressão média em átrio direito.

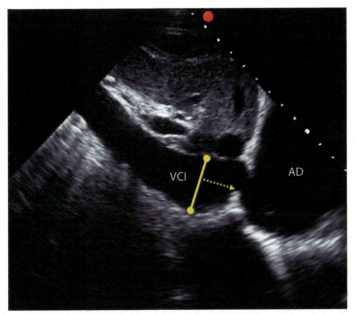

■ **Figura 6.10** Plano subcostal demonstrando a veia cava inferior (VCI) e o átrio direito (AD). Observe que o diâmetro da VCI (linha sólida) é medido perpendicularmente ao eixo longo da VCI ao final da expiração, próximo à junção das veias hepáticas, a aproximadamente 1-2 cm da desembocadura no átrio direito (setas pontilhadas). Fonte: Rudski, 2010.

Em pacientes com falha de coaptação da valva tricúspide, nos quais ventrículo e átrio direitos funcionam como câmara única, a PSAP só poderá ser calculada caso se conheça a real pressão atrial direita.

Na presença de insuficiência da valva pulmonar (IP), pode-se estimar as pressões diastólicas final e média da artéria pulmonar (Figura 6.11) pelas fórmulas:

$$\text{PDFAP (mmHg)} = 4 \times (\text{vel. diastólica final IP})^2 + \text{PAD}$$

Em que: PDFAP = pressão diastólica final da artéria pulmonar; PAD = pressão estimada do átrio direito. Valor normal abaixo de 14 mmHg.

$$\text{PMAP (mmHg)} = 4 \times (\text{vel. máxima IP})^2 + \text{PAD}$$

Sendo:
PMAP = pressão média da artéria pulmonar. Valor normal abaixo de 20 mmHg.

O padrão do fluxo sistólico pulmonar obtido pelo Doppler pulsátil na via de saída do VD também tem sido utilizado para avaliação qualitativa e quantitativa da pressão arterial pulmonar (PAP), porém apresenta grandes limitações. Em indiví-

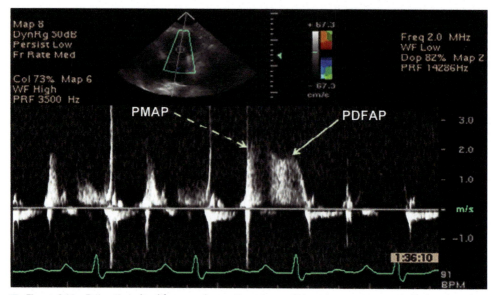

■ **Figura 6.11** Estimativas das diferenças de pressão entre a artéria pulmonar e o ventrículo direito na diástole precoce (PMAP) e tardia (PDFAP).

duos normais, a curva de fluxo sistólico pulmonar tem configuração simétrica, ou seja, o fluxo acelera e desacelera gradualmente com pico de velocidade máxima na mesossístole. Na presença de hipertensão pulmonar, o fluxo tem padrão assimétrico com as fases de aceleração e pico ocorrendo mais precocemente.

O valor do tempo de aceleração menor ou equivalente a 100 ms (Figura 6.12) correlaciona-se com a presença de hipertensão pulmonar. Embora o tempo de aceleração seja um índice bastante útil na identificação da hipertensão pulmonar, a confiabilidade do método para estimativa da PAP é menor do que a estimativa a partir da velocidade do jato regurgitante tricúspide ou pulmonar.

Derivadas de pressão-tempo do ventrículo esquerdo

As derivadas de pressão-tempo (dP/dT positiva e dP/dT negativa) são índices de avaliação da função sistólica e diastólica do ventrículo esquerdo e que, respectivamente, refletem sua capacidade em aumentar ou diminuir o gradiente de pressão dentro de um intervalo de tempo. A taxa de mudança no gradiente de pressão sistó-

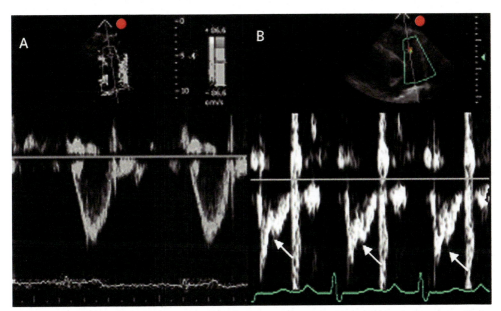

■ **Figura 6.12** Padrão de curva espectral do fluxo em artéria pulmonar obtido pelo Doppler pulsado. Quando a pressão média em artéria pulmonar é normal (A) a curva de fluxo sistólico pulmonar tem configuração simétrica, sendo que o fluxo acelera e desacelera gradualmente, com pico de velocidade máxima na mesossístole. A elevação da pressão em artéria pulmonar resulta em uma curva espectral assimétrica, com diminuição do tempo de aceleração e velocidade de pico mais precoce (B). Pode-se observar o entalhe mesossistólico na curva espectral do fluxo pulmonar (setas), sinal específico de hipertensão pulmonar importante.

lica entre o ventrículo e o átrio esquerdo, com o passar do tempo, é determinada arbitrariamente pelo intervalo necessário para a velocidade do jato aumentar de 1 para 3 m/s (de 4 mmHg para 36 mmHg pela equação simplificada de Bernoulli) (Figura 6.13a). A dP/dT é um índice que avalia a fase isovolumétrica do ciclo cardíaco. A dP/dT negativa será aferida na porção sistólica ascendente do espectro Doppler e representa o tempo necessário para a velocidade diminuir de 3 para 1 m/s, com valores de normalidade acima de 700 mmHg/s, correspondendo a um índice de função diastólica do VE (Figura 6.13b).

A medida da dP/dT positiva deve ser realizada da seguinte forma:

1. Determinar a presença de insuficiência mitral;
2. Alinhar o feixe de ultrassom paralelamente ao jato de refluxo e adquirir a curva de velocidade com o Doppler contínuo;
3. Identificar as bordas do envelope de regurgitação mitral correspondentes a 1 e 3 m/s e medir o intervalo de tempo em segundos entre eles. A dP/dT positiva é, então, calculada pela fórmula a seguir.

$$dP/dT = \frac{32 \text{ mmHg}}{\text{Intervalo(s)}}$$

Valores normais são considerados maiores que 1.200 mmHg/s. A dP/dT abaixo de 450 mmHg/s se correlaciona com pior prognóstico, e valores entre 850 e 1.200 mmHg/s com melhor prognóstico em pacientes com disfunção ventricular esquerda.

Derivadas de pressão-tempo do ventrículo direito

As derivadas de pressão-tempo (dP/dT positiva e dP/dT negativa) são índices de avaliação da função sistólica e diastólica do ventrículo direito, respectivamente. Avalia-se o intervalo de tempo necessário para a velocidade do jato aumentar de 1 para 2 m/s (de 4 para 16 mmHg pela equação simplificada de Bernoulli). A dP/dT negativa será aferida na porção sistólica ascendente do espectro Doppler e representa o tempo necessário para a velocidade diminuir de 2 para 1 m/s.

A medida da dP/dT positiva deve ser realizada da seguinte forma:

6 AVALIAÇÃO HEMODINÂMICA | 157

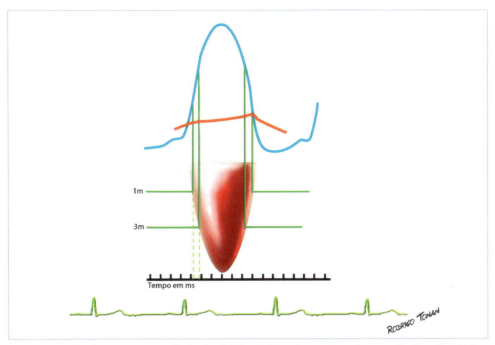

■ **Figura 6.13a** Esquema para o cálculo da dP/dT pelo Doppler contínuo da regurgitação mitral. A fase crescente do envelope da curva espectral mostra lenta elevação das velocidades no tempo medidas pela dP/dT. dP: variação de velocidade de 1 m a 3 m ou 32 mmHg.

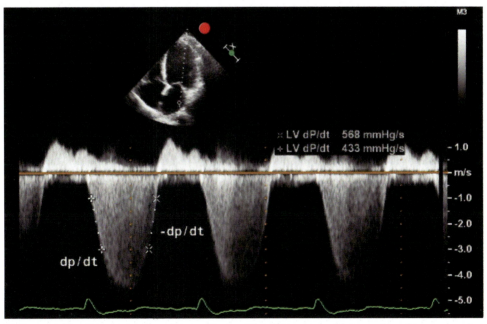

■ **Figura 6.13b** Doppler contínuo da regurgitação mitral. A fase crescente do envelope da curva espectral mostra lenta elevação das velocidades com dP/dT reduzida. A fase decrescente corresponde ao relaxamento ventricular e mostra dP/dT negativa também reduzida.

1. Determinar a presença de insuficiência tricúspide;
2. Alinhar o feixe de ultrassom paralelamente ao jato de refluxo e adquirir a curva de velocidade com o Doppler contínuo;
3. Identificar as bordas do envelope de regurgitação tricúspide correspondentes a 1 e 2 m/s e medir o intervalo de tempo em segundos entre eles. A dP/dT positiva é, então, calculada pela fórmula a seguir:

$$\text{Índice dP/dT (mmHg/s)} = 12 \text{ mmHg/tempo (s)}$$

Valores normais são considerados maiores do que 300 mmHg/s, quatro vezes menor que o dP/dT do ventrículo esquerdo. Em comparação com o jato da insuficiência mitral, o jato da insuficiência tricúspide apresenta um aumento da velocidade mais tardio e uma duração levemente superior, decorrente de maior duração do período ejetivo direito com respeito ao esquerdo.

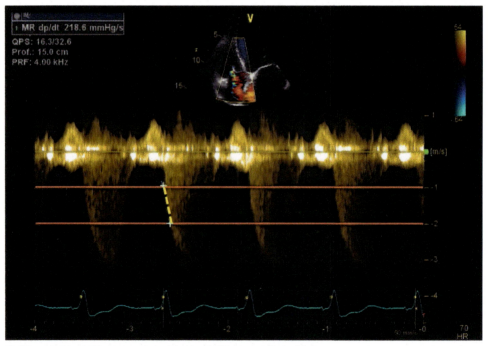

Figura 6.14 Método para a medida da dP/dT do ventrículo direito.

Avaliação da volemia

A variação do diâmetro da veia cava com a respiração pode ser usada como guia para previsão de resposta da expansão volêmica em pacientes críticos sob ventilação mecânica utilizando-se o índice de distensibilidade da veia cava inferior (VCI) e a variação do VTI aórtico medido pelo ecocardiograma transtorácico; e o índice de colapsabilidade da veia cava superior (VCS) medido por meio do ecocardiograma transesofágico.

Estes são calculados pela equação a seguir:

$$\text{Índice de colapsabilidade da VCS} = \frac{\text{diâmetro expiratório} - \text{diâmetro inspiratório}}{\text{diâmetro expiratório}} \quad (\text{VN} > 36\%)$$

$$\text{Índice de distensibilidade da VCI}^{10} = \frac{\text{diâmetro expiratório} - \text{diâmetro inspiratório}}{\text{diâmetro expiratório}} \quad (\text{VN} > 18\%)$$

Através da janela subcostal obtida pelo ecocardiograma transtorácico e pelo plano bicaval do ecocardiograma transesofágico, calcula-se o índice de distensibilidade da VCI e de colapsabilidade da VCS antes e após a expansão volêmica. Pacientes que apresentam grande potencial de aumento do débito cardíaco, em mais de 11% após a infusão de volume, são aqueles cuja VCI apresente variação superior a 18% de seu diâmetro e 36% do diâmetro da VCS, este ao ecocardiograma transesofágico (Algoritmo 6.1). A Figura 6.15 mostra o exemplo de paciente respondedor a volume, e a

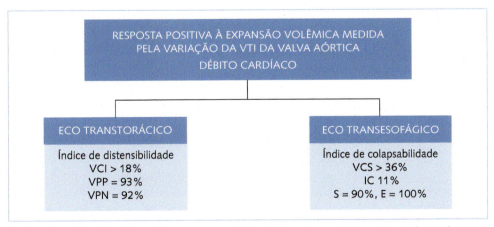

■ **Algoritmo 6.1** VTI = integral de tempo e velocidade; VCI = veia cava inferior; VPP = valor preditivo positivo; VPN = valor preditivo negativo; VCS = veia cava superior; IC = índice cardíaco; S = sensibilidade; E = especificidade.

Figura 6.16, de um paciente não respondedor, utilizando o índice de distensibilidade, que é medido pelo ecocardiograma transtorácico.

Um exemplo de paciente não responsivo a volume por meio do índice de colapsabilidade da VCS, que é obtido pelo ecocardiograma transesofágico, é mostrado na Figura 6.17.

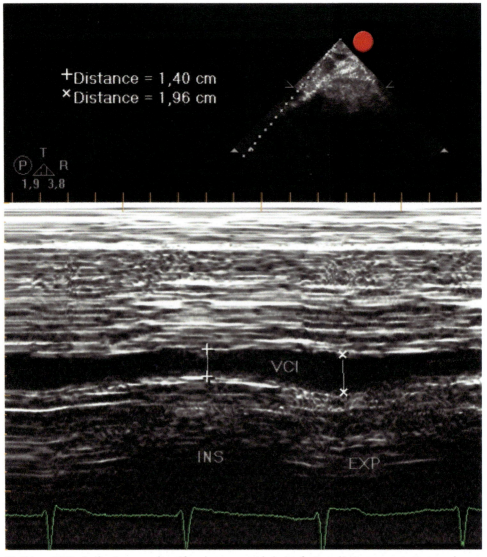

■ **Figura 6.15** Avaliação ecocardiográfica da responsividade à infusão volêmica em paciente com choque séptico sob ventilação mecânica. Paciente apresentou variação do índice de distensibilidade da VCI maior do que 18% compatível com respondedor a volume. VCI: veia cava inferior; INS: inspiração; EXP: expiração. Avaliação pela ecocardiografia transtorácica. Diâmetro máximo da VCI: 1,96 cm; diâmetro mínimo da VCI: 1,40 cm.

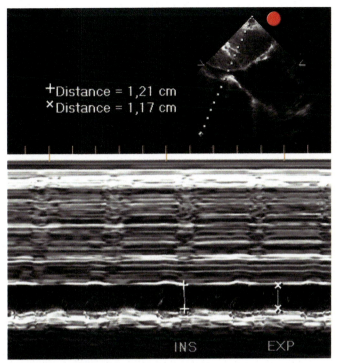

■ **Figura 6.16** Avaliação ecocardiográfica da responsividade à infusão volêmica em paciente com choque séptico sob ventilação mecânica. Não apresentou variação do índice de distensibilidade. Avaliação pela ecocardiografia transtorácica. Diâmetro máximo da veia cava inferior (VCI): 1,21 cm; diâmetro mínimo da VCI: 1,17 cm. INS: inspiração; EXP: expiração.

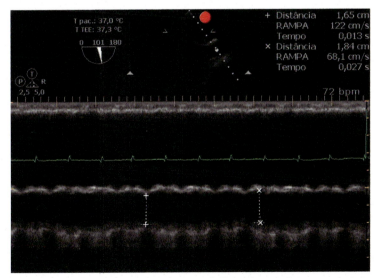

■ **Figura 6.17** Avaliação ecocardiográfica da responsividade à infusão volêmica em paciente com choque séptico sob ventilação mecânica. Paciente não apresentou variação do índice de colapsabilidade. Diâmetro máximo da veia cava superior (VCS) = 1,8 cm; diâmetro mínimo da VCS: 1,6 cm. Avaliação pela ecocardiografia transesofágica.

Fontes consultadas

1. Barbier C, Loubieres Y, Schmit C, Hayon J, Ricome JL, Jardin F, et al. Respiratory changes in inferior vena cava diameter are helpful in predicting fluid responsiveness in ventilated septic patients. Intensive Care Med. 2004;30:1740-6.
2. Feissel M, Michard F, Faller JP, Teboul JL. The respiratory variation in inferior vena cava diameter as a guide to fluid therapy. Intensive Care Med. 2004;30:1834-7.
3. Feissel M, Michard F, Mangin I, Ruyer O, Faller JP, Teboul JL. Respiratory changes in aortic blood velocity as an indicator of fluid responsiveness in ventilated patients with septic shock. Chest. 2001;119: 867-73.
4. Kolias TJ, Aaronson KD, Armstrong WF. Doppler-derived dP/dt and – dP/dt predict survival in congestive heart failure. J Am Coll Cardiol. 2000;36:1594-9.
5. Lamia B, Ochagavia A, Monnet X, Chemla D, Richard C, Teboul JL. Echocardiographic prediction of volume responsiveness in critically ill patients with spontaneously breathing activity. Intensive Care Med. 2007;33(7):1125-32.
6. Ommen SR, Nishimura RA, Hurrell DG, KlarichKW. Assessment of right atrial pressure with 2-dimensional and Doppler echocardiography: a simultaneous catheterization and echocardiographic study. Mayo Clin Proc. 2000;75:24-9.
7. Rudski LG, Lai WW, Afilalo J, Hua L, Handschumacher MD, Chandrasekaran K, et al. Guidelines for the echocardiographic assessment of the right heart in adults: a report from the American Society of Echocardiography endorsed by the European Association of Echocardiography, a registered branch of the European Society of Cardiology, and the Canadian Society of Echocardiography. J Am Soc Echocardiogr. 2010 Jul;23(7):685-713.
8. Vieillard-Baron A, Chergui K, Rabiller A, Peyrouset O, Page B, Beauchet A, Jardin F. Superior vena cava collapsibility as a gauge of volume status in ventilated septic patients. Intensive Care Med. 2004;30(9): 1734-9.
9. Yi JE, Lee DH, Cho EJ, Jeon HK, Jung HO, Youn HJ. Doppler-derived left ventricular negative dP/dt as a predictor of atrial fibrillation or ischemic stroke in patients with degenerative mitral regurgitation and normal ejection fraction. Echocardiography. 2014;31:285-92.
10. Yock PG, Popp RL. Noninvasive estimation of right ventricular systolic pressure by Doppler ultrasound in patients with tricuspid regurgitation. Circulation. 1984;70:657-62.

7

Avaliação das valvopatias

"Existem de fato duas coisas, ciência e opinião; o
primeiro gera conhecimento, o último ignorância."

Hipócrates
(460 a.C.-377 a.C.)

De acordo com a *Nômina anatômica* de 1987 (Comissão de Nomenclatura da Sociedade Brasileira de Anatomia), recomenda-se utilizar o termo "valva" para o conjunto valvar (p. ex., valva aórtica, valva mitral). As valvas atrioventriculares possuem cúspides (p. ex., cúspide posterior da valva mitral), enquanto as valvas ventrículo-arteriais possuem válvulas (p. ex., válvula coronariana direita da valva aórtica). Assim, deve-se utilizar preferencialmente o termo "valva aórtica bivalvular" (e não "bicúspide"). O termo "folheto" deve ser reservado para a descrição das próteses valvares biológicas e elemento para prótese mecânica.

A descrição das valvas deve incluir inicialmente o aspecto estrutural como mobilidade das cúspides e válvulas, alterações morfológicas e, finalmente, as alterações funcionais relacionadas aos fluxos transvalvares. A descrição de prováveis mecanismos e etiologias das valvopatias (p. ex., prolapso da cúspide anterior da valva mitral, ruptura de cordoalha, valva mitral com fusão comissural etc.) é recomendável, bem como os seus possíveis efeitos hemodinâmicos, como aumento das cavidades, hipertrofia e alterações na função ventricular.

Insuficiência mitral

A insuficiência mitral (IM) é classificada como orgânica (primária) ou funcional (secundária). A primeira ocorre por causa da doença intrínseca do aparelho valvar e a funcional é causada por remodelamento regional ou global do ventrículo esquerdo, que impede a coaptação das cúspides, sem anormalidades estruturais da valva mitral propriamente dita (Tabela 7.1).

Carpentier propôs uma classificação funcional de particular importância para o planejamento cirúrgico do reparo valvar que divide a insuficiência mitral em três tipos de mecanismos, de acordo com a mobilidade das cúspides. Vale ressaltar que uma mesma causa pode produzir regurgitação por diferentes mecanismos (Figura 7.1).

Tabela 7.1 Etiologia da insuficiência mitral primária e secundária

Primária	
Degeneração mixomatosa do PVM	Prolapso, *flail*, ruptura ou alongamento das cordas
Alterações degenerativas	Calcificação, engrossamento
Infeccioso	Vegetações, perfuração por endocardite
Inflamatória	Reumática, colagenopatias, radiação, drogas
Congênita	*Cleft*, valva em paraqueda e valva em arcada
Secundária	
Etiologia isquêmica	Secundária a doença arterial coronária com dilatação global ou regional do VE
Não isquêmica	Dilatação global do VE
Dilatação anular	Fibrilação atrial, cardiomiopatia restritiva

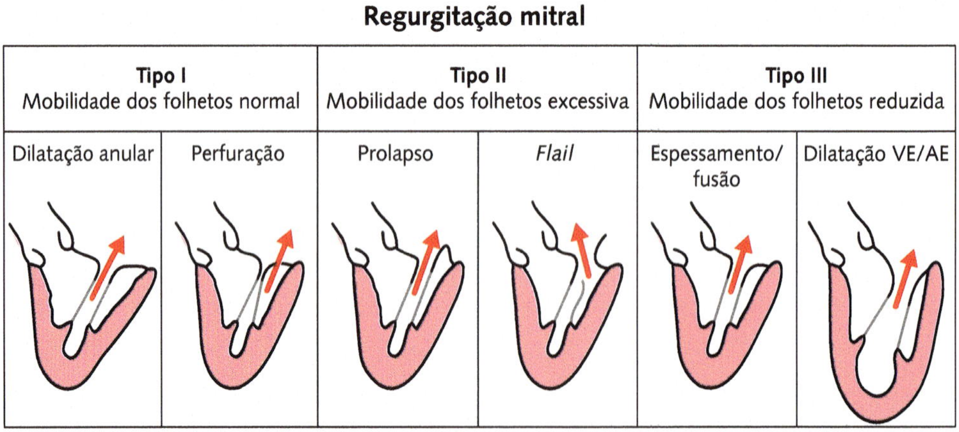

Regurgitação mitral

Tipo I Mobilidade dos folhetos normal		Tipo II Mobilidade dos folhetos excessiva		Tipo III Mobilidade dos folhetos reduzida	
Dilatação anular	Perfuração	Prolapso	*Flail*	Espessamento/ fusão	Dilatação VE/AE

■ Figura 7.1 Representação de mecanismos da insuficiência mitral segundo a classificação de Carpentier.

Para uma adequada identificação e quantificação da insuficiência mitral, deve-se descrever as alterações anatômicas da valva, a possível etiologia e mecanismo e o grau de insuficiência (discreta, moderada ou importante). O termo "severo" não deve ser utilizado por não representar, na língua portuguesa, correspondência com a intensidade "grave" ou "importante". As dimensões do átrio e ventrículo esquerdos, a fração de ejeção (FE) e a pressão sistólica em artéria pulmonar são parâmetros importantes para conduta e avaliação prognóstica de pacientes com insuficiência mitral e devem, portanto, constar da análise descritiva do estudo ecocardiográfico. Quando isso não for possível, deve-se descrever a limitação.

Diversos parâmetros qualitativos e quantitativos devem ser utilizados para identificar, classificar, definir o grau e decidir-se o momento cirúrgico de insuficiência mitral, conforme pontuados abaixo e que devem compor a análise integrada do estudo ecocardiográfico:

- Qualitativos:
  » Intensidade do sinal em relação ao fluxo anterógrado – um sinal fraco reflete insuficiência discreta; um sinal intermediário, insuficiência moderada e um sinal quase igual ao fluxo anterógrado, insuficiência importante.
  » Velocidade do fluxo anterógrado, uma onda E ampla no fluxo de via de entrada do VE ≥ 1,2 m/s (Figura 7.2), também é outro marcador de refluxo importante. É recomendável não usar nos casos de aumento de pré-carga, estenose mitral, taquicardia ou anemia.
  » Formato da curva de velocidade pelo Doppler contínuo da insuficiência mitral (quando a função ventricular é normal, há uma rápida aceleração em direção ao pico de velocidade, com uma alta velocidade mantida na sístole e com a desaceleração rápida antes da abertura diastólica da valva mitral. Quando a IM é importante, a curva tem formato triangular com pico máximo de velocidade na protossístole e fase ascendente rápida, geralmente > 4 a 6 m/s).
  » Fluxo reverso em veia pulmonar (é mais específico quando acontece em duas ou mais veias pulmonares; pode ser falso-positivo quando o jato é excêntrico para uma única veia pulmonar).
  » Área do jato regurgitante > 8 cm^2 (esse parâmetro sofre forte influência de vários fatores técnicos e hemodinâmicos, como pressão arterial, resistência vascular periférica, pressão e complacência atriais). Para utilizá-lo, deve-se sempre deixar o limite de Nyquist do Doppler colorido ao máximo.

- Quantitativos:

Vena contracta

A *vena contracta* é a porção mais estreita do jato de regurgitação mitral distal ao orifício valvar anatômico. Sua análise pelo mapeamento de fluxo em cores demonstrou ter boa correlação com outros métodos quantitativos para a gravidade da insuficiência mitral. A medida dessa porção maior ou equivalente a 0,7 cm no plano paraesternal longitudinal (Figura 7.2) ou apical de quatro câmaras frequentemente está

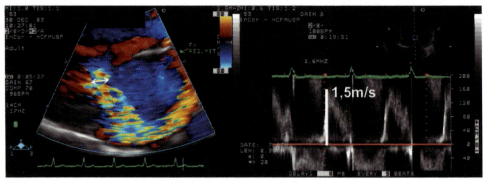

■ **Figura 7.2** Representação da medida da *vena contracta* no plano paraesternal longitudinal e da velocidade do influxo mitral > 1,2 m/s (1,5 m/s).

associada a grandes volumes regurgitantes. Uma limitação desse método é a presença de mais de um jato regurgitante, pois ainda não há uma definição de como esses valores devem ser interpretados.

Volume regurgitante e fração regurgitante

As medidas do volume regurgitante (VR) e da fração regurgitante (FR) têm sua importância na quantificação de lesões valvares e são calculadas, sabendo-se que o fluxo total anterógrado (Qa), através de uma valva regurgitante, corresponde ao fluxo sistêmico (Qs) somado ao fluxo regurgitante (Qr).

Assim, o VR em pacientes com insuficiência mitral pode ser calculado como a diferença entre o volume mitral e o volume aórtico (Figura 7.3) e é descrito em mL/batimento cardíaco.

O volume regurgitante pode ser calculado da seguinte forma, passo a passo:

Volume mitral = área do anel mitral × VTI mitral (calculados no anel mitral)

Volume aórtico = área VSVE (paraesternal longitudinal) × VTI VSVE (apical)

VR = V mitral − V aórtico

Em que V = volume.
- A FR é calculada como a porcentagem do VR em relação ao fluxo anterógrado através da valva regurgitante e, portanto, pode ser calculada da seguinte maneira:

7 AVALIAÇÃO DAS VALVOPATIAS | 167

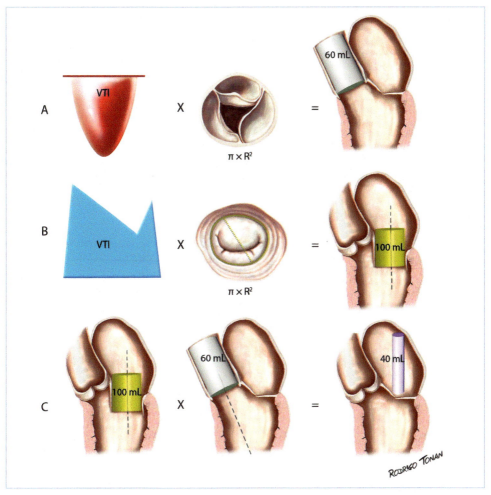

Figura 7.3 Esquema para o cálculo do volume regurgitante e fração regurgitante.

Fração regurgitante = VR / orifício regurgitante valvar mitral × VTI mitral × 100

ou

$$FR = \frac{V \text{ mitral} - V \text{ aórtico}}{V \text{ mitral}} \times 100$$

Em que: VR = volume regurgitante; V mitral = VTI mitral × πR^2 anel mitral; V aórtico = VTI aórtico × πR^2 aórtico.

Cálculo de área do orifício regurgitante pelo PISA (*proximal isovelocity surface area*)

O PISA é um método para calcular a área do orifício regurgitante que se baseia no princípio da conservação do fluxo (lei de conservação de massa) em hemisférios de isovelocidade na direção do orifício regurgitante (Figuras 7.4a, 7.4b e 7.4c).

Para a medida do PISA, recomenda-se:

- Otimizar a imagem de fluxo em cores da insuficiência mitral a partir do plano apical de quatro câmaras;
- Expandir a imagem utilizando o *zoom*;

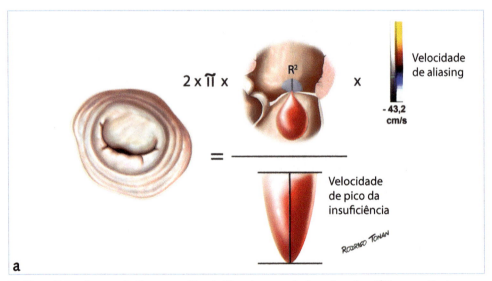

■ **Figura 7.4a** Representação esquemática da fórmula para calcular a área do orifício regurgitante.

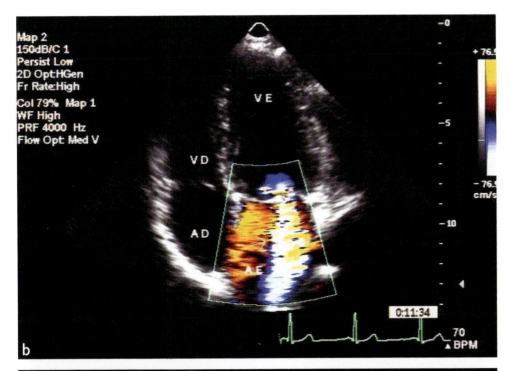

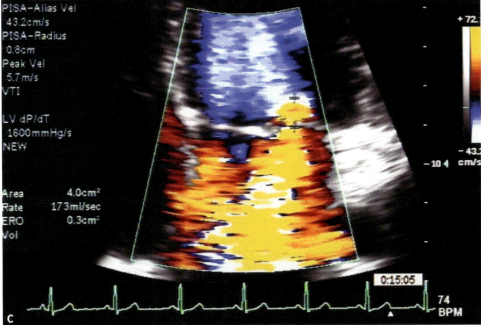

■ **Figuras 7.4b e 7.4c** Identificação do fluxo regurgitante na mesossístole e seu *zoom* para cálculo do raio da hemicúpula com a primeira mudança de isovelocidade. Baixar a linha de base do mapeamento de fluxo em cores para aproximadamente 40 cm/s. AD: átrio direito; AE: átrio esquerdo; VD: ventrículo direito; VE: ventrículo esquerdo.

- Desviar a escala de cores basal para baixo (velocidade negativa – azul) para o momento de melhor visualização da velocidade de *aliasing* para aproximadamente 40 cm/s; habitualmente, quando não se abaixa a linha de base da escala de velocidade do mapeamento colorido, tem-se dificuldade em visualizar os hemisférios na zona de convergência de fluxo. Dessa forma, pode-se inferir que, quando há zona de convergência visível com limite de Nyquist entre 50 e 60 cm/s, o grau da regurgitação deve ser mais que discreto.
- Medir o raio, em centímetros, do hemisfério de convergência de fluxo determinada pela distância entre a primeira mudança de cor de azul para vermelho/amarelo e o plano da valva mitral por onde passa o jato regurgitante. Deve-se realizar a medida do raio do maior hemisfério, o que usualmente ocorre na mesossístole, na IM orgânica, e na protossístole, na IM funcional, evitando zonas de convergência cônicas ou achatadas.
- Obter a curva de velocidade de pico da insuficiência mitral (IM) por meio do Doppler contínuo;
- A área do orifício regurgitante (AOR) pode ser medida pela seguinte fórmula:

$$\text{AOR (cm}^2) = 2 \times \pi \times R^2 \times \text{velocidade de } \textit{aliasing} \text{ (cm/s)/}$$
$$\text{velocidade de pico da IM pelo Doppler contínuo (cm/s)}$$

O VR também pode ser calculado por esse método, aplicando-se a fórmula:

$$\text{VR (mL)} = \text{AOR (cm}^2) \times \text{VTI da IM pelo Doppler contínuo (cm)}$$

A Tabela 7.2 e a Figura 7.6 demonstram os parâmetros utilizados para se avaliar a gravidade da regurgitação mitral crônica.

Tabela 7.2 Classificação ecocardiográfica da insuficiência mitral

Grau IM	Área do jato/ área AE	Vena contracta	VR	AOR	FR
Discreta	< 20%	< 3 mm	< 30 mL/bat	< 0,20 cm²	< 30%
Moderada	20-49%	3-6,9 mm	30-59 mL/bat	0,20-0,39 cm²	30-49%
Importante	≥ 50%	≥ 7 mm	≥ 60 mL/bat (pode ser menor em condições de baixo fluxo)	≥ 0,40 cm² (pode ser menor em IM secundária com AOR elíptica)	≥ 50%

IM: insuficiência mitral; AE: átrio esquerdo; VR: volume regurgitante; AOR: área de orifício regurgitante, FR: fração regurgitante; %: porcento; mm: milímetro; mL/b: mililitros por batimento; cm²: centímetro quadrado.

Vários parâmetros ecocardiográficos servem como preditores do sucesso ou da falência do reparo mitral. Na IM orgânica, os principais fatores relacionados ao insucesso do reparo são: presença de um grande jato regurgitante central; dilatação importante do anel mitral maior do que 50 mm; envolvimento de três ou mais *boceladuras*, especialmente se a cúspide anterior estiver envolvida; extensa calcificação valvar[14], perda de tecido valvar. Na IM funcional, o insucesso está relacionado à distância entre o plano do anel e o ponto de coaptação das cúspides ser maior do que 1 cm e se a área do *tenting* (conformação côncava de coaptação das cúspides em relação ao anel) for maior do que 2,5 cm² e se o ângulo entre a cúspide posterior e o plano do anel mitral é maior do que 45 graus e o diâmetro do anel mitral > 37 mm (Figura 7.5).

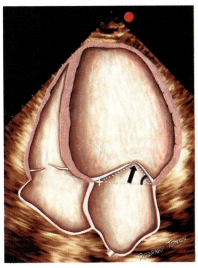

■ **Figura 7.5** A figura de um plano apical de quatro câmaras demonstra um exemplo de como fazer a medida da altura da coaptação (seta preta) e a estimativa do ângulo entre a cúspide posterior e o anel mitral (arco preto). Também demonstra como mensurar a área do *tenting* (pontilhado).

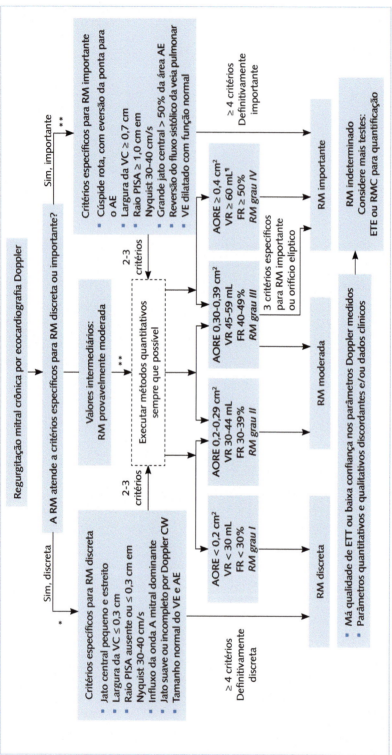

Figura 7.6 Algoritmo para a integração de múltiplos parâmetros da gravidade da regurgitação mitral (RM). Se a aquisição de imagens for tecnicamente difícil, considere ecocardiograma transesofágico (ETE) ou ressonância magnética cardiovascular (RMC). A gravidade da RM pode ser indeterminada em decorrência da má qualidade da imagem, problemas técnicos com os dados, inconsistência interna entre os parâmetros de eco ou discordância com achados clínicos. * Cuidado com a subestimação da gravidade da RM em jatos excêntricos que colidem com a parede; a quantificação é aconselhada. ** Todos os valores da área do orifício regurgitante efetivo (AORE) pelo PISA assumem RM holossistólica; Insuficiência mitral não holossistólica superestima o volume regurgitante pelo PISA. ¶ O volume regurgitante para RM importante pode ser menor em condições de baixo fluxo.

Fonte: Zoghbi et al., 2017.

Estenose mitral

É uma doença que se caracteriza por estreitamento do orifício valvar, que em adultos normais pode variar de 4 a 6 cm². A estenose mitral pode ser causada por febre reumática, calcificação do anel mitral, lúpus eritematoso, doença carcinoide ou pode ser de origem congênita.

A avaliação ecocardiográfica deve incluir anatomia, mobilidade e grau de calcificação da valva; gradiente de pressão transmitral médio, área da valva mitral, pressão em artéria pulmonar, insuficiência mitral coexistente e função sistólica do ventrículo direito.

Em pacientes com estenose importante, principalmente aqueles candidatos à valvoplastia por cateter-balão, deve-se sempre descrever o escore ecocardiográfico de Wilkins (escore de Block).

Os aspectos característicos da estenose mitral reumática ao modo unidimensional (modo M) e bidimensional incluem fusão comissural, calcificação e espessamento das cúspides valvares e do aparelho subvalvar, retificação da rampa E-F (Figura 7.7), movimentação anterior da cúspide posterior, que se movimenta em conjunto e na mesma direção da cúspide anterior durante a diástole, aparência de bastão de hóquei da cúspide anterior da valva mitral na diástole no plano paraesternal longitudinal ou apical ao bidimensional (Figura 7.8) e átrio esquerdo aumentado.

Os critérios ecocardiográficos de Wilkins devem ser classificados de acordo com a Tabela 7.3 e a Figura 7.9. O escore total pode variar de 4 a 16. Pacientes com escore ≤ 8 (aparelho subvalvar e calcificação ≤ 2), têm alta probabilidade de bom resultado. Pacientes com escore ecocardiográfico maior do que 8 têm pouca probabilidade de resultados favoráveis quando tratados pela valvotomia por cateter-balão.

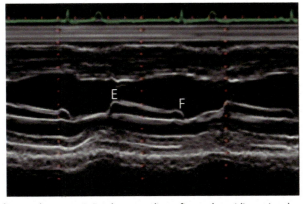

■ **Figura 7.7** Retificação da rampa E–F pela ecocardiografia modo unidimensional.

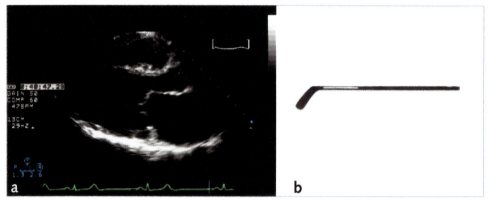

■ **Figura 7.8** Janela paraesternal eixo longo ilustrando a cúspide anterior mitral (a) em aspecto de bastão de hóquei (b).

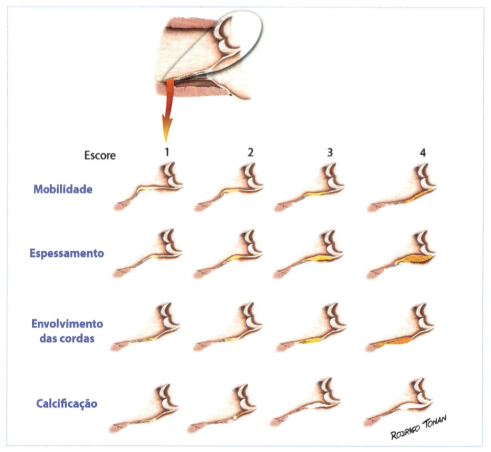

■ **Figura 7.9** Os quatro componentes do escore de Wilkins incluem: mobilidade (1), espessamento (2), envolvimento do aparelho subvalvar (3), calcificação (quantidade de "pontos brilhantes") (4).

Tabela 7.3 Escore ecocardiográfico de acordo com Wilkins

Escore	Mobilidade	Espessamento das cúspides	Espessamento subvalvar	Calcificação
1	Alta mobilidade, restrição apenas das extremidades das cúspides	Espessura próxima do normal (4-5 mm)	Espessamento mínimo, apenas na porção abaixo das cúspides	Única área ecodensa brilhante
2	Porções basais e médias com mobilidade normal	Porção média normal, espessamento das extremidades (5-8 mm)	Espessamento estendendo-se até o terço proximal das cordas	Áreas brilhantes confinadas às extremidades das cúspides
3	Valva move-se para a frente na diástole, principalmente pela base	Espessamento de toda a cúspide (5-8 mm)	Espessamento estendendo-se até o terço distal das cordas	Brilho se estendendo até a porção média das cúspides
4	Mínimo ou nenhum movimento das cúspides na diástole	Espessamento importante de toda a cúspide (> 8 mm)	Espessamento importante e encurtamento de todas as estruturas subvalvares	Brilho intenso na maior parte do tecido valvar

A área valvar mitral deve ser aferida preferencialmente pela planimetria da circunferência interna da valva no plano paraesternal transversal, no ponto de menor abertura das cúspides, em sua extremidade mais distal, durante a diástole média. Esse método apresenta limitação de aplicação em pacientes com valvas extremamente calcificadas, ou já submetidos previamente à comissurotomia (Figura 7.10). A planimetria avaliada por ecocardiografia tridimensional fornece uma medida de área mais precisa na EM calcificada, por conseguir passar um ponto de corte na extremidade das cúspides, na região de menor abertura.

A medida da separação das cúspides da valva mitral, medindo a distância entre as extremidades das cúspides nas janelas paraesternal eixo longo e quatro câmaras, foi apresentada como uma medida confiável de gravidade da estenose mitral e como um substituto para a área da valva mitral. Um valor < 0,8 cm tem uma excelente especificidade e valor preditivo positivo para estenose mitral grave (98 e 96%, respectivamente). No entanto, a separação de 1,2 cm ou mais fornece uma boa especificidade e valores preditivos positivos para estenose moderada ou discreta (Figura 7.11).

Uma alternativa para a medida da área valvar é a avaliação hemodinâmica pelo Doppler contínuo, que quantifica a estenose por métodos como tempo de meia pressão, equação de continuidade e PISA.

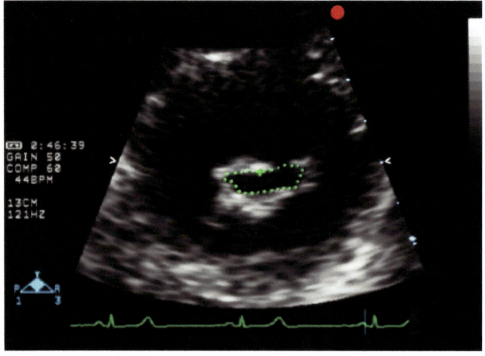

■ **Figura 7.10** Janela paraesternal eixo curto ilustrando a planimetria de uma valva estenótica com área de 0,73 cm².

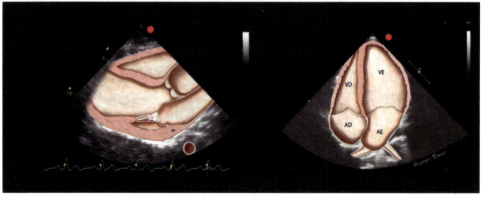

■ **Figura 7.11** Janela paraesternal eixo longo (a) e apical de quatro câmaras (b) ilustrando a medida da distância entre as cúspides (seta). AD: átrio direito; AE: átrio esquerdo; VD: ventrículo direito; VE: ventrículo esquerdo.

Pressure half time (PHT) ou tempo de meia-pressão

É o tempo que o gradiente de pressão leva para cair à metade de seu valor inicial (Figuras 7.12a e 7.12b).

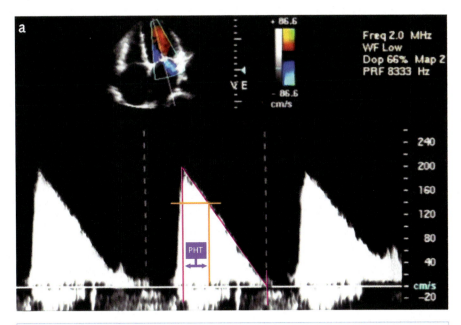

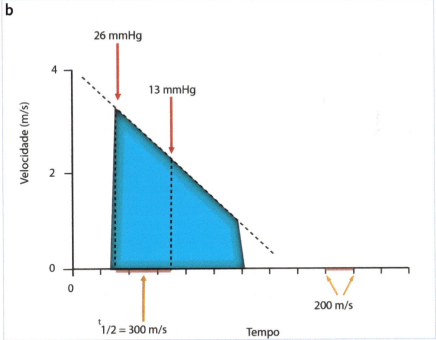

■ **Figuras 7.12a e 7.12b** Estimativa da área valvar mitral pelo método do tempo de meia-pressão (PHT). (a) O cursor inicial é colocado no pico da onda E e deve ser ajustado rente à rampa descendente da onda E. A "metade" da pressão inicial é identificada automaticamente. (b) Figura explicativa do racional da medida.

Para a medida do PHT:

- Obter o espectro do Doppler contínuo do fluxo valvar mitral no plano apical quatro câmaras;
- Determinar o tempo de meia pressão, que é automatizado na maioria dos aparelhos. O cursor inicial é colocado no pico da onda E e deve ser ajustado rente à rampa descendente da onda E.

O PHT

A velocidade que corresponde a uma pressão equivalente a 50% do gradiente instantâneo não é a metade da velocidade máxima do fluxo transmitral.

$$\text{Velocidade PHT} = 0{,}71 \times \text{Velocidade máxima}$$

$$\text{Velocidade PHT} = \text{velocidade máxima}/1{,}4$$

$$\text{PHT} = 0{,}29 \times \text{TD}$$

A área valvar mitral também pode ser calculada pelas fórmulas simplificadas abaixo:

$$\text{Área valvar mitral} = \frac{220}{\text{PHT}}$$

$$\text{Área valvar mitral} = 759/\text{TD}$$

Em que: TD = tempo de desaceleração da onda E mitral.

O sinal de Doppler contínuo espectral usado é o mesmo para a medição do gradiente mitral. Deve-se prestar atenção à qualidade do contorno espectral Doppler, em particular na rampa de desaceleração, que é por vezes bimodal. Nessas condições, a diminuição da velocidade de fluxo mitral é mais rápida na diástole inicial do que durante a parte seguinte da onda E. Nesses casos, é recomendável que se utilize a rampa de desaceleração na diástole média, ao invés do declive inicial da rampa de desaceleração (Figura 7.13). Nos pacientes com fibrilação atrial, deve-se evitar utilizar traçados com fluxo de diástole muito curta.

Pacientes com débito cardíaco baixo ou bradicardia podem apresentar gradientes baixos, mesmo na presença de estenose mitral importante. A presença de regurgitação valvar aórtica significativa e alterações do relaxamento ventricular podem alterar o tempo de meia pressão em razão da rápida equalização pressórica entre o átrio esquerdo e o ventrículo esquerdo na diástole. No caso da insuficiência aórtica, pode-se superestimar a área valvar real e no caso da alteração de relaxamento do ventrículo esquerdo (disfunção diastólica grau I), pode-se subestimar a área valvar. Dessa maneira, a área valvar idealmente deverá ser aferida pela planimetria, equação de continuidade ou pelo método PISA.

Cálculo da área valvar mitral pela equação de continuidade

Baseia-se no princípio de conservação da massa, ou seja, o fluxo que passa pela valva mitral deve ser igual ao da valva aórtica, desde que não haja insuficiência aórtica significativa. Na presença de insuficiência aórtica significativa, pode-se utilizar a valva pulmonar.

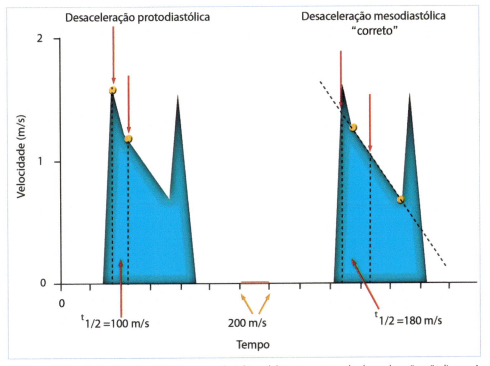

■ **Figura 7.13** Determinação de PHT com onda E bimodal e com rampa de desaceleração não linear. A rampa não deve ser medida na parte inicial (reproduzida e adaptada de Gonzalez et al.).

Para o cálculo da área valvar mitral, deve-se (Figura 7.14):

- Calcular a área de secção transversa da via de saída do ventrículo esquerdo (VSVE) pela fórmula πR^2.
- Calcular a VTI (integral velocidade-tempo) na VSVE registrada com o Doppler pulsátil no plano apical cinco câmaras.
- Aferir a VTI da curva do Doppler contínuo através da valva mitral estenótica.
- Utilizar a fórmula a seguir:

$$\text{Área valvar mitral (cm}^2\text{)} = \frac{\text{AST VSVE (cm}^2\text{)} \times \text{VTI VSVE (cm)}}{\text{VTI mitral (cm)}}$$

Não pode ser usada em casos de fibrilação atrial, IM ou IA importante, pois o débito cardíaco varia de batimento a batimento ou quebra-se o princípio de continuidade do fluxo, respectivamente.

Gradiente diastólico AE-VE

Pelo Doppler contínuo, são determinados os gradientes diastólico máximo e médio através da valva mitral. Pacientes em fibrilação atrial apresentam intensa variação dos

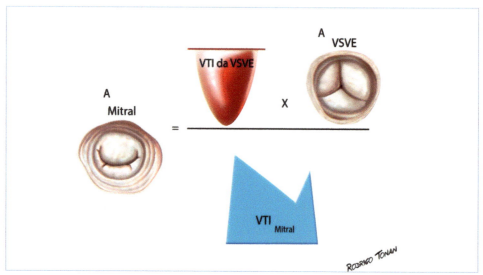

■ **Figura 7.14** Esquema do cálculo da área valvar mitral pela equação de continuidade. VSVE: via de saída do ventrículo esquerdo; VTI: integral velocidade-tempo.

gradientes transvalvares, sendo recomendada a realização de, no mínimo, cinco medidas consecutivas desses gradientes para a obtenção da média dos valores. A classificação ecocardiográfica da gravidade da estenose mitral segue na Tabela 7.4 a seguir.

Tabela 7.4 Classificação da gravidade da estenose mitral

Estenose valvar mitral	Área valvar	Gradiente diastólico médio*	Pressão sistólica em artéria pulmonar*
Discreta	1,6-2,5 cm²	< 5 mmHg	≤ 30 mmHg
Importante assintomática	1,1-1,5 cm²	5 a 9 mmHg	30 a 49 mmHg
Importante sintomática	≤ 1,0 cm²	≥ 10 mmHg	≥ 50 mmHg

*Não usar esta medida isoladamente, somente se for concordante com a área valvar.

Insuficiência aórtica

A classificação anatômico-funcional é de fundamental importância para a definição da abordagem terapêutica e técnica cirúrgica. A Figura 7.21 demonstra a classificação atual da insuficiência aórtica (IA) de acordo com a classificação de Carpentier adaptada que deve ser realizada em todos os exames de pacientes com insuficiência aórtica clinicamente significativa.

A valva aórtica é composta por três válvulas semilunares ligadas à parede da aorta e formando em parte, os seios de Valsalva. Dada a anatomia da valva aórtica, a IA resulta da doença das válvulas e/ou da raiz da aorta que resulta em má coaptação da valva (Figura 7.15). A maioria destas anormalidades produz insuficiência crônica

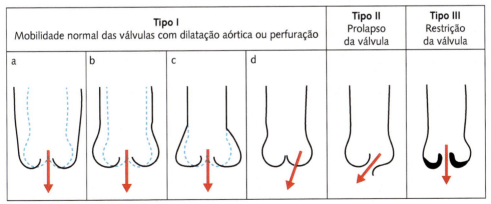

■ **Figura 7.15** Classificação e mecanismo da insuficiência aórtica. O tipo Ia representa aumento da junção sinotubular e dilatação da aorta ascendente. O tipo Ib representa a dilatação dos seios de Valsalva e da junção sinotubular. O tipo Ic representa a dilatação da junção ventrículo-arterial (anel). Tipo Id denota perfuração da válvula aórtica.

com instalação lenta, dilatação ventricular esquerda insidiosa, compensatória ao excesso de volume diastólico final, sem afetar a função sistólica, que só acorrerá posteriormente com uma fase prolongada assintomática. Outras lesões, como endocardite infecciosa, dissecção aórtica e trauma, mais frequentemente produzem regurgitação aórtica aguda importante, podendo resultar em súbita elevação da pressão de enchimento ventricular esquerdo e redução do débito cardíaco, sem dilatação ventricular.

Os métodos ecocardiográficos para a quantificação da insuficiência aórtica incluem o bidimensional, o mapeamento do fluxo sanguíneo com o Doppler pulsátil, o estudo do fluxo sanguíneo com o Doppler contínuo e o mapeamento de fluxos em cores.

Além de anormalidades anatômicas da valva aórtica e da dilatação ventricular esquerda secundária, que ocorre em resposta à sobrecarga de volume, vários sinais indiretos podem ser vistos em pacientes com insuficiência aórtica: maior separação septal do ponto E, vibrações de alta frequência e arqueamento (*doming*) reverso da cúspide anterior da valva mitral, que causam lesão do jato no septo ou na valva mitral, caracterizadas por espessamento.

A incorporação das técnicas com Doppler (pulsado e contínuo) e mapeamento de fluxo em cores permitiram o desenvolvimento de métodos semiquantitativos e quantitativos para avaliar o grau da insuficiência (Tabela 7.5 e Figura 7.22).

Os planos paraesternal longitudinal e transverso são úteis e podem permitir a identificação da origem exata do jato regurgitante, assim como avaliar sua largura e área seccional transversa. O Doppler contínuo é usado para registrar o sinal de velocidade aórtica anterógrado a partir de uma janela apical. As dimensões do jato regurgitante proporcionam avaliação semiquantitativa da intensidade da regurgitação valvar por meio da determinação do alcance do fluxo regurgitante no ventrículo. Na janela paraesternal longitudinal, a regurgitação discreta está limitada à região proximal da via de saída do ventrículo esquerdo; moderada, o fluxo regurgitante pode ser detectado no plano valvar mitral, e importante, o fluxo se estende além da valva mitral para a cavidade ventricular. Na janela apical, jatos com até 2 cm de extensão a partir do plano valvar caracterizam insuficiência discreta; jatos que atingem o nível dos músculos papilares, moderada; e quando se estendem além destes, importante.

Utiliza-se o conceito do tempo necessário para se atingir a metade do gradiente de pressão entre a aorta e o ventrículo esquerdo (tempo de meia pressão ou *pressure half time* – PHT)[26]. Valores abaixo de 200 ms identificam insuficiência valvar de grau importante. O tempo de meia pressão tende a diminuir em situações de insuficiência valvar de maior magnitude, assim como a angulação da rampa de desaceleração do gradiente de pressão entre a aorta e o ventrículo esquerdo (Figura 7.16). Velocidade de desaceleração maior do que 4 m/s^2 indica insuficiência valvar de grau importante.

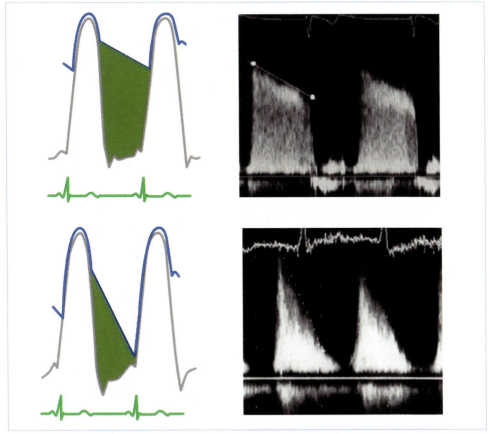

■ **Figura 7.16** Cálculo do tempo de meia-pressão (PHT) pelo Doppler contínuo. Quanto mais inclinada a curva de insuficiência aórtica, ou seja, menor o PHT, maior a gravidade da insuficiência.

Na insuficiência aórtica aguda (IAA) (Figura 7.17), o relaxamento ventricular é distinto dos casos de insuficiência aórtica crônica (Figura 7.18) e tais valores não refletem a gravidade da regurgitação, assim como nos casos com isquemia miocárdica associada, outras lesões valvares ou anormalidades congênitas (p. ex., persistência do canal arterial). Na IAA, o aumento da pressão diastólica final é maior à pressão atrial esquerda durante a contração do átrio, gerando o fechamento precoce da valva mitral, antes da contração atrial, o que é um sinal de importância hemodinâmica e implica necessidade de cirurgia de urgência. Esse fechamento precoce gera também regurgitação mitral diastólica. Às vezes, a valva ao modo unidimensional parece mostrar uma mínima reabertura telediastólica cuja inefetividade se confere pela ausência de fluxo da onda A registrável no fluxo transmitral.

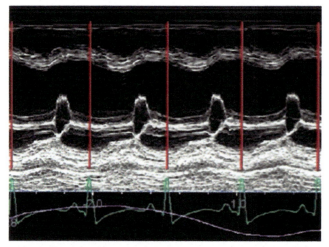

■ **Figura 7.17** Modo unidimensional representativo de um paciente com insuficiência aórtica aguda. Nota-se o fechamento mesodiastólico da valva mitral e o ventrículo esquerdo hiperdinâmico.

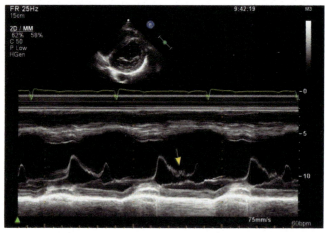

■ **Figura 7.18** Modo unidimensional representativo de um paciente com insuficiência aórtica crônica. Notam-se as finas vibrações diastólicas da valva mitral e abertura em "cúpula" da cúspide anterior (detalhe destacado pela seta).

Em uma pessoa normal, quando se registra o fluxo na aorta torácica descendente (2 cm abaixo da emergência da artéria subclávia) pelo Doppler pulsátil, observa-se na protodiástole um pequeno fluxo reverso, que é gerado pelo fechamento da valva aórtica correspondente ao fluxo diastólico para as coronárias e fluxo reverso referente à expansão diastólica da aorta na protodiástole. Quando a insuficiência é moderada ou importante, o fluxo reverso ocupa toda a diástole. Considera-se importante quando, ao tracejar todo o refluxo, a VTI for maior ou igual a 13 cm ou a velocidade diastólica final desse refluxo medir mais de 20 cm/s (Figura 7.19). Outras doenças também podem apresentar fluxo diastólico reverso na

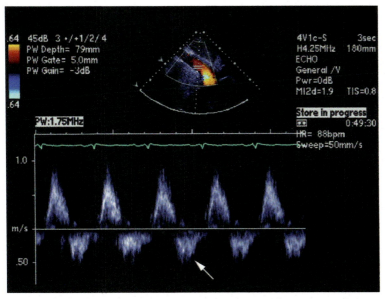

■ **Figura 7.19** Fluxo reverso em aorta abdominal em paciente com insuficiência aórtica de grau importante.

aorta, como rotura de seio de Valsalva, canal arterial pérvio, janela aorto-pulmonar, *shunt* aorto-subclávio e fístula coronária.

Embora a insuficiência aórtica seja considerada importante quando há fluxo sanguíneo reverso holodiastólico na aorta abdominal proximal, tal método apresenta algumas limitações por poder subestimar o grau de regurgitação, principalmente em pacientes com próteses valvares cardíacas com insuficiência paraprotética, em pacientes com disfunção ventricular esquerda ou com estenose mitral de grau importante. Resultados falso-positivos podem dever-se à presença de um canal arterial pérvio, no qual o fluxo diastólico é da aorta para a artéria pulmonar em vez de para o ventrículo esquerdo.

O uso do mapeamento do fluxo em cores leva em consideração a extensão do jato regurgitante, a área do jato regurgitante, a proporção entre a largura do jato regurgitante e o diâmetro da VSVE (as medidas são obtidas 1 cm abaixo do plano valvar na janela paraesternal longitudinal) e a largura da *vena contracta* do fluxo regurgitante (Figuras 7.20a e 7.20b).

A estimativa da gravidade da insuficiência valvar aórtica pela aferição do volume regurgitante e da fração regurgitante é realizada pela medida da relação entre o fluxo sistólico através da valva aórtica, representando tanto o fluxo anterógrado quanto o fluxo regurgitante, e o fluxo diastólico medido na valva mitral ou o fluxo sistólico através da valva pulmonar, representando somente o fluxo anterógrado efetivo (Figura 7.21). As li-

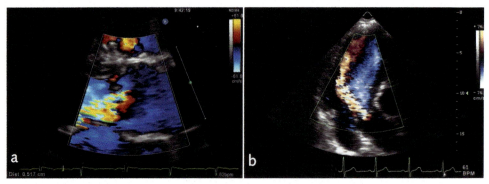

■ **Figuras 7.20a e 7.20b** Medida da *vena contracta* em pacientes com insuficiência aórtica crônica de grau moderado (5 mm) pelo plano paraesternal longitudinal e apical de três câmaras.

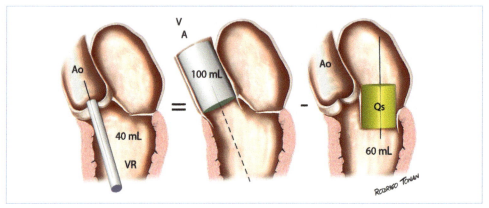

■ **Figura 7.21** Medida do volume regurgitante e fração regurgitante pelo cálculo de volume pelo Doppler. Ao: aorta.

mitações do método são: o tempo necessário para a sua realização, a possibilidade de pequenos erros de medidas gerarem grandes discrepâncias de resultados e a presença de outras valvopatias ou defeitos congênitos septais associados.

Outro método é o cálculo da área do orifício efetivo regurgitante, em que se considera o princípio da convergência de fluxos pelo método PISA.

O PISA é um método para calcular a área do orifício regurgitante que se baseia no princípio da equação de continuidade. Pelo princípio da conservação do fluxo em hemisférios de isovelocidade, que se formam na direção do orifício regurgitante, determina-se a velocidade de *aliasing* e seu raio, obtendo-se, portanto, o fluxo proximal ao orifício regurgitante. Para isto, desloca-se a rampa do limite de Nyquist do colorido para cima no plano apical de cinco câmaras e com valor de ± 40 cm/s. Esse re-

7 AVALIAÇÃO DAS VALVOPATIAS | 187

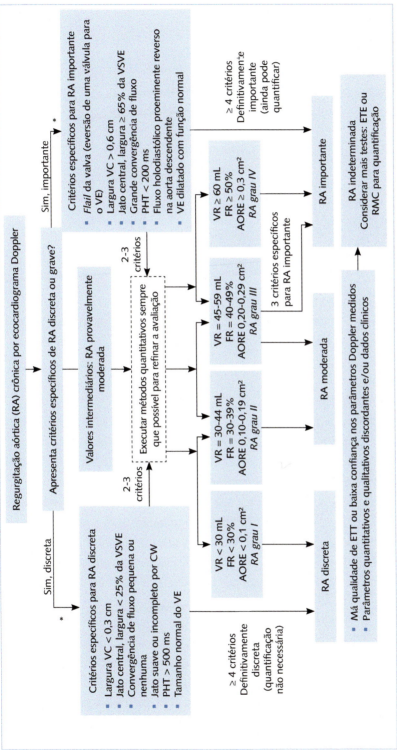

Figura 7.22 Algoritmo para a integração de vários parâmetros de gravidade de regurgitação aórtica (RA). Imagem ecocardiográfica de boa qualidade e dados completos de aquisição são assumidos. Se a imagem for tecnicamente difícil, considere ecocardiograma transesofágico (ETE) ou ressonância magnética cardiovascular (RMC). A gravidade da regurgitação aórtica pode ser indeterminada por causa da baixa qualidade da imagem, problemas técnicos com dados, inconsistência interna entre os achados de eco ou discordância com achados clínicos. * Cuidado com as limitações da avaliação do fluxo de cor em RA com jatos excêntricos; quantificação volumétrica e integração de outros parâmetros é aconselhável. AORE: área do orifício regurgitante efetivo. PHT: tempo de meia pressão; VSVE: via de saída do ventrículo esquerdo; FR: fração regurgitante; VC: vena contracta; VR: volume regurgitante.

Fonte: Zoghbi et al., 2017.

Tabela 7.5 Classificação da insuficiência valvar aórtica

IAo	Discreta	Moderada	Importante
Tempo de meia pressão	> 500 ms	200-499 ms	< 200 ms
Vena contracta	< 3 mm	3-6 mm	> 6 mm
Desaceleração da rampa de pressão VE-AO	< 2 m/s²	2-4 m/s²	> 4 m/s²
Largura jato IAo/ VSVE	< 25%	25-64%	≥ 65%
FR	< 30%	30-49%	≥50%
VR	< 30 mL/b	30-59 mL/b	≥ 60mL/b
AORE	< 0,1 cm²	0,1-0,29 cm²	≥ 0,3 cm²
Medida da velocidade diastólica final reversa Ao tor descendente			≥ 20 cm/s
Fluxo reverso da aorta abdominal	Ausente	Ausente ou discreto	Presente e holodiastólica

mL/b = mililitros por batimento.

sultado dividido pela velocidade de pico da regurgitação aórtica resulta na determinação do orifício regurgitante, o qual é um dos principais métodos na quantificação e determinação do prognóstico de indivíduos portadores de insuficiência aórtica.

Estenose aórtica

A avaliação anatômica da valva aórtica é baseada na análise pelos planos paraesternais eixo curto e longo para identificar o número de válvulas, descrever a mobilidade, o espessamento e a calcificação e, associado ao estudo Doppler, determinar o nível de obstrução: subvalvar, valvar ou supravalvar.

No estudo ecocardiográfico sistemático do paciente com estenose, é necessário descrever no mínimo os possíveis mecanismos e etiologia (fusão comissural, bivalvular, fibrocalcificação degenerativa etc.) (Figura 7.23), o tamanho das cavidades, a espessura miocárdica, o índice de massa ventricular esquerda, função sistólica do ventrículo esquerdo e os gradientes transvalvares sistólicos máximo e médio.

Os dados para avaliação da gravidade da estenose aórtica são:

Separação máxima das cúspides: em geral, se a estenose é importante, a abertura valvar é menor de 8,25 mm, seja na medida realizada com *zoom* em eixo paraesternal longitudinal ou modo unidimensional derivado de eixo curto. Se a abertura é ≥ 11,25 mm, o valor preditivo para estenose discreta é 96%.

A abertura valvar aórtica se correlaciona com o fluxo transvalvar. A abertura pode estar diminuída quando o volume sistólico anterógrado (volume ejetado) está diminuído, como na cardiomiopatia dilatada e na insuficiência mitral.

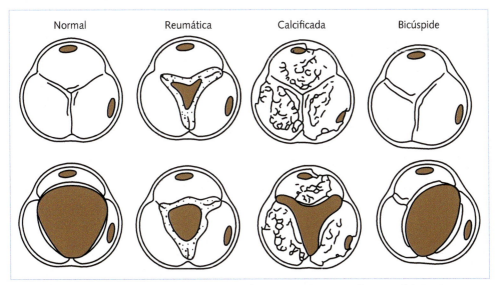

Figura 7.23 Etiologia da estenose aórtica: normal, estenose aórtica reumática, morfologia da estenose aórtica calcificada e valva bivalvular.
Fonte: adaptada de Otto, 2021.

A forma da curva de velocidade com Doppler continuo é também útil para distinguir o nível e a gravidade da obstrução.

Em uma obstrução fixa em qualquer nível a curva é mais arredondada na estenose importante, apresentando pico mais tardio. Quando a estenose é discreta o pico é na sístole inicial com uma forma triangular. Nas obstruções dinâmicas subvalvares, o espectro do Doppler tem um formato característico "em adaga", com pico tardio.

Os parâmetros primários hemodinâmicos recomendados para a avaliação clínica da gravidade da estenose aórtica são: medida da velocidade máxima através da valva estenótica, cálculo do gradiente médio de pressão transaórtica, determinação da área valvar por método da equação da continuidade.

O gradiente de pico de pressão pode ser calculado por meio da equação de Bernoulli simplificada demonstrada abaixo:

$$GP = 4\,V^2$$

Em que GP = gradiente de pico; V = velocidade.

Deve ser rotina a medida dos gradientes transvalvares sistólicos em todos os pacientes com estenose aórtica em todas as janelas possíveis, incluindo as janelas paraesternal direita, supraclavicular, supraesternal e subcostal. No laudo ecocardiográfico se deve informar a janela na qual foi obtido o maior gradiente sistólico. A medida da área valvar aórtica deve ser feita necessariamente nos pacientes com estenose significativa e naqueles com disfunção ventricular esquerda, qualquer que seja o grau de estenose. Será considerada estenose valvar aórtica quando o gradiente transvalvar máximo for maior ou equivalente a 25 mmHg em pacientes com função sistólica do ventrículo esquerdo normal. Em pacientes com estenose aórtica importante e disfunção ventricular esquerda significativa, os gradientes através da valva aórtica estenótica podem estar reduzidos em decorrência da disfunção ventricular.

A forma mais utilizada para se avaliar a gravidade da estenose valvar aórtica é pela medida dos gradientes transvalvares pela equação de Bernoulli simplificada, na qual são medidos os gradientes sistólicos máximos e médios em três ou mais batimentos devem ser promediadas para pacientes em ritmo sinusal . Nos pacientes em ritmo irregular deve-se considerar a média aritmética dos valores obtidos em 5-10 batimentos consecutivos.

As maiores limitações técnicas desse método ocorrem na presença de fluxos sanguíneos excêntricos e de imagem ecocardiográfica limitada. Esses gradientes são dependentes do fluxo transvalvar. Gradientes elevados podem ser obtidos na estenose discreta com exercício, gravidez ou estresse psíquico. Nos pacientes com estenose e insuficiência aórtica, o gradiente máximo pode estar aumentado pelo incremento do volume minuto anterógrado, que inclui o volume regurgitante. Quando o volume ejetado está diminuído – menor do que 35 mL/m^2 – o gradiente máximo pode ser menor, embora a estenose seja importante (estenose aórtica com baixo fluxo).

A gravidade da lesão valvar pode também ser determinada pela medida da área valvar pela planimetria ou equação de continuidade. A área valvar aórtica normal é de 3 a 4 cm^2. Pela planimetria, mede-se diretamente o orifício valvar durante a sístole. As maiores dificuldades desse método ocorrem quando a valva encontra-se muito calcificada, com pouca definição das bordas internas. Pela equação de continuidade, a área valvar aórtica pode ser obtida por meio dos seguintes passos:

- Medir o diâmetro da VSVE e calcular a área da secção transversa circular (AST VSVE), utilizando-se *zoom* do plano paraesternal longitudinal, na mesossístole no nível do anel valvar ou a 3-10 mm abaixo do anel valvar de acordo com a fórmula:

$$\text{AST VSVE} = D^2 \times 0,785$$

- Aferir a VTI na VSVE registrada com o Doppler pulsátil no plano apical de três ou cinco câmaras. Para localização adequada do fluxo da VSVE, inicialmente,

posiciona-se a amostra de volume no nível da valva aórtica estenótica documentando-se o característico fluxo de alta velocidade com *aliasing*. Procede-se, então, à retirada lenta da amostra dessa região, em direção apical até o momento em que haja queda súbita da velocidade. Nessa posição, deve ser medida a velocidade da VSVE;
- Aferir a VTI através do registro da curva do Doppler contínuo através da valva aórtica estenótica (VTIAo);
- Aplicar a equação de continuidade (Figura 7.24):

Sendo:

- AST VSVE = πR^2
- AST VSVE = $\pi \times (D/2)^2$
- AST VSVE = $D^2 \times 0,785$

$$\text{Área valvar aórtica} = \frac{\text{AST VSVE (cm}^2\text{)} \times \text{VTI VSVE (cm)}}{\text{VTI Ao (cm)}}$$

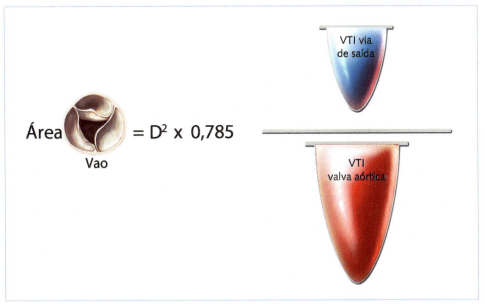

Figura 7.24 Representação esquemática da fórmula para obtenção da área valvar aórtica pela equação de continuidade simplificada. Área VAo: área da valva aórtica; D: diâmetro da via de saída do ventrículo esquerdo (VSVE).

As limitações para o uso dessa equação ocorrem principalmente quando há imprecisão na determinação do diâmetro da VSVE e quando são utilizadas velocidades pré-valvares maiores do que as reais. É considerado quadro de estenose aórtica importante quando a velocidade transvalvar máxima for igual ou superior a 4,0 m/s. A avaliação da gravidade da estenose aórtica pode também ser efetuada com o auxílio da relação entre V1/V2, em que V1 é a velocidade máxima ou VTI do fluxo sistólico em VSVE e V2 é a velocidade ou VTI através da valva aórtica. Portanto, esse método considera estritamente as implicações fluxométricas na avaliação da gravidade de estenose aórtica com gradiente elevado e função ventricular preservada. (Tabela 7.6).

A estenose aórtica pode ser classificada de acordo com seu gradiente e estado da fração de ejeção em (Figura 7.25):

- Estenose aórtica com gradientes elevados, fluxo normal e fração de ejeção preservada (FEVE > 50%).
- Estenose aórtica com gradientes reduzidos, fluxo reduzido e fração de ejeção preservada (FEVE > 50%).
- Estenose aórtica com gradientes reduzidos, fluxo reduzido e fração de ejeção diminuída (FEVE < 50%).

A seguir, os critérios para diagnóstico da estenose aórtica com gradientes elevados, fluxo normal e fração de ejeção preservada (FEVE > 50%).

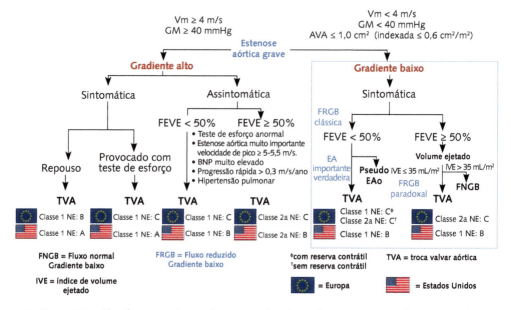

Figura 7.25 Classificação moderna e fluxograma diagnóstico da estenose aórtica de acordo com Calvin Woon-Loong Chin. J Am Heart Ass. 2021;10:22;16.

Tabela 7.6	Classificação da estenose valvar aórtica				
EAo	Área valvar (cm²)	Área valvar (cm²/m²)	Gradiente sistólico médio (mmHg)	Velocidade de pico (m/s)	Relação V1/V2
Discreta	> 1,5	> 0,85	< 20** (< 30*)	2,6-2,9	> 0,50
Moderada	1,0-1,5	0,6-0,85	20-40** (30-50*)	3,0- 4,0	0,25-0,50
Importante	< 1,0	< 0,6	≥ 40** (> 50*)	≥ 4,0	< 0,25

*ESC Guidelines[4]. **AHA/ACC Guidelines.

Estenose aórtica com gradientes reduzidos, fluxo reduzido e fração de ejeção preservada (FEVE > 50%)

É também denominada estenose aórtica com baixo fluxo paradoxal quando:

- Fração de ejeção do VE > 50%.
- Área valvar aórtica < 1 cm².
- Índice de volume sistólico < 35 mL/m².
- Gradiente médio: < 40 mmHg.

Em geral são pacientes com VE pequenos, hipertrofia concêntrica importantes com volumes de fim de diástole e sístole diminuídos, idosos, mulheres e muitas doenças concomitantes (HTA, diabetes, dislipidemia, ateroesclerose). Esses indivíduos apresentam um enchimento ventricular reduzido, seja por acentuada disfunção diastólica, seja devido à cavidade pequena. Além disso, têm um aumento acentuado da pós-carga, devido a uma dupla sobrecarga (valvar e vascular), uma vez que a resistência vascular sistêmica também está aumentada. Esses fatores em conjunto diminuem o volume sistólico do VE.

Em estudo retrospectivo com 512 pacientes com estenose aórtica importante (área valvar indexada de 0,6 cm²/m²), Hachicha et al. descreveram dois subgrupos de pacientes: 331 (65%) tinham volume ejetado do ventrículo esquerdo normal, definido por índice de volume ejetado > 35 mL/m²; e 181 (35%) tinham fluxo paradoxalmente reduzido, definido por índice de volume ejetado < 35 mL/m². Estes tinham mais mulheres, menor gradiente (32 ± 17 *versus* 40 ± 15 mmHg; P < 0,001), menor índice de volume diastólico final do ventrículo esquerdo (52 ± 12 *versus* 59 ± 13 mL/ m²), maior nível de pós-carga global elevada caracterizada pela impedância válvulo--arterial aumentada (5,3 ± 1,3 *versus* 4,1 + 0,7 mmHg mL^{-1} m^{-2}; P < 0,001) e menor sobrevida em 3 anos de 76% *versus* 86%.

Somente a idade, e a impedância válvulo-arterial > 5,5 mmHg/mL/m² (HR, 2,6; 95% IC, 1,2 a 5,7) e o tratamento clínico (HR, 3,3; 95% IC, 1,8 a 6,7) foram independentemente associadas à mortalidade.

Portanto, em pacientes com sinais de estenose aórtica importante (AV < 1,0 cm²), caracterizados por hipertrofia ventricular e redução significativa da mobilidade valvar e/ou calcificação e baixos gradientes, deve-se suspeitar da presença de estenose aórtica grave com baixo fluxo e baixo gradiente. Na história natural da estenose aórtica, esta parece ser uma fase avançada da doença, que precede a ocorrência de disfunção ventricular e queda ainda maior do gradiente. Calcula-se a impedância válvulo-arterial de acordo com a fórmula a seguir:

$$Zva = PAS + GM / IVEj$$

Em que: Zva = impedância válvulo-arterial; PAS = pressão arterial sistólica no momento do estudo ecocardiográfico; GM = gradiente médio em mmHg através da válvula aórtica; e IVEj = índice de volume ejetado medido pela via de saída do ventrículo esquerdo em mL/m².

Valores acima de 4,5 mmHg/mL/m² são considerados elevados.

Estenose aórtica com gradientes reduzidos, fluxo reduzido e fração de ejeção diminuída (FEVE < 50%)

A análise da estenose aórtica no grupo de pacientes com disfunção sistólica do ventrículo esquerdo é desafiadora. Nesses indivíduos, mesmo uma estenose aórtica grave pode gerar gradientes de pressão baixos dado o baixo fluxo aórtico. É importante diferenciar os pacientes com disfunção sistólica causada pela presença de estenose aórtica grave daqueles com grau menor de estenose aórtica associada a cardiopatia de outra causa que não a doença valvar. Nesses casos, podemos utilizar o ecocardiograma com baixas doses de dobutamina (até 20 μg/kg/min) que nos ajuda a fazer essa diferenciação. Nos casos de estenose aórtica grave, os gradientes de pressão estão rebaixados como consequência da falência da função sistólica. Após a infusão de dobutamina, pode ocorrer elevação dos gradientes, mas a área valvar permanece fixa quando calculada pela equação de continuidade. Isso acontece porque, por causa da infusão de dobutamina, há um aumento proporcional da velocidade máxima tanto do fluxo da via de saída quanto do jato transvalvar. Nas formas mais discretas de estenose, o aumento da velocidade da via de saída é maior do que a do jato transvalvar em decorrência do aumento funcional da área valvar e esta, quando calculada pela equação de continuidade, é maior, demonstrando uma lesão aórtica de menor importância. Outro dado importante fornecido pelo ecocardiograma com dobutamina é a presença de reserva contrátil no grupo de pacientes com estenose aórtica grave e disfunção ventricular esquerda, o que é definido pelo aumento do volume ejetado em mais de 20%. A definição utilizada de estenose aórtica com baixo fluxo e baixo gradiente inclui as seguintes condições:

- Área efetiva do orifício < 1,0 cm².
- Fração de ejeção do VE < 50%.
- Gradiente de pressão médio < 40 mmHg.
- Índice de volume sistólico < 35 mL/m².

A ecocardiografia sob estresse pela dobutamina fornece informações sobre as mudanças na velocidade, gradiente médio e área valvar à medida que aumenta a taxa de fluxo, e também fornece uma medida da resposta contrátil à dobutamina, pela alteração no volume ejetado ou fração de ejeção. Esses dados podem ser úteis para diferenciar duas situações clínicas:

- Estenose aórtica importante, causando disfunção sistólica do ventrículo esquerdo.
- Estenose aórtica moderada, com outra causa de disfunção ventricular esquerda (p. ex., infarto do miocárdio, ou uma cardiomiopatia primária).

O protocolo para a ecocardiografia de estresse com dobutamina para avaliação da gravidade na definição da causa da disfunção ventricular esquerda usa uma dose baixa a partir de 2,5 ou 5 μg/kg/min, com um aumento incremental na perfusão a cada 5 minutos, a uma dose máxima de 10-20 μg/kg/min. Existe o risco de arritmia, portanto, deve haver supervisão médica e doses elevadas de dobutamina devem ser evitadas. A infusão deve ser interrompida assim que um resultado positivo ou quando a frequência cardíaca começar a subir mais de 10-20 bpm em relação ao início ou ser superior a 100 bpm, com o pressuposto de que o efeito máximo foi inotrópico atingido.

Um aumento adicional na área da valva > 0,3 cm² ou para uma área valvar absoluta > 1,0 cm² sugere que a estenose não é importante. Vide Figura 7.26.

Estenose grave é sugerida pela velocidade de pico aórtico pelo Doppler contínuo > 4,0 m/s ou um gradiente médio > 40 mmHg, desde que a área da valva não exceda 1,0 cm², em qualquer momento do exame.

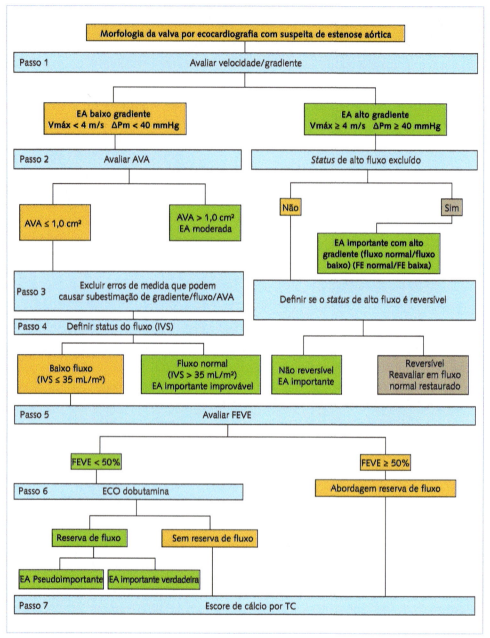

Figura 7.26 Abordagem integrada e gradual para classificar a gravidade da estenose aórtica (EA). FEVE: fração de ejeção do ventrículo esquerdo. Δ Pm: gradiente médio de pressão; IVS: índice de volume sistólico; TC: tomografia computadorizada.

Fonte: Baumgartner et al., 2017.

A ausência de reserva contrátil (falha para aumentar a fração de ejeção ou volume ejetado > 20%) é um preditor de alta mortalidade cirúrgica e de pior prognóstico a longo prazo, apesar de que a substituição da valva pode melhorar a função do VE.

Estenose tricúspide

A estenose tricúspide é rara e sua causa quase que exclusiva é a doença reumática em associação com comprometimento mitral. Pode também ser causada por doença cardíaca carcinoide, que afeta tanto a valva tricúspide quanto pulmonar e pode levar à estenose e à insuficiência (dupla lesão). Outra causa frequente é a calcificação das cúspides e do aparelho subvalvar, decorrente de presença de eletrodos de marca-passo. Deve-se descrever o aspecto morfológico da valva pela análise da presença de fusão comissural, espessamento, grau de redução de abertura das cúspides (análise subjetiva da gravidade da lesão), tamanho do átrio e ventrículo direitos e sua função sistólica.

O fluxo tricúspide normal apresenta uma velocidade entre 0,5 e 1 m/s, e o gradiente médio é menor do que 2 mmHg. Existe uma padronização para que as gravações sejam tomadas na velocidade de varredura de 100 m/s. Como as velocidades do fluxo tricúspide são afetadas pela respiração, todas as medidas tomadas devem ser calculadas pela média durante todo o ciclo respiratório ou em apneia expiratória final. A melhor avaliação da gravidade da estenose tricúspide ocorre com a frequência cardíaca < 100 bpm, de preferência entre 70 e 80 bpm.

Na presença de estenose tricúspide, a avaliação hemodinâmica com Doppler contínuo demonstra aumento na velocidade do influxo tricuspídeo, com consequente aumento dos gradientes transvalvares diastólicos. A presença de gradiente médio > 5 mmHg é suficiente para gerar sintomas de hipertensão venosa sistêmica, e valores ≥ 7 mmHg se correlacionam com estenose importante. A área valvar pode ser estimada pela medida do PHT, porém o valor utilizado é diferente daquele utilizado para valva mitral. Caracteriza-se como estenose tricúspide grave quando o PHT é de 190 ms (AV = 1 cm²), além da integral da velocidade de tempo da via de entrada > 60 cm, área valvar pelo método da continuidade < 1 cm², devendo também ser considerado o aumento do átrio direito moderado a importante e a dilatação da veia cava inferior.

$$AVT = 190/PHT^{Tric}$$

Insuficiência tricúspide

Uma insuficiência tricúspide discreta está presente na maioria dos indivíduos normais. A insuficiência importante pode ser responsável por morbilidade e possivelmente mortalidade, independentemente das condições subjacentes.

Pode ser decorrente de anormalidades das estruturas de apoio (anel, ventrículo direito) ou das próprias cúspides.

Deve-se descrever o aspecto morfológico da valva e os possíveis mecanismos da insuficiência tricúspide, tais como a fusão comissural, dilatação do anel valvar, rotura de cordoalha, prolapso valvar, sinais de síndrome carcinoide, anomalia de Ebstein, além do tamanho das cavidades direitas e a função do ventrículo direito. Utiliza-se o Doppler e o mapeamento de fluxo em cores para o mapeamento do jato da regurgitação no átrio direito para quantificar a gravidade da insuficiência.

A Tabela 7.7 demonstra os critérios mais comuns de quantificação da insuficiência tricúspide.

Tabela 7.7 Critérios para quantificação da insuficiência tricúspide

Parâmetro	Discreta	Moderada	Importante
Valva tricúspide	Comumente normal	Normal ou anormal	Anormal/rota/falta de coaptação/ perfuração
Ventrículo direito/átrio direito/VCI	Normal	Normal ou dilatado	Comumente dilatado
Largura da *vena contracta*	< 3 mm	3 a 6,9 mm	≥ 7 mm
Raio do PISA	≤ 0,5 cm	0,6 a 0,9 cm	> 0,9 cm
Densidade e contorno do jato ao DC	Suave e parabólico	Denso e de contorno variável (parabólico ou triangular)	Denso, triangular e com pico precoce
Fluxo em veia hepática	Dominância sistólica anterógrada	Amputação sistólica	Sistólico reverso
Influxo tricúspide	Onda A dominante	Variável	Onda E > 1 m/s
AOR (cm²)	< 0,2	0,2-0,39	≥ 0,4
VR	< 30	30-44	≥ 45

DC: Doppler contínuo; PISA: *proximal isovelocity surface area*; VCI: veia cava inferior

A insuficiência tricúspide importante, em geral, apresenta: fluxo reverso em veias hepáticas, aumento na velocidade do fluxo diastólico tricuspídeo (onda E ≥ 1,0 m/s), sinal denso da curva de refluxo ao Doppler contínuo, jato de insuficiência tricúspide maior ou igual a 50% da área do átrio direito, dilatação do anel tricúspide ≥

4 cm ou inadequada coaptação das valvas, área do orifício regurgitante ≥ 0,4 cm², largura de *vena contracta* ≥ 7 mm, área do átrio direito ≥ 30 cm². A insuficiência tricúspide hemodinamicamente significante resulta em aumento progressivo do ventrículo e átrio direito em decorrência da sobrecarga de volume. Essa sobrecarga está associada com um padrão de movimentação septal anormal, com movimento do septo em direção ao VE durante a diástole, caracterizado no registro em modo unidimensional como movimento septal paradoxal, mas isso não é específico da insuficiência tricúspide, sendo encontrada também na comunicação interatrial, na regurgitação pulmonar e drenagem venosa anômala das veias pulmonares.

Pelo mapeamento de fluxo a cores, a insuficiência é discreta quando a área do jato é < 5 cm², moderada quando apresenta 5-10 cm² e importante quando > 10 cm². Vide Figura 7.27

Insuficiência pulmonar

Uma insuficiência pulmonar discreta está presente na maioria dos indivíduos normais (75%).

Em pacientes com IP mais que discreta, identificar o mecanismo da IP é importante. IP é classificada como primária ou secundária (funcional); IP primária é mais comum na doença congênita do coração.

Descrevem-se o aspecto morfológico da valva e os possíveis mecanismos da insuficiência pulmonar (fusão comissural, síndrome carcinoide, hipertensão pulmonar), o tamanho das cavidades direitas e a função do ventrículo direito. Utiliza-se o Doppler contínuo para o mapeamento do jato da regurgitação no ventrículo direito para quantificar a gravidade da insuficiência. A Tabela 7.8 demonstra os critérios mais comuns de quantificação da insuficiência pulmonar.

Estenose pulmonar

O fluxo que passa pela valva pulmonar é um fluxo laminar que alcança o pico na mesossístole. As velocidades de fluxo normal em adultos varia de 0,6 a 0,9 m/s e em crianças de 0,8 a 1,2 m/s.

Nos casos de estenose valvar isolada congênita, descrevem-se o aspecto morfológico da valva pulmonar (espessamento valvar, displasia etc.), o diâmetro do anel (parâmetro importante para casos de valvoplastia) e a função ventricular direita. A quantificação da gravidade da estenose pulmonar é feita pela medida do gradiente transvalvar sistólico máximo pelo Doppler contínuo. Gradiente máximo inferior a 20

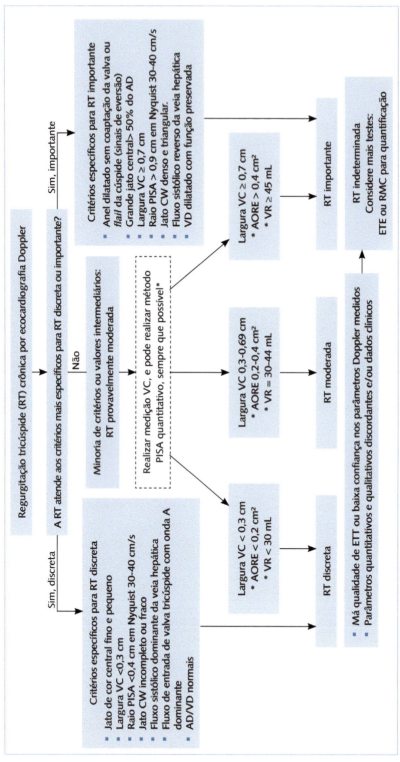

Figura 7.27 Algoritmo para integração de múltiplos parâmetros de gravidade de regurgitação tricúspide (RT). Imagem ecocardiográfica de boa qualidade e aquisição de dados completa são assumidos. Se a imagem for tecnicamente difícil, considere ecocardiograma transesofágico (ETE) ou ressonância magnética cardíaca (RMC). A gravidade da RT pode ser indeterminada por causa da baixa qualidade de imagem, problemas técnicos com dados, inconsistência interna entre as descobertas de eco ou discordância com descobertas clínicas. AORE: área do orifício regurgitante efetivo. *A experiência clínica na quantificação de RT é muito menor do que na regurgitação mitral e aórtica.

Fonte: Zoghbi et al., 2017.

7 AVALIAÇÃO DAS VALVOPATIAS | 201

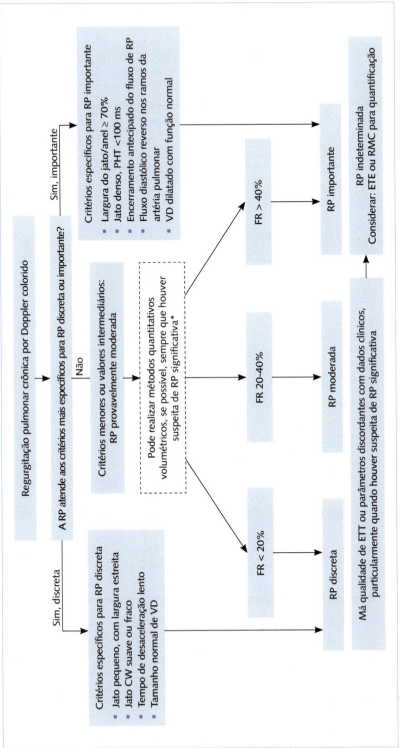

■ **Figura 7.28** Algoritmo para a integração de vários parâmetros de gravidade de regurgitação pulmonar (RP). Imagem ecocardiográfica de boa qualidade e completa aquisição de dados são assumidos. Se a imagem for tecnicamente difícil, considere ecocardiograma transesofágico (ETE) ou ressonância magnética cardíaca (RMC). A gravidade da RP pode ser indeterminada por causa de qualidade da imagem, problemas técnicos com os dados, inconsistência interna entre os achados do eco ou discordância com os achados clínicos. * A experiência clínica em quantificação de RP é escasso.

Fonte: Zoghbi et al., 2017.

Tabela 7.8 Critérios para quantificação da insuficiência pulmonar

Parâmetro	Discreta	Moderada	Importante
Valva pulmonar	Normal	Normal ou anormal	Anormal
Tamanho do ventrículo direito	Normal	Normal ou dilatado	Dilatado
Largura do jato pelo MFC	Fino (< 10 mm de largura) com origem estreita	Intermediário	Origem ampla – pode ter curta duração
Densidade e contorno do jato ao DC	Suave com desaceleração lenta	Denso com desaceleração variável	Denso com desaceleração rápida
Fluxo sistólico pulmonar (VTI) comparado ao fluxo sistêmico (VTI da VSVE) por Doppler pulsado	Pouco aumentado	Intermediário	Muito aumentado
Fluxo diastólico reverso em ramo pulmonar (Doppler pulsado)			Proeminente
PHT da IP			< 100 ms
Tempo de desaceleração do IP			Curto, < 260 ms
FR	<20%	20-40	> 40

DC: Doppler contínuo; MFC: mapeamento de fluxo em cores.

mmHg é considerado estenose pulmonar sem repercussão hemodinâmica; entre 20 e 35 mmHg, estenose de grau discreto; entre 36 e 64 mmHg, estenose de grau moderado e equivalente ou superior a 65 mmHg, estenose de grau importante (Tabela 7.9).

Tabela 7.9 Classificação da estenose pulmonar

Parâmetro	Discreta	Moderada	Importante
Velocidade de pico (m/s)	< 3	3 a 4	> 4
Gradiente de pico (mmHg)	< 36	36 a 64	≥ 65

Avaliação das próteses valvares

Inúmeras são as próteses valvares disponíveis no mercado mundial, no entanto, apesar de sua multiplicidade, podem ser classificadas como:

Próteses biológicas

Podem ser com *stent* e sem *stent*.

- Autoenxerto: valvas autólogas, em que é utilizada a valva pulmonar do próprio paciente. Exemplo: cirurgia de Ross;
- Valvas homólogas: utiliza-se o pericárdio do próprio paciente. As próteses são montadas durante a cirurgia;
- Homoenxerto: próteses de cadáver e próteses de dura-máter;
- Heteroenxerto: próteses porcinas e próteses de pericárdio bovino.
- Próteses percutâneas.

Próteses mecânicas

- Alto perfil: bola-gaiola (p. ex., prótese de Starr-Edwards);
- Baixo perfil: próteses de disco único ou disco duplo.

A avaliação das próteses valvares segue os mesmos princípios da avaliação de valvas nativas, com algumas peculiaridades. Para uma avaliação ecocardiográfica adequada a informação clínica é importante:

- Data do implante da prótese.
- Modelo e tamanho da prótese.
- Altura, peso e superfície corpórea.
- Presença, tipo e duração dos sintomas.
- Pressão arterial e frequência cardíaca.

Como, geralmente, as próteses apresentam áreas efetivas menores que as valvas nativas, maiores velocidades e gradientes transvalvares são detectados nas próteses, dependendo do tipo e tamanho da prótese e da frequência cardíaca do paciente.

Recomenda-se a descrição morfológica das próteses (p. ex., prótese biológica com folhetos espessados e calcificados, prótese mecânica de duplo disco, prótese mecânica gaiola-bola), dos gradientes máximo e médio através das próteses e da área valvar. A técnica para mensuração dos gradientes transvalvares segue a regra geral, com especial atenção para o adequado alinhamento entre o eixo do Doppler e o fluxo sanguíneo por meio da prótese. Em casos de próteses com jatos excêntricos, o mapeamento de fluxo em cores auxilia no alinhamento adequado.

Nas próteses em posição aórtica, a área valvar pode ser obtida pela equação de continuidade. Para o cálculo da área da VSVE, pode-se realizar a medida logo abaixo do anel da prótese ou, em casos mais difíceis, no próprio anel protético. Nas próteses em posição mitral, pode-se utilizar o cálculo da área pelo PHT. Entretanto, vale lembrar que a obtenção da área valvar, utilizando-se a fórmula "área = 220/PHT", foi validada para valvas nativas. Portanto, em casos nos quais há discordância entre o gradiente transvalvar e a área, recomenda-se que seja realizada a medida da área pela equação de continuidade.

A maioria das próteses mecânicas apresenta algum grau de insuficiência, que não deve ser confundida com insuficiência patológica. Como a avaliação da insuficiência de uma prótese apresenta limitações técnicas, principalmente nos casos de prótese mecânica em posição mitral, sinais indiretos de insuficiência devem ser pesquisados, como o aumento das velocidades diastólicas através das próteses. Em pacientes com prótese mecânica St. Jude em posição mitral, uma velocidade de enchimento precoce maior do que 1,9 cm/s, na ausência de sinais de obstrução, apresenta sensibilidade de 90% e especificidade de 89% para detectar insuficiência da prótese.

Avaliação passo a passo das próteses valvares

Próteses biológicas

Método bidimensional: identificar as hastes, o anel de inserção e a abertura, textura e mobilidade dos folhetos da prótese.

Próteses *stentless* são mais difíceis de identificar, por causa da ausência de suporte de sustentação, porém as velocidades são mais elevadas que em pacientes com valva nativa e há aumento da intensidade do sinal acústico da raiz da aorta.

O estudo Doppler detecta as velocidades de fluxo através de uma valva protética, o que permite a determinação dos gradientes de pressão máximo e médio (pela equação de Bernoulli) e o cálculo da área valvar (pelo PHT e equação de continuidade). As próteses biológicas apresentam refluxo central, de baixa velocidade, protossistólicos ou protodiastólicos. Na posição mitral, o fluxo é dirigido em direção ao septo interventricular, diferente da valva nativa em que o fluxo é dirigido em direção ao ápice do ventrículo esquerdo.

O refluxo central e discreto em próteses biológicas não é considerado patológico e ocorre em até 46% nas próteses em posição aórtica e em até 26% em posição mitral.

Próteses mecânicas

Bola-gaiola

É aqui descrita mais pelo seu aspecto histórico, visto que são raríssimos os pacientes vivos com este tipo de prótese hoje em dia.

Modo unidimensional: consegue registrar os elementos da prótese (ápice da gaiola, faces anterior e posterior da bola e anel de inserção) e observar o movimento desses elementos durante a sístole e a diástole cardíaca.

Modo bidimensional: identifica as estruturas da prótese (anel, gaiola, bola), avalia a excursão da bola e visibiliza o fluxo em "ferradura" ou em "U".

O estudo Doppler e o mapeamento de fluxo em cores demonstram fluxo assimétrico, turbulento, em torno da bola, com velocidades maiores nos bordos.

Disco único

Modo bidimensional: identifica o elemento móvel único, que apresenta abertura excêntrica.

O estudo Doppler e o mapeamento de fluxo em cores mostram um padrão de fluxo que ocorre por dois orifícios assimétricos, com zona de estagnação do fluxo atrás do disco.

Duplo disco

Modo bidimensional: identifica os elementos móveis, constituídos por dois discos na posição central do anel protético.

No estudo Doppler e no mapeamento de fluxo em cores podem ser observados três orifícios de fluxo, com grande abertura.

O refluxo central e discreto em próteses mecânicas não é considerado patológico, podendo até contribuir com a diminuição da formação de trombos. Geralmente é composto de três jatos, sendo um central e dois periféricos, de baixa velocidade, protossistólicos ou protodiastólicos. É provocado pelo fluxo retrógrado, que ocorre no fechamento dos elementos móveis ou pela falta de coaptação completa, mesmo com elementos móveis fechados.

Observações importantes

- Os refluxos fisiológicos são estreitos e limitados ao plano subprotético, habitualmente centrais e de baixa velocidade. Pode-se ainda observar mínimo refluxo paraprotético (*leak*) nos primeiros dias após a cirurgia;

- As velocidades de fluxo pelas próteses valvares podem variar de acordo com o tipo, o tamanho e a localização das próteses e dependem de fatores como frequência cardíaca e função ventricular. O estudo Doppler deve ser realizado para análise dos gradientes transprotéticos em vários planos ecocardiográficos.

Os métodos de PISA, PHT e equação da continuidade podem ser utilizados para o cálculo da área da prótese da mesma maneira que quando utilizados para valvas nativas.

Condições patológicas

A obstrução por estenose, nas próteses biológicas, pode ocorrer por espessamento, fibrose, calcificação ou trombose; nas próteses mecânicas, por trombose, vegetação ou *pannus fibrosus*. Pela ecocardiografia bidimensional transtorácica, existem limitações na visualização da excursão dos elementos/folhetos protéticos.

O estudo com Doppler pulsátil, contínuo e mapeamento de fluxo em cores, é o principal método para avaliar as regurgitações, utilizando os mesmos critérios para as valvas nativas, e são obtidos dados hemodinâmicos completos. As regurgitações paraprotéticas e transprotéticas nas próteses biológicas geralmente ocorrem por retração, calcificação, espessamento, perfuração, laceração ou ruptura; nas próteses mecânicas, por trombos, endocardite, *pannus* ou falha mecânica do elemento móvel. Deve-se diferenciar a regurgitação patológica da regurgitação fisiológica de uma prótese valvar, utilizando critérios como a morfologia e o movimento da prótese, a localização e a intensidade do jato regurgitante.

A endocardite pode ocorrer em todos os tipos de prótese, devendo ser pesquisadas vegetações, abscessos, fístulas e aneurismas. Anormalidades não infecciosas, como pseudoaneurismas, hematomas e fístulas, também podem ocorrer.

Limitações do exame ecocardiográfico

Reverberações ultrassônicas são causadas pelas estruturas rígidas e metálicas das próteses e geram a presença de sombras acústicas, em decorrência do alto grau de reflexão ultrassonográfica do material protético, levando ao aparecimento de artefatos geralmente no átrio esquerdo para próteses em posição mitral e em via de saída do ventrículo esquerdo para próteses em posição aórtica.

Para a avaliação adequada da função da valva protética aórtica, outros índices qualitativos e quantitativos que são menos dependentes do fluxo devem ser avaliados. O contorno da velocidade através da prótese é um índice qualitativo valioso de função da prótese valvar que é usado em conjunto com outros índices quantitativos. Em uma prótese normal, mesmo durante o alto fluxo, há uma forma triangular da integral tempo velocidade (VTI), com rápido tempo de aceleração (TAc). Já na presença de obstrução, o contorno fica arredondado com a velocidade de aceleração maior do que 100 ms. Esse índice é independente da angulação do Doppler com a direção do jato. Outros índices são o cálculo da área do orifício valvar pela equação da continuidade e o índice de velocidade Doppler (IVD) medida pela razão da velocidade de pico do Doppler pulsátil na via de saída do ventrículo esquerdo pela velocidade de pico através da valva ventriculoarterial (Figuras 7.29 e 7.30). Este é especialmente vantajoso na presença de próteses aórticas em razão da dificuldade em se determinar a correta área da via de saída do ventrículo esquerdo.

As Tabelas 7.10 a 7.13 demonstram os parâmetros de normalidade do estudo Doppler das próteses em posição aórtica e mitral.

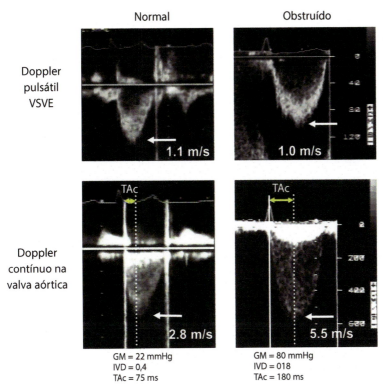

■ **Figura 7.29** Doppler de uma valva normal e com obstrução de prótese em posição aórtica. Com obstrução, a velocidade do jato é aumentada juntamente com as mudanças no contorno da velocidade do jato ao de uma curva parabólica. O tempo de ejeção, bem como a TAc, é aumentado. TAc (em milissegundos) é medido como o período entre o início da ejeção aórtica (linha sólida) para a velocidade máxima do jato (linha pontilhada). O gradiente médio (GM) é aumentado e o IVD é diminuído com a obstrução da prótese. VSVE: via de saída do ventrículo esquerdo. Reproduzido com permissão da American Society of Echocardiography.

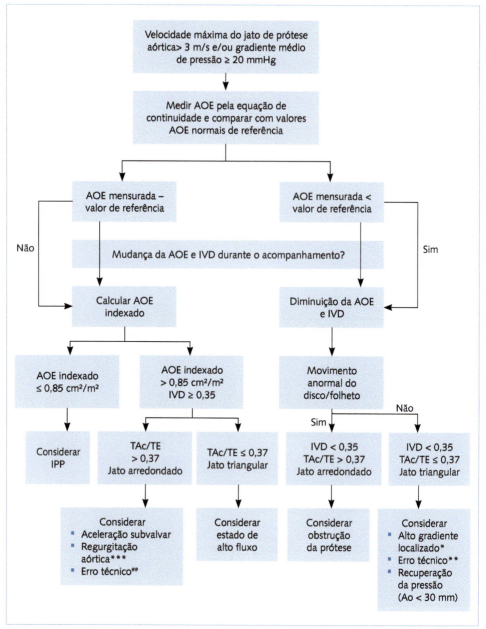

■ **Figura 7.30** Algoritmo para avaliação do gradiente transprotético alto. Ao: diâmetro da aorta ascendente; TAc/TE: razão tempo de aceleração/tempo de ejeção; IVD: índice de velocidade Doppler; AOE: área de orifício efetivo; IPP: incompatibilidade paciente-prótese. *Somente para prótese de 2 folhetos, prótese aórtica pequena (19-21 mm). **Considerar a subestimação do diâmetro da VSVE e/ou VTI VSVE. ***Recalcule AOE usando o volume sistólico da VSVD. #Se o movimento do folheto/disco não estiver bem definido por ETT, considerar cinefluoroscopia ou TC cardíaca. ##Considerar a superestimação do diâmetro da VSVE e/ou VTI VSVE.

Fonte: Lancellotti et al., 2016.

7 AVALIAÇÃO DAS VALVOPATIAS | 209

Tabela 7.10 Parâmetros para avaliação de estenose da prótese em posição aórtica

	Normal	Possível estenose	Estenose significativa
QUALITATIVO			
Estrutura e mobilidade da prótese	Normal	Frequentemente anormal	Anormal[a]
Contorno do fluxo transprotético[b]	Triangular com pico precoce	Triangular a intermediário	Arredondado, simétrico
SEMIQUANTITATIVO			
Tempo de aceleração (ms)[b]	< 80	80-100	> 100
Tempo de aceleração/ tempo de ejeção do VE	< 0,32	0,32-0,37	> 0,37
QUANTITATIVO			
Fluxo dependente			
Velocidade de pico (m/s)[c,d]	< 3	3-3,9	≥ 4
Gradiente médio (mmHg)[c,d]	< 20	20-34	≥ 35
Aumento do gradiente médio durante Eco de estresse	< 10	10-19	≥ 20
Aumento do gradiente médio durante acompanhamento	< 10	10-19	≥ 20
Fluxo independente			
Área do orifício efetivo (cm²)[c,e]	> 1,1	0,8-1,1	< 0,8
Medida da área do orifício efetivo *vs.* valor normal de referência[c]	Referência + 1DP	< Referência – 1DP	< Referência – 2DP
Diferença (AOE de referência – AOE mensurada) (cm²)[c]	< 0,25	0,25-0,35	> 0,35
Índice de velocidade Doppler[c,e]	≥ 0,35	0,25-0,34	< 0,25

DP: desvio-padrão. a: Próteses mecânicas anormais: oclusor imóvel ou com mobilidade restrita, trombo ou *pannus*; próteses biológicas anormais: espessamento/calcificação do folheto, trombo ou *pannus*. b: Esses parâmetros são afetados pela função do VE e frequência cardíaca. c: Os critérios propostos para esses parâmetros são válidos para volume sistólico normal ou próximo ao normal (50-90 mL) e taxa de fluxo (200-300 mL/s). d: Esses parâmetros são mais afetados por estados de baixo e alto fluxo incluindo baixo débito ventricular esquerdo e regurgitação aórtica concomitante. e: esse parâmetro é dependente do tamanho da via de saída do VE.

Fonte: Lancellotti et al., 2016.

Tabela 7.11 Parâmetros para avaliação de gravidade da insuficiência da prótese aórtica

	Discreta	Moderada	Importante
Qualitativo			
Estrutura e mobilidade da prótese	Usualmente normal	Usualmente anormal[a]	Usualmente anormal[a]
Largura do jato regurgitante[b]	Pequeno	Intermediário	Ampla (> 65% do diâmetro da via de saída do VE)
Densidade do jato regurgitante no Doppler contínuo	Incompleto ou fraco	Denso	Denso
Fluxo diastólico reverso na aorta descendente	Fluxo protodiastólico reverso breve	Intermediário	Fluxo holodiastólico reverso (velocidade diastólica final > 20 cm/s)
Semiquantitativo			
Tempo de meia pressão (ms)[c]	> 500	200-500	< 200
Extensão circunferencial da regurgitação paravalvar (%)[d]	< 10	10-29	≥ 30
Largura da vena contracta (mm)	< 3	3-6	> 6
Quantitativo			
Área de orifício regurgitante efetivo (mm²)	< 10	10-29	≥ 30
Volume regurgitante (mL)[e]	< 30	30-59	≥ 60
Fração regurgitante (%)	< 30	30-50	> 50
+ tamanho do VE[f]			

a: próteses mecânicas anormais: oclusor imóvel, deiscência ou balanço (regurgitação paraprotética); próteses biológicas anormais: espessamento/calcificação dos folhetos ou prolapso, deiscência ou balanço (regurgitação paraprotética). b: Parâmetro aplicável para jatos centrais e menos acurável em jatos excêntricos. c: esse parâmetro é influenciado pela complacência ventricular esquerda. d: aplica-se apenas para regurgitação paraprotética. e: pode ser estimado pela diferença do volume sistólico na VSVE menos o volume sistólico na via de saída do VD (na ausência de regurgitação pulmonar maior que discreta) ou no anel mitral (na ausência de regurgitação mitral maior que discreta). f: aplica-se à regurgitação protética aórtica crônica pós-operatória tardia na ausência de outras etiologias.

Fonte: Lancellotti et al., 2016.

7 AVALIAÇÃO DAS VALVOPATIAS | 211

Tabela 7.12 Parâmetros para avaliação de estenose da prótese em posição mitral

	Normal	Possível estenose	Estenose significativa
QUALITATIVO			
Estrutura e mobilidade da prótese	Normal	Frequentemente anormal[a]	Anormal[a]
SEMIQUANTITATIVO			
Tempo de meia pressão (ms)[b]	< 130	130-200	> 200
QUANTITATIVO			
Fluxo dependente			
Velocidade de pico (m/s)[c,d,f]	< 1,9	1,9-2,5	≥ 2,5
Gradiente médio (mmHg)[c,d,f]	≤ 5	6-10	≥ 10
Aumento do gradiente médio durante Eco de estresse	< 5	5-12	> 12
Aumento do gradiente médio no acompanhamento	< 3	3-5	> 5
Fluxo independente			
Área do orifício efetivo (cm²)[c,g]	≥ 2	1-2	< 1
Área do orifício efetivo vs. valor de referência normal[c,g]	Referência + 1DP	< Referência – 1DP	< Referência – 2DP
Diferença (área do orifício efetivo de referência – área do orifício efetivo mensurada) (cm²)[c]	< 0,25	0,25-0,35	> 0,35
Índice de velocidade Doppler[c,d,e,g]	< 2,2	2,2-2,5	> 2,5

DP: desvio-padrão. a: Próteses mecânicas anormais: oclusor imóvel ou com mobilidade restrita, trombo ou *pannus*; próteses biológicas anormais: espessamento/calcificação do folheto, trombo ou *pannus*. b: Esse parâmetro é influenciado pela frequência cardíaca, complacência atrial esquerda e complacência ventricular esquerda. Esse parâmetro não deve ser medido durante a taquicardia, bloqueio atrioventricular de primeiro grau ou circunstâncias que causem fusão entre as velocidades E e A ou encurtem o período de enchimento diastólico. c: Os critérios propostos para esses parâmetros são válidos para volume sistólico normal ou próximo ao normal (50-90 mL) e frequência cardíaca (50-80 bpm). d: esses parâmetros são também anormais na presença de regurgitação de prótese mitral significativa. e: esse parâmetro é dependente do tamanho da via de saída do VE. f: esses parâmetros são mais afetados por fluxo e frequência cardíaca. g: esses parâmetros não são válidos quando regurgitação mitral ou aórtica concomitante e mais que discreta está presente.

Fonte: Lancellotti et al., 2016.

Tabela 7.13 Critérios de imagem para classificar a gravidade da regurgitação da prótese mitral

	Discreta	Moderada	Importante
Qualitativo			
Estrutura e mobilidade da prótese	Usualmente normal	Usualmente anormal[a]	Usualmente anormal[a]
Jato da insuficiência mitral pelo fluxo colorido[b]	Pequeno	Intermediário	Jato central grande ou jato excêntrico alcançando a parede posterior do AE
Convergência de fluxo[c]	Nenhuma ou pequeno	Intermediário	Grande[d]
Jato da insuficiência mitral pelo Doppler contínuo	Tênue/ parabólico	Denso/ parabólico	Denso/ triangular
Semiquantitativo			
Fluxo na veia pulmonar	Dominância sistólica	Diminuição do fluxo sistólico[e]	Fluxo sistólico reverso[f]
Influxo mitral	Variável	Variável	Velocidade de pico $\geq$ 1,9 m/s; gradiente médio $\geq$ 5 mmHg
Índice de velocidade Doppler	< 2,2	2,2-2,5	> 2,5
Largura da vena contracta (mm)	< 3	3-5,9	$\geq$ 6
Extensão circunferencial da regurgitação paravalvar (%)[g]	<10%	10-29%	$\geq$ 30%
Quantitativo[h]			
AORE (mm²)	< 20	20-39	$\geq$ 40
VR (mL)[i]	< 30	30-59	$\geq$ 60
Fração regurgitante (%)	< 30	30-50	> 50

a: Próteses mecânicas anormais: oclusor imóvel (regurgitação transprotética), deiscência ou balanço (regurgitação paraprotética); próteses biológicas anormais: espessamento/calcificação ou prolapso do folheto (regurgitação transprotética), deiscência ou balanço (regurgitação paraprotética). b: Parâmetro aplicável para jatos centrais e menos preciso em jatos excêntricos. c: No limite Nyquist de 50-60 cm/s. d: Convergência de fluxo mínimo e grande definido como um raio de convergência de fluxo < 0,4 e $\geq$ 0,9 cm para jatos centrais, respectivamente, com uma mudança da linha de base em um limite Nyquist de 40 cm/s. e: Na ausência de outras causas de diminuição do fluxo sistólico (fibrilação atrial, pressão do AE elevada). f: Fluxo sistólico reverso da veia pulmonar é específico, mas não sensível para insuficiência mitral importante. g: Aplica-se apenas para regurgitação paraprotética. h: Esses parâmetros quantitativos são menos validados do que para insuficiência mitral de valvas nativas. i: Pode ser estimado pelo método PISA, se possível, ou pelo cálculo da diferença entre o volume sistólico medido no anel mitral e o volume sistólico medido na VSVE (na ausência de regurgitação aórtica maior que discreta).

Fonte: Lancellotti et al., 2016.

Na prótese mitral, velocidades da onda E > 1,9 m/s são altamente sugestivas de regurgitação importante na presença de PHT curto (< 130 ms) e a relação entre o VTI de prótese mitral e o VTI da VSVE > 2,2. Nessas condições, quando o PHT é > 130 ms, a possibilidade maior é de estenose (Figura 7.31 e 7.32).

Ecocardiografia transesofágica na avaliação das próteses

O exame transesofágico é de grande importância na avaliação das próteses valvares, em decorrência das imagens de melhor qualidade para análise morfológica, bem como para detecção, localização e quantificação de regurgitações.

Indicações

Exame transtorácico inconclusivo quanto à visualização da mobilidade dos folhetos, excursão de discos, gradientes transprotéticos, origem, quantificação e localização de jatos regurgitantes (central ou paraprotético).

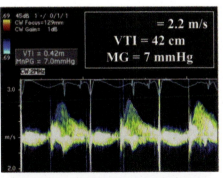
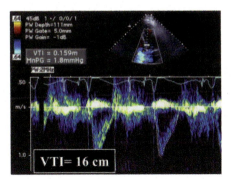
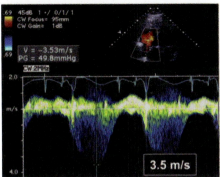

■ **Figura 7.31** Pistas ao ecocardiograma transtorácico com Doppler ecocardiográfico sugestivas de regurgitação mitral significativa. Velocidade de início de pico, VTI do jato, e gradiente médio são mais altos que o normal. Na presença de função ventricular esquerda normal, o VTI na via de saída do VE é diminuído com um aumento resultante no IVD. A velocidade do jato da IT indica hipertensão pulmonar. Reproduzido com permissão da American Society of Echocardiography. IVD: índice de velocidade Doppler.

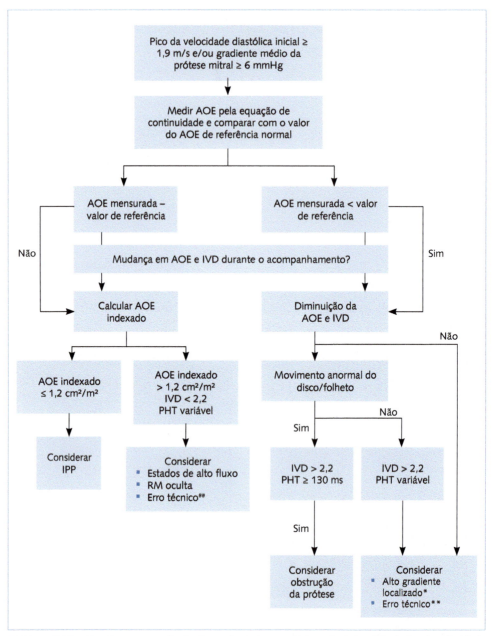

■ **Figura 7.32** Algoritmo para avaliação do gradiente transprotético mitral alto. IVD: índice de velocidade Doppler; AOE: área de orifício efetivo; IPP: incompatibilidade prótese-paciente. *Somente prótese de 2 folhetos. **Considere a subestimação do diâmetro da VSVE e/ou VTI VSVE. #Se o movimento do folheto/disco não estiver claro por ETT, considere cinefluoroscopia ou TC cardíaca. ## Considerar a superestimação do diâmetro da VSVE e/ou VTI VSVE.

Fonte: Lancellotti et al., 2016.

Uma indicação quase mandatória é na suspeita de endocardite infecciosa na tentativa de melhorar a determinação da presença e extensão de vegetações, abscessos, fístulas e aneurismas. A sensibilidade e a especificidade do exame transesofágico são maiores do que as do ecocardiograma transtorácico na investigação da presença de trombos e vegetações.

Fontes consultadas

1. Abascal VM, Wilkins GT, Choong CY, Thomas JD, Palacios IF, Block PC, et al. Echocardiographic evaluation of mitral valve structure and function in patients followed for at least 6 months after percutaneous balloon mitral valvuloplasty. J Am Coll Cardiol. 1988;12:606-15.
2. Antonini-Canterin F, Pavan D, Burelli C, Cassin M, Cervesato E, Nicolosi GL. Validation of the ejection fraction-velocity ratio: a new simplified "function-corrected" index for assessing aortic stenosis severity. Am J Cardiol. 2000;86:427-33.
3. Baumgartner H, Hung J, Bermejo J, Chambers JB, Evangelista A, Griffin BP, et al. Echocardiographic assessment of valve stenosis: EAE/ASE Recommendations for clinical practice. J Am Soc Echocardiogr. 2009;22;1:1-23.
4. Baumgartner H, Hung J, Bernejo J, Chambers JB, Edvardsen T, Goldstein S, et al. Recommendations on the echocardiographic assessment of aortic valve stenosis: a focused update from the European Association of Cardiovascular Imaging and the American Society of Echocardiography. J Am Soc Echocard. 2017;30(4):372-92.
5. Bolger AF, Eidenvall L, Ask P, Loyd D, Wranne B. Understanding continuous-wave Doppler signal intensity as a measure of regurgitant severity. J Am Soc Echocardiogr. 1997;10:613-22.
6. Bonow RO, Carabello B, De Leon AC, Edmunds LH Jr, Fedderly BJ, Freed MD, et al. ACC/AHA Guidelines for the management of patients with valvular heart disease: a report of the American College of Cardiology: American Heart Association Task Force of Practice Guidelines. J Am Coll Cardiol. 1998; 32(5):1486-582.
7. Bonow RO, Carabello BA, Chatterjee K, de Leon AC Jr., Faxon DP, Freed MD, et al. ACC/AHA 2006 guidelines for the management of patients with valvular heart disease: a report of the American College of Cardiology/American Heart Association Task Force on Practice Guidelines (Writing Committee to Develop Guidelines for the Management of Patients With Valvular Heart Disease. J Am Coll Cardiol. 2006;48(3):e1-e148.
8. Castello R, Pearson AC, Lenzen P, Labovitz AJ. Effect of mitral regurgitation on pulmonary venous velocities derived from transesophageal echocardiography color-guided pulsed Doppler imaging. J Am Coll Cardiol. 1991;17:1499-506.
9. Chin CWL. Aortic stenosis: the old disease with new (and evolving) faces. J Am Heart Ass. 2021;10:22.
10. Ciobanu M, Abbasi AS, Allen M, Hermer A, Spellberg R. Pulsed Doppler echocardiography in the diagnosis and estimation of severity of aortic insufficiency. Am J Cardiol. 1982;49:339-43.
11. Ekery DL, Davidoff R. Aortic regurgitation: quantitative methods by echocardiography. Echocardiography. 2000;17:293-302.
12. Enriquez-Sarano M, Seward JB, Bailey KR, Tajik AJ. Effective regurgitant orifice area: a noninvasive Doppler development of an old hemodynamic concept. J Am Coll Cardiol. 1994;23:443-51.
13. Enriquez-Sarano M, Tajik AJ, Bailey KR, Seward JB. Color flow imaging compared with quantitative Doppler assessment of severity of mitral regurgitation: influence of eccentricity of jet and mechanism of regurgitation. J Am Coll Cardiol. 1993;21:1211-9.
14. Fawzy ME, Mercer EN, Dunn B, al-Amri M, Andaya W. Doppler echocardiography in the evaluation of tricuspid stenosis. Eur Heart J. 1989;10:985-90.

15. Federative Committee on Anathomical Therminology. Terminologia anat.mica. Sttutgart: Georg Verlag; 1998.
16. Gonzalez MA, Child JS, Krivokapich J. Comparison of two-dimensional and Doppler echocardiography and intarcardiac hemodynamics for quantification of mitral stenosis. Am J Cardiol. 1987;60:327-32.
17. Grayburn PA, Handshoe R, Smith MD, Harrison MR, DeMaria AN. Quantitative assessment of the hemodynamic consequences of aortic regurgitation by means of continuous wave Doppler recordings. J Am Coll Cardiol. 1987;10:135-41.
18. Hachicha Z, Dumesnil JG, Bogaty P, Pibarot P. Paradoxical low-flow, low-gradient severe aortic stenosis despite preserved ejection fraction is associated with higher afterload and reduced survival. Circulation. 2007;115:2856-64.
19. Hall SA, Brickner ME, Willett DL, Irani WN, Afridi I, Grayburn PA. Assessment of mitral regurgitation severity by Doppler color flow mapping of the vena contracta. Circulation. 1997;95:636-42.
20. Hatle L, Angelsen B. Doppler ultrasound in cardiology: physical principles and clinical applications. 2.ed. Philadelphia: Lea & Febinger; 1985.
21. Holmin, Messika-Zeitoun D, Mezalek AT, Brochet E, Himbert D, Iung B, et al. Mitral leaflet separation index: a new method for the evaluation of the severity of mitral stenosis? Usefulness before and after percutaneous mitral commissurotomy. J Am Echcardiogr. 2007;20:1119-24.
22. Isada LR, Torelli JN, Stewart W, Klein AL. Detection of fibrous strands on prosthetic mitral valves with transesophageal echocardiography: another potential embolic source. J Am Soc Echocardiogr. 1994;7: 641-5.
23. Iung B, Cormier B, Ducimetiere P, Porte JM, Nallet O, Michel PL, et al. Immediate results of percutaneous mitral commissurotomy. A predictive model on a series of 1514 patients. Circulation. 1996;94:2124-30.
24. Kim CJ, Berglund H, Nishioka T, Luo H, Siegel RJ. Correspondence of aortic valve area determination from transesophageal echocardiography, transthoracic echocardiography, and cardiac catheterization. Am Heart J. 1996;132:1163-72.
25. Kongsaerepong V, Shiota M, Gillinov AM, Song JM, Fukuda S, McCarthy PM, et al. Echocardiographic predictors of successful versus unsuccessful mitral valve repair in ischemic mitral regurgitation. Am J Cardiol. 2006;98:504-8.
26. Labovitz AJ, Ferrara RP, Kern MJ, Bryg RJ, Mrosek DG, Williams GA. Quantitative evaluation of aortic insufficiency by continuous wave Doppler echocardiography. J Am Coll Cardiol. 1986;8:1341-7.
27. Lancellotti P, Moura L, Pierard LA, Agricola E Popescu BA, Tribouilloy C, et al. European Association of Echocardiography recommendations for the assessment of valvular regurgitation. Part 2: mitral and tricuspid regurgitation (native valve disease). Eur J Echocardiogr. 2010;1:307-32.
28. Lancellotti P, Pibarot P, Chambers J, Edvardsen T, Delgado V, Dugheru R, et al. Recommendations for the imaging assessment of prosthetic heart valves: a report from the European Association of Cardiovascular Imaging endorsed by the Chinese Society of Echocardiography, the Inter-American Society of Echocardiography, and the Brazilian Department of Cardiovascular Imaging. Eur Heart J Cardiovasc Imaging. 2016;17(6):589-90.
29. Lancellotti P, Tribouilloy C, Hagendorff A, Popescu BA, Edvardsen T, Pierard LA, et al. Recommendations for the echocardiographic assessment of native valvular regurgitation: an executive summary from the European Association of Cardiovascular Imaging. 2013;14;7:611-44.
30. Medeiros CCJ, Sbano JCN. Pr.teses valvares: morfologia normal e disfunção. Rev Soc Cardiol Estado de S.o Paulo. 1997;7(5):578-89.
31. Monin JL, Monchi M, Gest V, Duval-Molin AM, Dubois-Rande JL, Gueret P, et al. Aortic stenosis with severe left ventricular dysfunction and low transvalvular pressure gradients: risk stratification by low-dose dobutamine echocardiography. J Am Coll Cardiol. 2001;37:2101-7.
32. Monin JL, Quere JP, Monchi M, Petit H, Baleynaud S, Chauvel C, et al. Low-gradient aortic stenosis: operative risk stratification and predictors for long-term outcome: a multicenter study using dobutamine stress hemodynamics. Circulation. 2003;108:319-24.
33. Naqvi TZ, Siegel RJ. Aortic stenosis: the role of transesophageal echocardiography. Echocardiography. 1999;16:677-88.

34. Nishimura RA, Otto CM, Bonow RO, Carabello BA, Erwin III JP, Guyton RA, et al. AHA/ACC Guideline for the management of patients with valvular heart disease: executive summary: a report of the American College of Cardiology/American Heart Association Task Force on Practice Guidelines. Circulation. 2014;129:2440-92.

35. Olmos L, Salazar G, Barbetseas J, Quinones MA, Zoghbi WA. Usefulness of transthoracic echocardiography in detecting significant prosthetic mitral valve regurgitation. Am J Cardiol. 1999;83:199-205.

36. Omran AS, Woo A, David TE, Feindel CM, Rakowski H, Siu SC. Intra-operative transephageal echocardiography accurately predicts mitral valve anatomy and suitability for repair. J Am Soc Echocardiogr. 2002;15:950-7.

37. Otto CM. Fundamentos de ecocardiografia clínica, 6. ed. Rio de Janeiro: GEN/Guanabara Koogan; 2021.

38. Quinones MA, Otto CM, Stoddard M, Waggoner A, Zoghbi WA. Recommendations for quantification of Doppler echocardiography: a report from the Doppler Quantification Task Force of the Nomenclature and Standards Committee of the American Society of Echocardiography. J Am Soc Echocardiogr. 2002;15:167-84.

39. Samstad SO, Hegrenaes L, Skjaerpe T, Hatle L. Half time of the diastolic aortoventricular pressure difference by continuous wave Doppler ultrasound: a measure of the severity of aortic regurgitation? Br Heart J. 1989;61:336-43.

40. Seward JB, Khandheria BK, Freeman WK, Oh JK, Enriquez-Sarano M, Miller FA, et al. Multiplane transesophageal echocardiography: image orientation, examination technique, anatomic correlations, and clinical applications. Mayo Clin Proc. 1993;68:523-51.

41. Sociedade Brasileira de Anatomia. Terminologia anat.mica. Barueri: Manole; 2001.

42. Stoddard MF, Dawkins PR, Longaker RA. Mobile strands are frequently attached to the St. Jude medical mitral valve prosthesis as assessed by two-dimensional transesophageal echocardiography. Am Heart J. 1992;124:671-4.

43. Takeda S, Rimington H, Chambers J. The relation between transaortic pressure difference and flow during dobutamine stress echocardiography in patients with aortic stenosis. Heart. 1999;82:11-4.

44. Teague SM, Heinsimer JA, Anderson JL, Sublett K, Olson EG, Voyles WF, et al. Quantification of aortic regurgitation utilizing continuous wave Doppler ultrasound. J Am Coll Cardiol. 1986;8:592-9.

45. Thomas JD, Weyman AE. Doppler mitral pressure half-time a clinical tool in search of theoretical justification. J Am Coll Cardiol. 1987;10:923-9.

46. Utsunomiya T, Patel D Doshi R, Quan M, Gardin JM. Can signal intensity of the continous wave Doppler regurgitant jet estimate severity of mitral regurgitation? Am Heart J. 1992;123:166-71.

47. Vahanian A, Alfieri O, Andreotti F, Antunes MJ, Esquivias GB, Baumgartner H, et al. Guidelines on the management of valvular heart disease (version 2012). The Joint Task Force on the Management of Valvular Heart Disease of the European Society of Cardiology (ESC) and the European Association for Cardio-Thoracic Surgery (EACTS). Eur Heart J. 2012;33:2451-96.

48. Wilkins GT, Weyman AE, Abascal VM, Block PC, Palacios IF. Percutaneous balloon dilatation of the mitral valve: an analysis of echocardiographic variables related to outcome and the mechanism of dilatation. Br Heart J. 1988;60:299-308.

49. Zoghbi WA, Adams D, Bonow RO, Enriquez-Sarano, Foster E, Grayburn PA, et al. Recommendations for noninvasive evaluation of native valvular regurgitation. A report from the American Society of Echocardiography developed in collaboration with the Society for cardiovascular magnetic resonance. J Am Soc Echocardiog. 2017;30(4):303-71.

50. Zoghbi WA, Chambers JB, Dumesnil JG, Foster E, Gottdiener JS, Grayburn PA, et al. Recommendations for evaluation of prosthetic valves with echocardiography and Doppler ultrasound. J Am Soc Echocardiogr. 2009;22:975-1014.

8

Avaliação da função diastólica

"Não importa o quão devagar você vá, desde que você não pare."
Confúcio
(551-479 a.C.)

A avaliação adequada da função diastólica é uma das condições mais desafiadoras da ecocardiografia, na qual o conhecimento de sua fisiologia, de achados clínicos, frequência e ritmo cardíaco, pressão arterial e os achados adicionais do ecocardiograma como massa e função ventricular esquerda, presença de valvopatias, volumes intracavitários, procedimentos cardiovasculares prévios como ablação de veias pulmonares, entre outros, são de fundamental importância para uma avaliação integrada e completa. Para isso, relembraremos rapidamente alguns conceitos sobre o impacto da curva de pressão-volume na cavidade ventricular esquerda e algumas bases do ciclo cardíaco.

Fisiologia da diástole

A diástole pode ser dividida didaticamente em quatro fases: relaxamento isovolumétrico, fase de enchimento rápido, enchimento lento (diástase) e contração atrial. Os dois maiores determinantes do enchimento ventricular são o relaxamento ventricular e a complacência efetiva do VE.

A pressão diastólica ventricular pode se elevar em decorrência de três mecanismos abrangentes: 1) relaxamento alterado do ventrículo esquerdo, achado comum na maioria das doenças do coração, particularmente importante na isquemia; 2) aumento da espessura das paredes em relação à cavidade ventricular (hipertrofias); 3) aumento da rigidez miocárdica, que parece se associar a fibrose intersticial ou formação de tecido cicatricial. Essas alterações e o impacto do aumento da pressão para um dado volume estão representados na Figura 8.1.

Doppler ecocardiograma na análise da função diastólica

O fato de que a disfunção diastólica precede a sistólica na maioria das cardiopatias faz com que o diagnóstico desta seja extremamente importante, pois permite a detecção de disfunção ventricular em uma fase ainda precoce, o que pode levar a significativo benefício no manuseio desses pacientes.

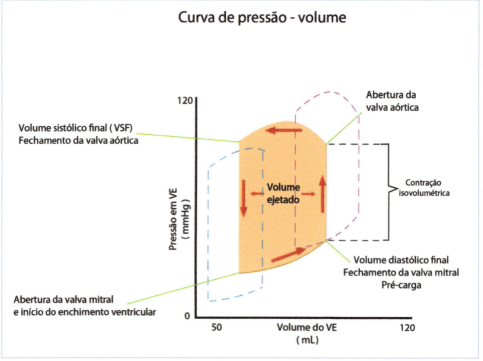

■ **Figura 8.1** Demonstração da interação da curva de pressão-volume na função diastólica. Nota-se que desvios dessa curva para a esquerda e para cima, como nas cardiopatias restritivas, fazem com que pequenos aumentos na volemia causem grandes aumentos nas pressões de enchimento. Já desvios dessa curva para a esquerda e para baixo ocorrem mais frequentemente na depleção volumétrica e em estados de aumento do inotropismo. Por outro lado, nas cardiomiopatias dilatadas a curva poderá se deslocar para a direita e para cima em pacientes com insuficiência cardíaca congestiva (ICC) descompensada e para a direita e para baixo na ICC compensada (com baixas pressões de enchimento).

O Doppler ecocardiograma permite avaliar de forma não invasiva o enchimento do VE e detectar anormalidades do seu relaxamento e complacência, determinando se as pressões de enchimento estão normais ou aumentadas.

Essa análise é feita como apresentado a seguir.

Fluxo transvalvar mitral

- Utilizar o Doppler pulsátil no plano apical de quatro câmaras;
- O tamanho da amostra do volume deve estar entre 2 e 4 mm;
- Posição da amostra: extremidade das cúspides da valva mitral em diástole (Figura 8.2).

Os parâmetros rotineiramente obtidos do fluxo transvalvar mitral são o pico de velocidade da onda de enchimento precoce (onda E), o pico de velocidade da onda

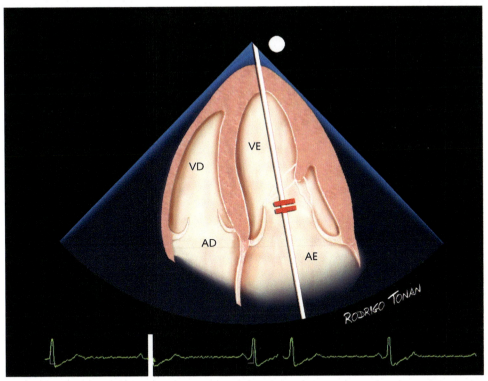

■ **Figura 8.2** Demonstração do posicionamento correto da amostra no plano apical de quatro câmaras pelo ecocardiograma transtorácico.

de enchimento atrial (onda A), a relação E/A e o tempo de desaceleração da onda E (TD) (Figura 8.3).

A melhor medida isolada da rigidez da câmara ventricular esquerda é o TD da onda E, o qual se mostra tão mais curto quanto maior for a rigidez do VE. Quando < 120 ms, tem sensibilidade de 100% e especificidade de 99% para se detectar pressão capilar pulmonar > 20 mmHg.

Um índice adicional de função diastólica é o tempo de relaxamento isovolumétrico (TRIV), definido como o intervalo de tempo entre o fechamento da valva aórtica e a abertura da valva mitral. O TRIV deve ser medido no plano apical de cinco câmaras com o Doppler pulsátil ou contínuo. Com o Doppler pulsátil, a amostra de volume é colocada na VSVE, próxima à cúspide anterior da valva mitral, para registrar simultaneamente o fluxo de via de saída e de entrada do ventrículo esquerdo (Figura 8.4).

Já, a duração da onda A, que é usada em comparação com a duração do reverso atrial em veia pulmonar, como será visto adiante, deve ser medida no nível do anel mitral (Figura 8.5).

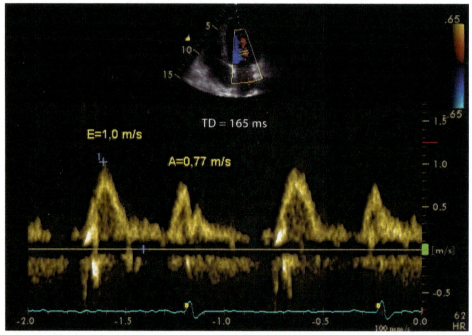

■ **Figura 8.3** Doppler ecocardiograma de fluxo mitral normal, detectado no plano da borda das cúspides da valva mitral em diástole no plano apical de quatro câmaras. E: onda E; A: onda A; TD: tempo de desaceleração.

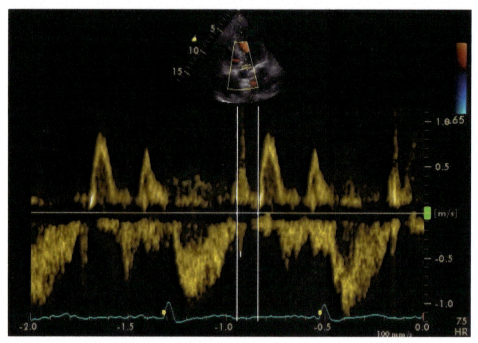

■ **Figura 8.4** Medida do TRIV no plano apical de cinco câmaras com o Doppler pulsátil. A amostra é colocada na VSVE próxima à cúspide anterior da valva mitral.

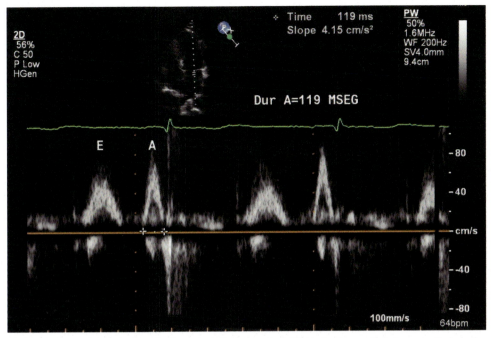

■ **Figura 8.5** Medida da duração da onda A do fluxo mitral (A), realizada no nível do anel mitral ao plano apical quatro câmaras.

Contudo, os parâmetros do Doppler podem se modificar dramaticamente por alterações na pré e pós-carga, na frequência cardíaca, ritmo cardíaco, idade, contratilidade e nas insuficiências valvares e com o uso de medicamentos. Portanto, esses parâmetros de enchimento nem sempre podem ser diretamente relacionados à "disfunção diastólica", já que são dependentes de fatores extrínsecos ao ventrículo. Neste sentido, a medida da pressão arterial acrescenta importante informação sobre o estado da pós-carga e deve sempre ser mensurada e descrita no exame ecocardiográfico (Figuras 8.6 a 8.10).

Como resultado, as alterações do enchimento do ventrículo esquerdo não podem ser usadas isoladamente e dissociadas da avaliação hemodinâmica a fim de se diagnosticar disfunção diastólica clinicamente relevante, necessitando de complementação com outras análises ao Doppler ou uso de manobras que mudem as condições de carga do coração.

Manobra de Valsalva

Nessa manobra, o que se procura é reduzir a pré-carga por meio do aumento da pressão intratorácica, reduzindo o retorno venoso ao átrio direito. Deve ser usada para desmascarar uma alteração no relaxamento do VE quando o fluxo mitral é aparente-

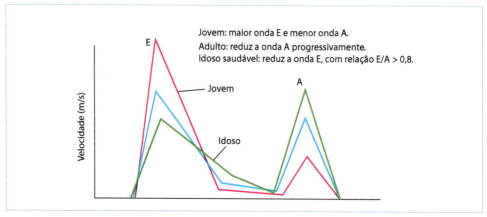

Figura 8.6 Efeito da idade no fluxo mitral.

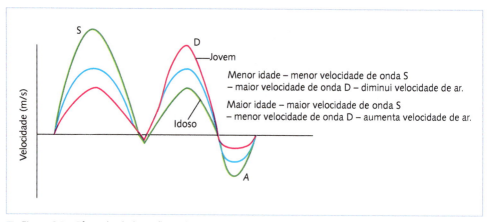

Figura 8.7 Efeito da idade no fluxo da veia pulmonar.

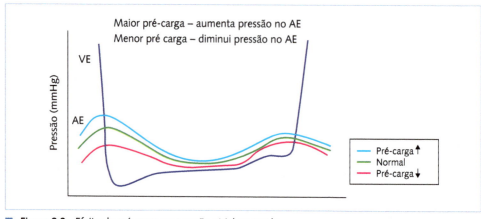

Figura 8.8 Efeito da pré-carga na pressão atrial esquerda.

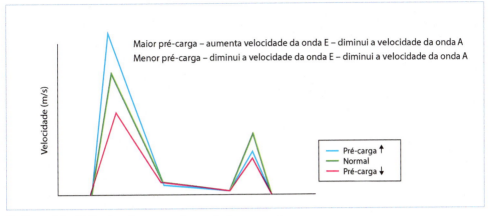

Figura 8.9 Efeito da pré-carga no fluxo mitral.

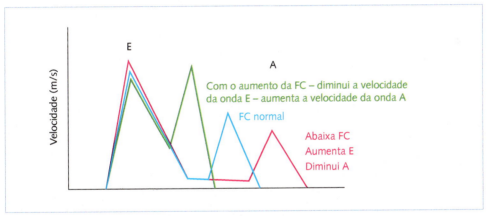

Figura 8.10 Efeito da frequência cardíaca no fluxo mitral. Com o aumento da FC, diminui a velocidade da onda E, aumenta a velocidade da onda A, pois a FC aumenta às custas de redução do tempo diastólico, aumentando a dependência da contração atrial para o enchimento ventricular.

mente normal (pseudonormal) ou a fim de se diferenciar os graus III e IV da disfunção. Obtém-se o fluxo mitral em condições basais e medem-se as ondas E e A. Em seguida, o paciente é instruído para realizar uma expiração forçada com nariz e boca fechados. Pode ser necessário reposicionar a amostra de volume na ponta das cúspides da valva mitral, obtendo-se dessa forma as velocidades E e A máximas novamente.

A manobra é eficaz quando ocorre pelo menos 10% de queda nos valores das ondas E e A do fluxo mitral. Porém, o valor de queda de ambas as ondas deve ser semelhante e, em indivíduos normais, a relação E/A permanecer maior que 0,8. Ao contrário, se esta relação cai em mais de 50% trata-se de padrão pseudonormal (disfunção diastólica grau II) (Figura 8.11). Em pacientes cardiopatas, um decréscimo ≥ 50% na relação E/A caracteriza a positividade dessa manobra e é altamente específico para aumento da pressão de enchimento do VE. Recomenda-se diminuir a velocidade de varredura e avaliar durante 10 segundos (Figura 8.12).

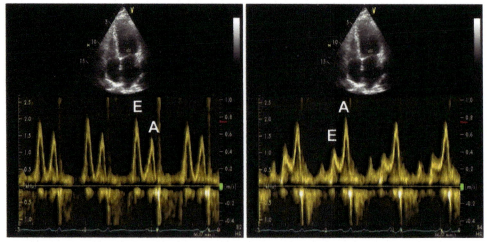

■ **Figura 8.11** Queda na relação E/A ≥ 50% trata-se de um padrão pseudonormal.

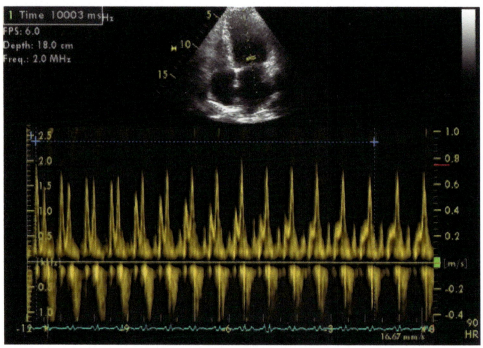

■ **Figura 8.12** Influxo mitral durante a manobra de Valsalva padronizada para 10 segundos, mostrando a diminuição da relação E/A (de E/A = 1,2 para E/A = 0,26), com o esforço expiratório, o que é consistente com as pressões de enchimento do ventrículo esquerdo elevadas. Uma variação de 50% seria suficiente para se classificar como positiva esta manobra. Assim, se a relação E/A fosse de 1,2 e atingisse valores abaixo de E/A = 0,6 já seria o suficiente para se considerar esta manobra como positiva.

Onda L no fluxo mitral

A onda L indica um marcado atraso no relaxamento do VE, gerando gradiente de pressão significativo entre o átrio e ventrículo esquerdos. Raramente observada em pacientes com bradicardia e função diastólica normal e usualmente sua velocidade é < 20 cm/s. Quando presente em pacientes com doença cardíaca conhecida (por exemplo, HVE, CMH), é específica para pressões de enchimento ventricular e atrial esquerdo elevadas. No entanto, sua sensibilidade é globalmente baixa (Figura 8.13).

Fluxo de veias pulmonares

Geralmente é obtido na veia pulmonar superior direita, com discreta angulação anterior no plano apical de quatro câmaras para se visualizar parte da valva aórtica ao exame transtorácico ou a veia pulmonar superior esquerda ao transesofágico. A amostra de volume deve ser localizada 1 a 2 cm dentro da veia pulmonar, usando-se o Doppler em cores com o limite de Nyquist regulado para baixas velocidades (< 40 cm/s), para obter melhor visualização do fluxo da veia pulmonar (Figuras 8.14a e 8.14b). Se o sinal for inadequado, deve-se aumentar a amostra de volume em 3 a 4 mm.

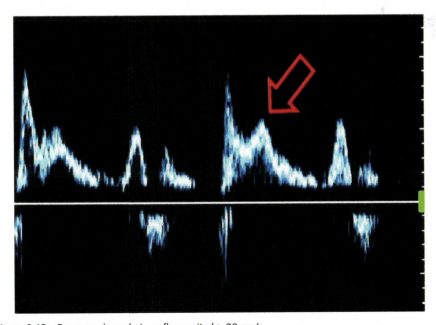

■ **Figura 8.13** Presença de onda L no fluxo mitral ≥ 20 cm/s.

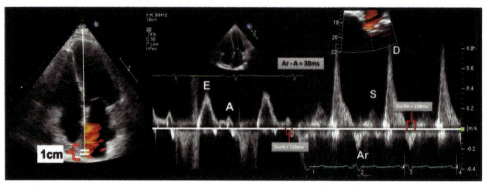

■ **Figura 8.14** A: Posicionamento da amostra no interior da veia pulmonar, 1 a 2 cm antes de sua desembocadura no átrio esquerdo. B: Fluxo de veia pulmonar, demonstrando as ondas S, D e A e a medida da duração da onda A do fluxo mitral. Fluxo medido na veia pulmonar superior direita ao corte apical quatro câmaras. S: componente sistólico; D: componente diastólico; Ar: fluxo do reverso atrial, que ocorre com a contração atrial; Dur Ar: duração do reverso atrial (158 ms), que neste caso é superior à duração da onda A (Dur A), 120 ms. Trata-se de padrão de disfunção diastólica grau III, pois tanto onda S (sistólica) é muito menor que a onda D (diastólica) quanto a duração do reverso atrial está muito aumentada (38 ms). Quando Ar – A ≥ 30 ms indica aumento da pressão atrial esquerda.

O fluxo venoso pulmonar apresenta quatro componentes de velocidade: dois sistólicos (PVs1, que corresponde ao relaxamento atrial esquerdo, e PVs2, que ocorre após a contração do ventrículo direito; para facilitar sua análise serão representados pelo componente único PVs), um diastólico (PVd, que resulta da abertura da valva mitral) e um fluxo reverso atrial (FRa, que corresponde ao fluxo sanguíneo reverso nas veias pulmonares após a contração atrial). Assim, a seguir, estão as características dos quatro padrões de acordo com a Figura 8.15.

- Velocidades normais de veias pulmonares: componente sistólico (PVs) maior que o componente diastólico (PVd) e presença de discreto fluxo atrial reverso normal (PVa), VN ≤ 35 cm/s (Figura 8.15a);
- Velocidade de veia pulmonar com alteração de relaxamento: fluxo sistólico predominante e duração diminuída do fluxo atrial reverso (Figura 8.15b);
- Velocidade de veia pulmonar em padrão pseudonormal: componente sistólico (PVs) menor que o componente diastólico (PVd) e presença de fluxo atrial reverso com duração aumentada em relação à duração da onda A do influxo mitral (PVa) (Figura 8.15c);
- Restritivo reversível: predominância da onda diastólica com duração aumentada em relação à duração da onda A do influxo mitral (Figura 8.15c);

- Restritivo irreversível: predominância da onda diastólica com duração e velocidade aumentadas do fluxo atrial em relação à duração da onda A do influxo mitral (Figura 8.15d).

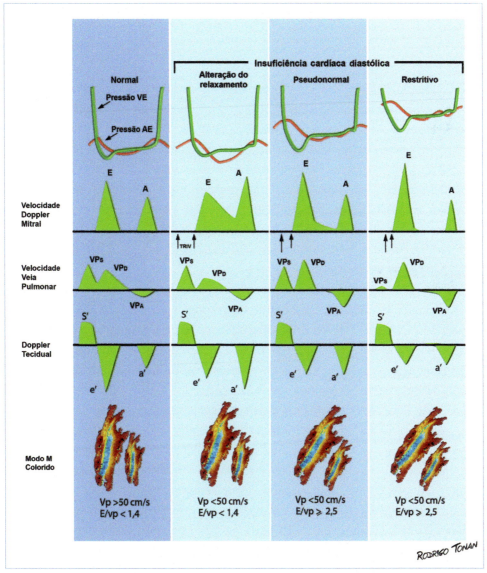

Figura 8.15 Resumo gráfico dos principais achados de ecocardiografia em condições normais e de disfunção diastólica.

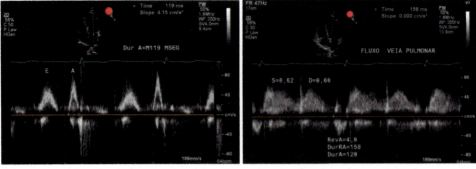

■ **Figura 8.16** Uma onda A reversa atrial > 35 cm/s e duração da onda A reversa > 30 ms em relação à duração da onda A mitral indicam pressões de enchimento do VE elevadas.

A avaliação da duração relativa da onda A mitral e a duração do fluxo reverso atrial em veia pulmonar permitem estimar a pressão diastólica final em VE (Figuras 8.5 e 8.14). Normalmente, a duração da onda A mitral é maior que a do fluxo reverso em veia pulmonar. Um reverso atrial > 0,35 m/s é relativamente específico para uma pressão diastólica final de VE >15 mmHg. Com aumento da pressão diastólica final do VE, ocorre encurtamento da duração da onda A do influxo mitral. Quando a duração do reverso atrial for maior do que 30 ms da duração da onda A mitral, a especificidade para se detectar uma pressão diastólica final de VE > 12 mmHg será de 95% (Figura 8.16).

Doppler tecidual

O Doppler tecidual pode ser obtido na grande maioria dos pacientes por meio do uso do TDI-*tissue Doppler imaging* nos planos apicais que permitem obter as velocidades de deslocamento do anel mitral. Embora possa ser obtido também pelo TDI-*tissue Doppler imaging* em cores, os valores obtidos com esta técnica são mais baixos do que os valores obtidos com o Doppler pulsátil. Além disso, o TDI em cores não não deve ser utilizado para a estimativa das pressões de enchimento, pois os estudos de validação foram realizados com o Doppler tecidual pulsátil.

Para medida do Doppler tecidual, uma angulação máxima (< 20%) deve estar presente entre o cursor do Doppler e o plano de movimento cardíaco, pois toda técnica Doppler é ângulo-dependente. Deve-se usar uma velocidade de varredura entre 50 e 100 mm/s, o tamanho da amostra deve ficar entre 5 e 10 mm e posicionada exatamente no anel mitral (lateral ou septal) e as medidas devem ser realizadas em três batimentos consecutivos ao final da expiração (Figuras 8.17 e 8.18). De forma semelhante a outros índices de função diastólica, e' diminui com a idade, enquanto a relação E/e' aumenta.

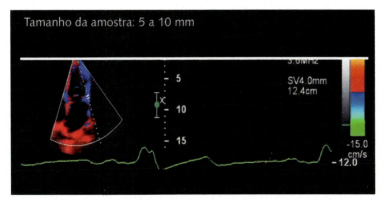

Figura 8.17 Análise da função diastólica – parâmetros de obtenção. Fonte: Nagueh et al., 2016[7].

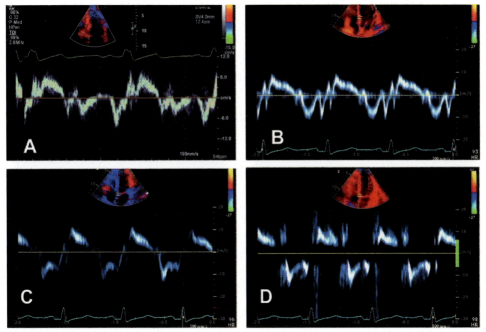

Figura 8.18 Doppler tecidual das velocidades do anel mitral septal. Em A, os ajustes do Doppler e a localização do volume da amostra são ótimos, enquanto em B o volume da amostra é colocado no septo ventricular (não no anel). O ajuste de Doppler é subótimo em C com baixo ganho e em D com filtro alto.

Estudos na última década demonstram a importância do Doppler tecidual obtido no nível do anel mitral a fim de se obter as ondas S (sistólica), e' (início da diástole) e a' (contração atrial). Essas ondas devem ser medidas na parede septal e lateral (valores geralmente maiores na parede lateral) e o valor médio das duas deve ser usado em razão da influência da função regional nessas velocidades[6]. Em algumas situações a medida em um local é mais precisa e, portanto, o melhor deve ser o escolhido. Por exemplo, em paciente com infarto de parede lateral, a onda e' deve ser medida na parede septal somente. Também na hipertensão pulmonar, como o septo interventricular sofre influências das pressões aumentadas em câmaras direitas, a análise das pressões de enchimento do VE deve ser feita pela medida da onda e' do anel mitral lateral e não pela média.

A divisão das velocidades da onda E do fluxo mitral pela e' do Doppler tecidual (relação E/e') diminui a influência das condições de pré e pós-carga sobre a onda E na estimativa da pressão atrial esquerda. A relação E/e' tem se mostrado extremamente útil na previsão das pressões de enchimento do VE (na relação E/e' < 8, normalmente é associada a pressões de enchimento normais e em E/e' ≥ 15 é associada a pressões de enchimento e atrial esquerda elevadas). A relação E/e' é um dos parâmetros Doppler ecocardiográficos mais reprodutíveis para se estimar a pressão capilar pulmonar e, portanto, deve ser um parâmetro utilizado em todas as cardiopatias. Contudo, a relação E/e' não é um índice acurado de pressões de enchimento em indivíduos normais, pacientes com calcificação do anel mitral, doença valvar mitral e pericardite constritiva (Figura 8.19).

Índice TRIV/$T_{E-e'}$

Na presença de aumento da pressão atrial esquerda (disfunção diastólica de graus maiores que grau II), a onda E mitral ocorre precocemente em relação ao movimento protodiastólico da parede, caracterizado pela onda e'. Dessa forma, o intervalo de tempo entre a onda Q do QRS ao eletrocardiograma à onda E do influxo mi-

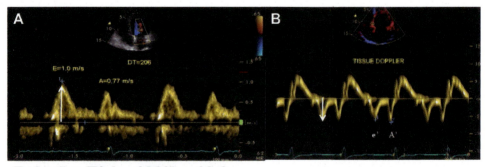

Relação E/e' = 100/6 = 16,6

■ **Figura 8.19** Exemplo da medida da relação E/e'. Nota-se em A a medida da velocidade de pico da onda E e, em B, a velocidade de pico da onda e'. O cálculo da relação se faz pela razão E/e'.

tral, menos o intervalo de tempo entre a onda Q do QRS ao eletrocardiograma e a onda e' do Doppler tecidual ($T_{E-e'}$) está prolongado (VN < 30 ms em valores absolutos). Assim, o índice TRIV/TE-e' encontra-se reduzido em casos de aumento da pressão atrial esquerda (Figura 8.20). Ele é particularmente útil em situações nas quais a onda E tem limitações, como em pacientes com função sistólica normal, doença valvar mitral e quando a relação E/e' está entre 8 e 15. Quando o índice TRIV/$T_{E-e'}$ é < 2, a pressão de enchimento de VE e a pressão do átrio esquerdo estão elevadas.

Velocidade de propagação do influxo mitral ao modo unidimensional associado ao mapeamento de fluxo em cores

Enquanto a técnica do Doppler pulsátil retrata a conferência da velocidade sanguínea em uma localização específica, o modo unidimensional colorido permite a avaliação dessas velocidades ao longo de uma linha vertical, que vai do orifício mitral ao ápice do VE.

Pode-se adquirir o modo unidimensional (modo M) colorido facilmente: através da janela apical (4C ou 2C), deve-se alinhar o cursor do modo unidimensional pelo centro do AE, orifício mitral e ápice do VE, guiando-se pelo fluxo transmitral de-

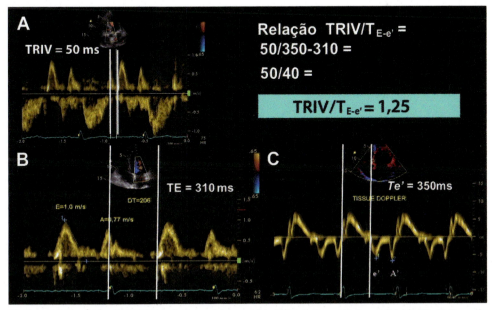

■ **Figura 8.20** Índice TRIV/TE-e'. A: Exemplo da medida TRIV. B: Exemplo da medida do TE. C: Exemplo da medida do Te' e calculando a relação TRIV/TE-e'.

monstrado pelo mapeamento de fluxo em cores. A velocidade de varredura deve estar entre 100 e 200 mm/s, e a velocidade de *aliasing* acima da linha de base em torno de 40 cm/s. Obtêm-se, dessa forma, duas ondas distintas: a primeira, que corresponde à onda E do Doppler pulsátil mitral, e a segunda, produzida pela contração atrial, onda A.

O parâmetro mais utilizado é a velocidade de propagação (Vp) do fluxo diastólico inicial, obtida por meio da medida da inclinação da primeira onda na linha de transição entre a mudança de cor determinada pelo aparecimento do *aliasing*. Deve-se realizar a medida a 4 cm do fluxo em direção ao ápice do VE (Figura 8.21).

Considera-se normal Vp > 50 cm/s. Valores mais baixos têm se correlacionado com disfunção diastólica e com a progressão da idade em indivíduos sadios.

Outra aplicação útil é a relação E/Vp (onda E do influxo mitral dividida pela velocidade de propagação) que, quando > 1,5, indica elevação da pressão do átrio esquerdo (PAE) e, consequentemente, da pressão capilar pulmonar (PCP). Se E/Vp > 2,5 indica PCP > 15 mmHg em pacientes com FE diminuída. O uso dessas variáveis tem sido proposto para estimar a PAE, utilizando-se, entre outras, a seguinte equação.

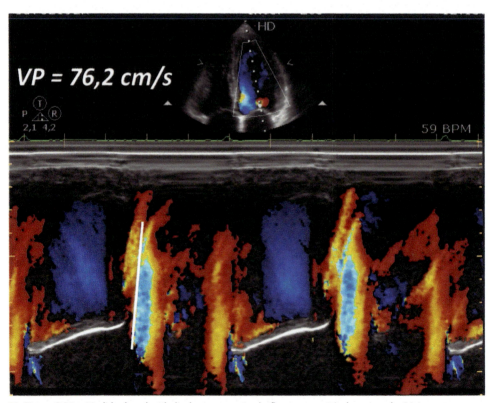

■ **Figura 8.21** Medida da velocidade de propagação do fluxo no ventrículo esquerdo (Vp).

$$PAE = 5,27 \ (E/Vp) + 4,6 \ \text{mmHg}$$

A Vp pode estar aumentada em pacientes com volume e FE de VE normais, apesar do relaxamento estar alterado. Assim, Vp é mais confiável como índice de relaxamento ventricular em pacientes com depressão da FE e dilatação do VE. Em outros pacientes é preferível se valer de outros índices.

Padrões de disfunção diastólica

Segundo a última diretriz de avaliação diastólica, há 5 parâmetros importantes para sua classificação:

- Presença ou ausência de cardiopatia de base.
- Registro do influxo mitral pelo Doppler pulsátil.
- Registro do Doppler tecidual do anel mitral.
- Velocidade máxima do jato de insuficiência tricúspide (proporcional à pressão sistólica em artéria pulmonar). Pressão sistólica em artéria pulmonar.
- Volume do átrio esquerdo (Quadro 8.1).

O uso integrado dessas modalidades permite a definição de quatro graus de disfunção diastólica, que são os seguintes em ordem crescente de gravidade: grau I de disfunção diastólica (relaxamento diastólico anormal), grau II (pseudonormal), grau III e IV (padrões restritivo reversível e irreversível com o tratamento otimizado, respectivamente). Esses padrões foram altamente preditores de mortalidade geral.

Quadro 8.1 Critérios para avaliação da função diastólica

	Normal	Grau I	Grau II	Grau III
Relaxamento VE	Normal	Reduzida	Reduzida	Reduzida
PAE	Normal	Baixa/Normal	Aumentada	Aumentada
E/A mitral	≥ 0,8	≤ 0,8	> 0,8 a < 2	> 2
E/e' média	< 10	< 10	10-14	> 14
Jato de insuf. tricúspide (m/s)	< 2,8	< 2,8	> 2,8	> 2,8
VAE (mL/cm²)	Normal	Normal/Aumentado	Aumentado	Aumentado

Na maioria das cardiopatias, a disfunção diastólica se inicia com o aumento da pressão diastólica final do ventrículo esquerdo, quando o impacto desse aumento é nenhum ou muito pequeno nas pressões do átrio esquerdo. Quando a disfunção ventricular progride, o aumento da pressão diastólica resulta em aumento da pressão atrial esquerda, que por conseguinte gera um maior gradiente de pressão na proto-diástole, ocasionando aumento do fluxo nessa fase do ciclo cardíaco (grau II). Com o agravamento da cardiopatia, a pressão atrial esquerda aumenta sobremaneira de forma que o fluxo atrioventricular passa a ocorrer quase que exclusivamente na proto-diástole, momento em que a pressão diastólica do ventrículo esquerdo já elevada, encontra-se no seu menor valor. Assim, nessa fase, quanto mais grave for a disfunção diastólica maior o fluxo na protodiástole.

Pacientes com grau I de disfunção diastólica representam o primeiro estágio de disfunção diastólica e, em geral, têm pressões de enchimento de VE normais ou elevadas. Assim, E/A<0,8 e um TD > 200 ms têm alta especificidade para relaxamento anormal do VE, mas podem ser vistos com pressões de enchimento do VE normais ou alteradas, dependendo de quão atrasado o relaxamento do VE está.

A maior dificuldade na definição desses padrões reside na diferenciação do padrão normal do grau II de disfunção diastólica.

O diagnóstico diferencial entre os dois padrões ecocardiográficos pode ser feito de várias formas além da detecção de aumento do volume do AE (VAE) indexado para a superfície corpórea e da detecção de outras alterações sugestivas de cardiopatia, como a redução maior ou igual a 50% após a manobra de Valsava da relação E/A do influxo mitral. Assim como uma velocidade do reverso > 0,35 m/s na veia pulmonar, podem diferenciar o padrão normal do padrão pseudonormal, também uma duração da onda A mitral menor em 30 ms do que a duração do reverso atrial pulmonar é indicativa de pressão diastólica final elevada de VE.

Na presença de disfunção diastólica importante (grau III), o padrão restritivo de enchimento do VE está presente, com E/A ≥ 2, TD < 160 ms, TRIV < 60 ms, E/e' médio > 14, duração da onda A mitral 30 ms ou menos em relação à duração do reverso em veia pulmonar (Figura 8.15).

Situações especiais (Quadros 8.2 e 8.3)

Insuficiência mitral

A capacidade da relação E/e' em predizer as pressões de enchimento na presença de insuficiência mitral maior ou igual a moderada depende da função sistólica.

Esse índice pode ser útil em pacientes com fração de ejeção reduzida, entretanto não deve ser utilizado em pacientes com FE preservada.

Os intervalos de tempo Ar-A, TRIV e TRIV/ $T_{E-e'}$ podem ser usados para estimativa das pressões de enchimento em pacientes com insuficiência mitral.

Fibrilação atrial

As medidas podem ser feitas em dez batimentos, ou em apenas um ciclo cardíaco, desde que este corresponda a uma frequência cardíaca entre 70 e 80 batimentos/minuto.

Aceleração da onda E mitral (≥ 1.900 cm/s^2), TRIV (≤ 65 ms), TD velocidade diastólica Doppler de veias pulmonares (≤ 220 ms), relação E/Vp ($\geq 1,4$) e relação septal E/e' (≥ 11) são altamente indicativos de disfunção diastólica com aumento da pressão atrial esquerda e, assim, devem ser descritos no laudo, sem menção ao grau de disfunção.

Taquicardia

Semelhantemente a outras situações, os índices convencionais ao Doppler do fluxo mitral e de veias pulmonares não são bons indicadores das pressões de enchimen-

Quadro 8.2	Avaliação da função diastólica em populações especiais
Doença	Valores de corte
Fibrilação atrial	Aceleração da onda E mitral (≥ 1.900 cm/s^2)
	TRIV (≤ 65 ms)
	TD da Velocidade diastólica Doppler de veia pulmonar (≤ 220 ms)
	Relação E/Vp ($\geq 1,4$)
	Relação E/e' septal (≥ 11)
Taquicardia sinusal	Enchimento restritivo FEs < 50%
	E/e' média > 14 (maior especificidade mais baixa sensibilidade)
	TRIV ≤ 70 ms (específico – 79%)
	Batimento pós-extrassistólico (período compensatório após pode ser usado para avaliação)
	Fração sistólica do fluxo VP $\leq 40\%$ (específico – 88%)
Insuficiência mitral	Ar-A ≥ 30 ms
	E/e' média >14 em pacientes com FEVE reduzida
	TRIV < 60 ms (específico)
	TRIV/TE-e' < 5,6 (pacientes com FEVE nl)

* Especifidade: prevê pressão de enchimento do VE > 15 mmHg.
Fonte: Nagueh et al., 2016.

Quadro 8.3	Avaliação da função diastólica em populações especiais
Doença	Valores de corte
HAP não cardíaca	E/e' lateral < 8 (causa não cardíaca)
	E/e' lateral > 13 quando etiologia cardíaca está presente
Cardiomiopatia hipertrófica	E/e' média > 14
	VAE > 34 mL/m²
	Ar-A ≥ 30 ms
	Velocidade do jato de insuficiência tricuspídea > 2,8/s (esses dois últimos parâmetros são válidos em pacientes com insuficiência mitral moderada)
Cardiomiopatia restritiva	TD < 140 ms
	E/e' média > 14
	Mitral E/A > 2,5
	TRIV < 50 ms (específico)

Fonte: Nagueh et al., 2016.

to do VE na taquicardia em presença de FE normal. Com o aumento da frequência cardíaca, ocorre fusão das ondas E e A do fluxo mitral, o que poderia dificultar a análise. Contudo, a E/e' lateral > 14 prediz uma pressão capilar pulmonar > 12 mmHg com sensibilidade de 78% e especificidade de 95% mesmo na presença de fusão das ondas E e A.

Concluindo, a análise criteriosa da função diastólica deve ser feita em todos os pacientes com cardiopatia ou nos quais se suspeita que esta possa existir. Em casos de disfunção de VE, apenas o fluxo mitral pode ser suficiente para se estimar se exis-

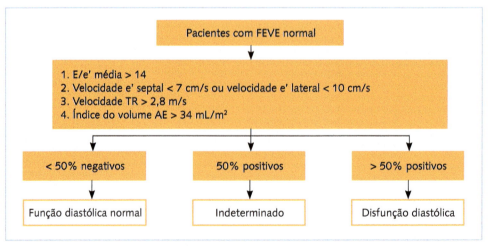

■ **Figura 8.22** Estudo da função diastólica do VE em pacientes com fração de ejeção normal. AE: átrio esquerdo; FEVE: fração de ejeção do ventrículo esquerdo; TR: velocidade de pico tricuspídea.

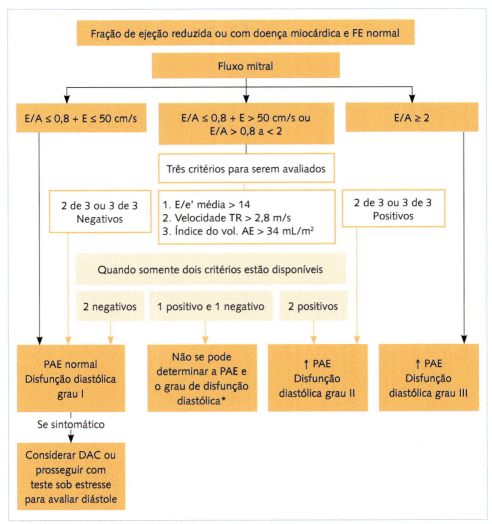

■ **Figura 8.23** Estimativa de pressões de enchimento na função diastólica em pacientes com FE deprimida e pacientes com doença miocárdica e FE normal. A: onda A; AE: átrio esquerdo; DAC: doença arterial coronária; E: onda E; PAE: pressão do átrio esquerdo; TR: velocidade de pico tricuspídea. *A PAE é indeterminada se somente 1 de 3 parâmetros estiverem disponíveis. * Relação S/D da veia pulmonar < 1 indica elevação da PAE.

te ou não aumento das pressões de enchimento do VE. Ao contrário, pacientes com FE preservada necessitam do uso dos vários índices aqui descritos para definir se existe ou não elevação das pressões de enchimento do VE e para se graduar a diástole. As Figuras 8.22 e 8.23 ajudam a ordenar as ideias na identificação e classificação da condição da pressão atrial esquerda.

Parâmetros de avaliação da função diastólica do ventrículo direito

Existem poucos parâmetros em literatura versando sobre avaliação da função diastólica do ventrículo direito. O Quadro 8.4 demonstra os valores de normalidade dos parâmetros de avaliação da função diastólica desta câmara, indicando ao clínico a presença ou não de indícios de disfunção diastólica do ventrículo direito.

Quadro 8.4 Valores normais para parâmetros da função diastólica do ventrículo direito

Parâmetro	Média e desvio-padrão	Valores de normalidade
E Tempo de desaceleração da onda E (ms)	180 ± 31	≥ 119 e ≤ 242
E/A	1,4 ± 0,3	≥ 0,8 e ≤ 2,0
e'/a'	1,18 ± 0,33	≥ 0,52
e'	14,0 ± 3,1	≥ 7,8
E/e'	4,0 ± 1,0	≤ 6,0

Fontes consultadas

1. Appleton CP, Firstenberg MS, Garcia MJ, Thomas JD. The echo-Doppler evaluation of left ventricular diastolic function. A current perspective. Cardiol Clin. 2000;18:513-46.
2. Appleton CP, Galloway JM, Gonzalez MS, Gaballa M, Basnight MA. Estimation of left ventricular filling pressure using two-dimensional and Doppler echocardiography in adult cardiac patients: additional value for analyzing left atrial size, left atrial ejection fraction and the difference in the duration of pulmonary venous and mitral flow velocities at atrial contraction. J Am Coll Cardiol. 1993;22:1972-82.
3. Bruch C, Stypmann J, Gradaus R, Breithardt G, Wichter T. Usefulness of tissue Doppler imaging for estimation of filling pressures in patients with primary or secondary pure mitral regurgitation. Am J Cardiol. 2004;93:324-8.
4. Brun P, Tribouilloy C, Duval AM, Iserin L, Meguira A, Pelle G, et al. Left ventricular flow propagation during early filling is related to wall relaxation: a color M-mode Doppler analysis. J Am Coll Cardiol. 1992;20:420-32.
5. Di Salvo G, Caso P, Lo Piccolo R, Fusco A, Martiniello AR, Russo MG, et al. Atrial myocardial deformation properties predict maintenance of sinus rhythm after external cardioversion of recent-onset lone atrial fibrillation. Circulation. 2005;112:387-95.
6. Diwan A, McCulloch M, Lawrie GM, Reardon MJ, Nagueh SF. Doppler estimation of left ventricular filling pressures in patients with mitral valve disease. Circulation. 2005;111:3281-9.
7. Firstenberg MS, Levine BD, Garcia MJ, Greenberg NL, Cardon L, Morehead AJ, et al. Relationship of echocardiographic indices to pulmonary capillary wedge pressures in healthy volunteers. J Am Coll Cardiol. 2000;36:1664-9.
8. Garcia MJ, Ares MA, Asher C, Rodriguez L, Vandervoort P, Thomas JD. Color M-mode flow velocity propagation: an index of early left ventricular filling that combined with pulsed Doppler E velocity may predict capillary wedge pressure. J Am Col Cardiol. 1997;29:448-54.
9. Garcia MJ, Thomas JD, Klein AL. New Doppler echocardiographic applications for study of diastolic function. J Am Col Cardiol. 1998;32:865-75.

10. Hurrel D, Nishimura RA, Ilstrup DM, Appleton CP. Utility of preload alteration in assessment of left ventricular filling presure by Doppler echocardiography: a simultaneous catheterization and Doppler echocardiographic study. J Am Coll Cardiol. 1997;30:459-67.

11. Nagueh SF, Lakkis NM, Middleton KJ, Spencer WH III, Zoghbi WA, Quinones MA. Doppler estimation of left ventricular filling pressures in patients with hypertrophic cardiomyopathy. Circulation. 1999;99:254-61.

12. Nagueh SF, Smiseth OA, Appleton CP, Byrd BF 3rd, Dokainish H, Edvardsen T, et al. Recommendations for the evaluation of left ventricular diastolic function by echocardiography: an update from the American Society of Echocardiography and the European Association of Cardiovascular Imaging. J Am Soc of Echocardiogr. 2016;29(4):277-314.

13. Nishimura RA, Abel MD, Hatle LK, Tajik AJ. Assessment of diastolic function of the heart: background and current applications of Doppler echocardiography. Part II. Clinical studies. Mayo Clin Proc. 1989; 64:181-204.

14. Nishimura RA, Appleton CP, Redfield MM, Ilstrup DM, Holmes DR Jr., Tajik AJ. Noninvasive Doppler echocardiographic evaluation of left ventricular filling pressures in patients with cardiomyopathies: a simultaneous Doppler echocardiographic and cardiac catheterization study. J Am Coll Cardiol. 1996;28:1226-33.

15. Nishimura RA, Tajik, AJ. Evaluation of diastolic filling of left ventricle in health and disease: Doppler echocardiography is the clinician's Rosetta stone. J Am Coll Cardiol. 1997;30:8-18.

16. Olson JJ, Costa SP, Young CE, Palac RT. Early mitral filling/diastolic mitral annular velocity ratio is not a reliable predictor of left ventricular filling pressure in the setting of severe mitral regurgitation. J Am Soc Echocardiogr. 2006;19:83-7.

17. Rakowski H, Appleton C, Chan KL, Dimesnil JG, Honos G, Jue J, et al. Canadian consensus recommendations for the measurment and reporting of diastolic dysfunction by echocadriography. J Am Soc Echocardiogr. 1996;9:736-60.

18. Rivas-Gotz C, Khoury DS, Manolios M, Rao L, Kopelen HA, Nagueh SF. Time interval between onset of mitral inflow and onset of early diastolic velocity by tissue Doppler: a novel index of left ventricular relaxation: experimental studies and clinical application. J Am Coll Cardiol. 2003;42:1463-70.

19. Yu CM, Lin H, Yang H, Kong SL, Zhang Q, Lee SW. Progression of systolic abnormalities in patients with "isolated" diastolic heart failure and diastolic dysfunction. Circulation. 2002;105:1195-1201.

9

Doenças do pericárdio

"Eu não derroto meus oponentes.
Eles derrotam a si mesmos."

Hélio Gracie
(1913-2000)

O pericárdio é uma estrutura pouco vascularizada, fibrosa e que reveste o coração. É constituído de duas camadas: visceral e parietal. A primeira é composta por células mesoteliais aderidas ao epicárdio. A segunda é uma estrutura fibrosa, com espessura menor que 2 mm, composta por colágeno e elastina. As duas camadas são separadas por um espaço que, normalmente, contém 15 a 35 mL de líquido seroso, o qual é localizado em maior quantidade no sulco atrioventricular e interventricular.

Existem várias doenças que acometem o pericárdio, porém, serão abordadas as duas mais comuns na prática diária: tamponamento cardíaco e pericardite constritiva.

Tamponamento cardíaco

O saco pericárdico tem elasticidade suficiente para permitir o acúmulo gradual de líquido em seu interior. No entanto, em algum momento, essa capacidade pode não ser suficiente para conter um acúmulo rápido (até mesmo de pequenos volumes) ou muito volumoso de fluido, levando a um aumento da pressão intrapericárdica. O ritmo de expansão pode ser lento e tornar-se bem volumoso (> 500 mL) com pouco aumento na pressão pericárdica, enquanto o acúmulo rápido de até mesmo um pequeno volume de líquido (50 a 100 mL) pode levar a um aumento marcante na pressão intrapericárdica, resultando em tamponamento.

O tamponamento ocorre quando a pressão intrapericárdica excede a pressão nas câmaras cardíacas, resultando no comprometimento do enchimento cardíaco. À medida que a pressão intrapericárdica aumenta, o enchimento de cada câmara cardíaca é sequencialmente comprometido, sendo que as câmaras de baixa pressão (átrios) são afetadas antes das câmaras de alta pressão (ventrículos) e as câmaras direitas são mais comprometidas do que as esquerdas. O efeito compressivo do líquido pericárdico é visto mais claramente na fase do ciclo cardíaco em que a pressão é menor naquela câmara – sístole para os átrios, diástole para os ventrículos. Desta forma, as pressões de enchimento tornam-se elevadas como um mecanismo de compensação para manter o débito cardíaco. No tamponamento, as pressões diastólicas em todas as quatro câmaras cardíacas são iguais e elevadas em decorrência da exposição do coração inteiro à pressão intrapericárdica elevada.

O achado clínico de pulso paradoxal está fortemente relacionado com os achados do ecocardiograma de alterações respiratórias recíprocas no enchimento e esvaziamento ventriculares direito e esquerdo. Essas alterações recíprocas se devem ao fato de a pressão intratorácica aumentar na expiração (mesmo conteúdo para um continente menor) e diminuir na inspiração (continente maior) (Figura 9.1). Isso se reflete na maior facilidade de o sangue penetrar no tórax por conta da menor pressão durante a inspiração intratorácica e de o sangue entrar no átrio esquerdo durante a expiração, pelo efeito de ordenha nos vasos pulmonares (Figura 9.2).

Como toda esta fisiopatologia pode ser muito bem documentada pela ecocardiografia, esta é uma importante ferramenta na avaliação de pacientes com suspeita clínica de tamponamento cardíaco e não deve ser postergado. Permite inicialmente a avaliação do derrame pericárdico, sua quantificação e caracterização. Derrames hemorrágicos podem conter trombos no seu interior. Pequenas coleções são geralmente posteriores. Derrames volumosos, com potencial evolução para tamponamento, geralmente circundam toda a silhueta cardíaca. Além disso, o ecocardiograma fornece informações a cerca da repercussão hemodinâmica do derrame. Quando ocorre tamponamento cardíaco, observam-se as anormalidades no exame ecocardiográfico apresentadas a seguir.

Colapso sistólico do átrio direito

Quando a pressão intrapericárdica excede a pressão do átrio direito, ocorre a inversão ou o colapso da parede livre do átrio direito. No tamponamento cardíaco, começa na diástole tardia e persiste durante um período variável da sístole. É mais precoce que o colapso ventricular direito. Inversões acima de um terço da sístole têm uma sensibilidade de 94% e uma especificidade de 100% para o diagnóstico de tamponamento (Figura 9.3).

Colapso diastólico do ventrículo direito

Da mesma forma, ocorre quando a pressão intrapericárdica excede a pressão diastólica do ventrículo direito (VD) e quando a parede do VD estiver normal em termos

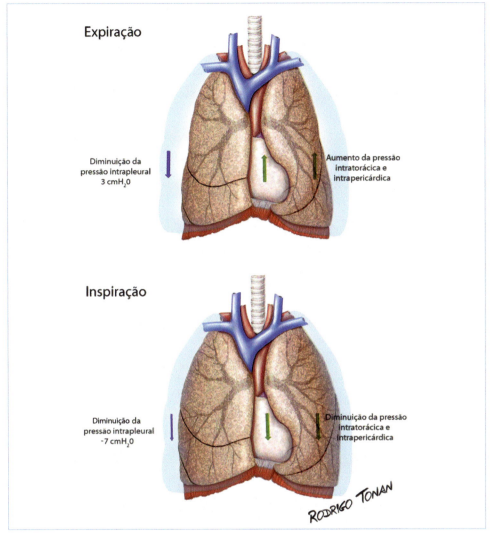

■ **Figura 9.1** Durante a inspiração, as pressões intratorácicas e intrapericárdicas diminuem e o inverso ocorre na expiração.

de espessura e complacência. A presença de hipertrofia do VD ou doenças infiltrativas do miocárdio ou hipertensão pulmonar podem ou não mascarar este sinal por causarem um gradiente de pressão entre a parede e a cavidade do VD (Figuras 9.4 e 9.5). Para a avaliação do colapso do ventrículo direito na protodiástole, deve-se observar a inversão da parede livre até 50 milissegundos da abertura da valva mitral pelo modo unidimensional (modo M). O pulso paradoxal ocorre porque o volume pericárdico total (câmaras do coração mais líquido pericárdico) é fixo no tamponamento de maneira que, conforme a pressão intratorácica torna-se negativa durante a inspira-

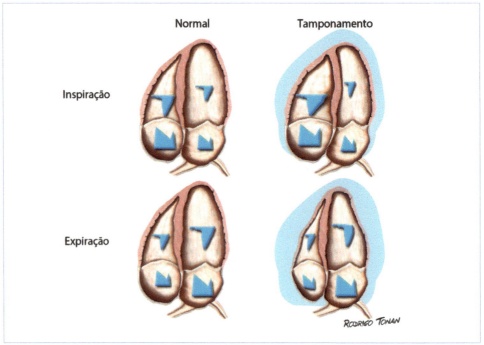

■ **Figura 9.2** Esquema demonstrando os achados sobre as velocidades dos fluxos cardíacos de acordo com a fase do fluxo respiratório. Durante a inspiração, as pressões intratorácicas e intrapericárdicas diminuem, resultando em aumento do fluxo para o átrio e ventrículo direitos e em diminuição do fluxo das veias pulmonares para o átrio e ventrículo esquerdos. O inverso ocorre na expiração. Nota-se que em condições de normalidade as variações também ocorrem, porém com intensidade muito menor.

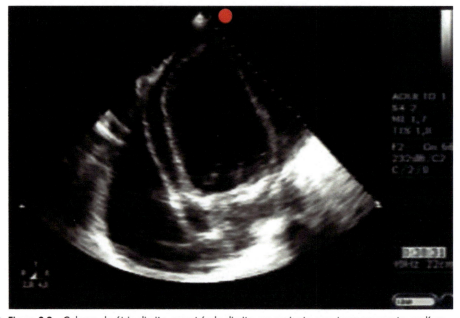

■ **Figura 9.3** Colapso do átrio direito e ventrículo direito em paciente com tamponamento cardíaco.

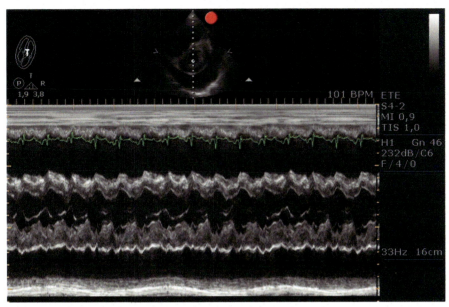

■ **Figura 9.4** Paciente portadora de lúpus eritematoso sistêmico e síndrome antifosfolípide com hipertensão pulmonar. Apesar de o quadro clínico ser de choque circulatório por tamponamento cardíaco, não se observa colapso do ventrículo direito.

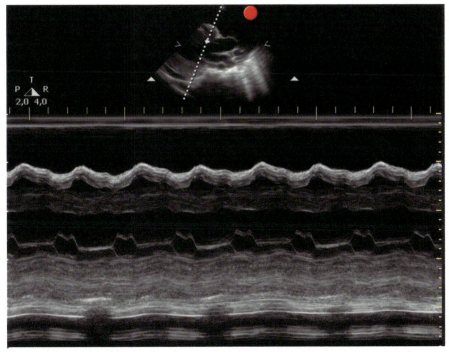

■ **Figura 9.5** Paciente com amiloidose cardíaca, com importante infiltração em ambos os ventrículos. Nota-se colapso diastólico do ventrículo direito a despeito de significativa infiltração na parede do VD.

ção, o enchimento intensificado do VD limita o enchimento diastólico do VE. Esse padrão reverte-se durante a expiração. A presença de colapso diastólico do VD é pelas razões expostas menos sensível (60 a 90%), porém mais específico (85 a 100%) do que o colapso sistólico breve do átrio direito no diagnóstico da fisiologia do tamponamento (Figura 9.6).

Alterações recíprocas nos volumes ventriculares

A variação respiratória recíproca nos volumes de VD e VE pode ser vista em imagens bidimensionais ou em modo unidimensional na presença de tamponamento. No plano apical de quatro câmaras, pode-se apreciar um aumento no volume do VD com a inspiração acompanhada de mudança no movimento septal para o ventrículo esquerdo na diástole e para o ventrículo direito na sístole durante a expiração. Esse padrão de movimento corresponde ao do achado do exame físico de pulso paradoxal.

Variação respiratória no enchimento diastólico

Os registros de Doppler nada mais traduzem do que as alterações de reciprocidade ventricular no tamponamento. Com a inspiração, a velocidade de enchimento diastólico inicial do VD aumenta, enquanto o enchimento diastólico do VE diminui. Além disso, a integral da velocidade do fluxo na artéria pulmonar aumenta com a inspiração, enquanto a integral da velocidade do fluxo aórtico diminui (Figura 9.7).

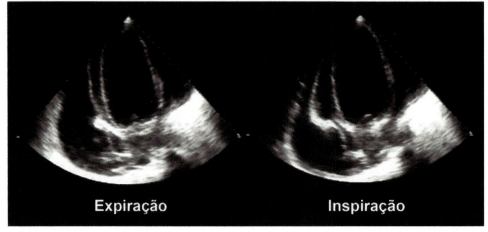

■ **Figura 9.6** Variações recíprocas dos volumes ventriculares. Nota-se aumento do volume do ventrículo direito durante a inspiração e colapso completo durante a expiração. Átrio direito colapsado.

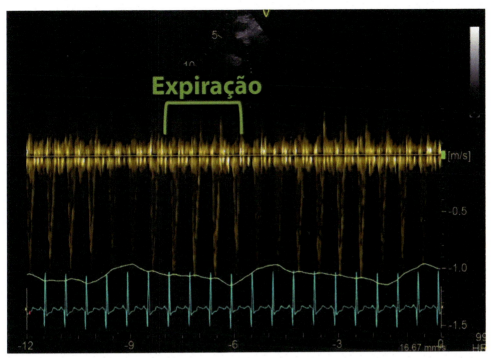

■ **Figura 9.7** Variação respiratória do fluxo aórtico. Varredura de 25 mm e com respirômetro.

Como a variação do influxo mitral e tricúspide é lume-dependente, pode não estar presente em pacientes com hipovolemia ou mascarada em outras condições. No tamponamento, em especial quando se observa o *"swinging heart"*, esta variação respiratória não é confiável, pois a amostra do Doppler estará espacialmente fixa e o coração muito móvel. Nessas condições, como a aorta torácica descendente é uma estrutura extrapericárdica, se acessível poderá prover integrais de velocidade fidedignas. Na incapacidade de obtenção do fluxo em aorta torácica descendente, o fluxo aórtico ou pulmonar são mais confiáveis, por ser a base do coração menos sujeita a mobilidade proporcionada pelo derrame. Pacientes com tamponamento podem exibir graus variáveis de comprometimento hemodinâmico à medida que aumenta a compressão pericárdica.

A variação respiratória dos fluxos nas valvas tricúspide e pulmonar é mais acentuada do que a variação mitral e aórtica, mas ocorre progressiva deterioração de todo o fluxo intracardíaco com a piora do grau de tamponamento. A redução inspiratória maior que 25% na velocidade da onda E mitral ou um aumento inspiratório maior que 40% na velocidade da onda E tricúspide sugerem comprometimento hemodinâmico, e a redução da onda E mitral maior que 40% e o aumento da onda E tricúspide maior que 80% durante a inspiração sugerem comprometimento hemodinâmico importante, portanto tamponamento[4,5] (Figura 9.8).

Estas mudanças acontecem a partir do primeiro batimento após o início da inspiração ou expiração, o que o diferencia de outras patologias como por exemplo a doença obstrutiva das vias aéreas, em que há mudanças no influxo mitral e tricúspide ocorrem vários batimentos após inspiração ou expiração.

Pletora da veia cava inferior

A pletora da veia cava inferior, ou uma veia dilatada com menos de 50% de redução inspiratória no diâmetro próximo à sua junção com o átrio direito é um indicador sensível (97%), embora inespecífico (40%), da fisiologia do tamponamento. Esse achado simples reflete a pressão elevada do átrio direito (Figura 9.9).

A variação do influxo mitral e tricúspide é lume dependente e pode não estar presente em pacientes com hipovolemia.

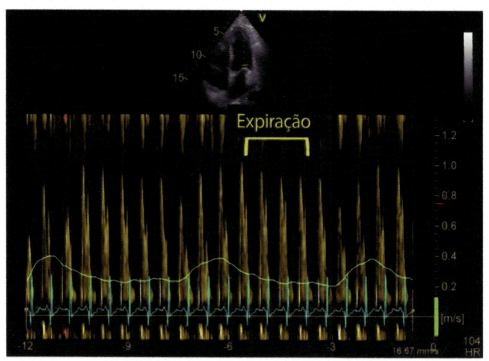

■ **Figura 9.8** Variação respiratória do fluxo mitral evidenciando redução maior que 25% na velocidade da onda E.

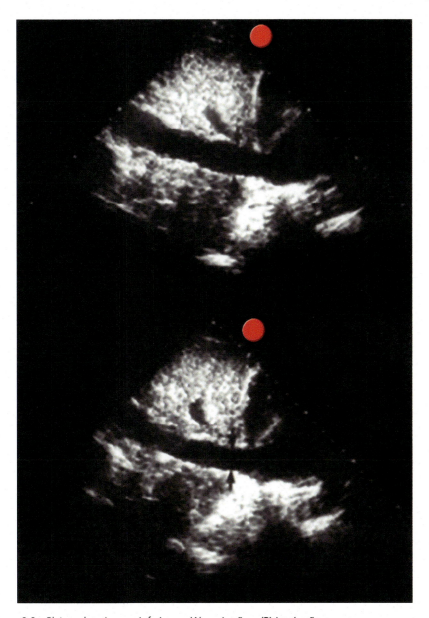

■ **Figura 9.9** Pletora da veia cava inferior na (A) expiração e (B) inspiração.

A alteração no padrão do fluxo venoso supra-hepático é um sinal altamente específico. Observa-se a prevalência do componente sistólico do fluxo, acentuada na inspiração, com redução ou até desaparecimento do componente diastólico na expiração acompanhada de onda "*a*" diastólica retrógrada em canhão durante a expiração (Figura 9.10).

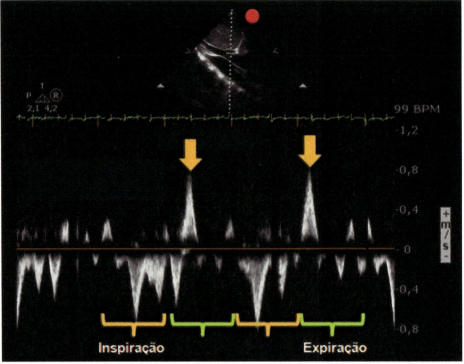

■ **Figura 9.10** Observa-se a prevalência do componente sistólico do fluxo, acentuada na inspiração (chave amarela), com redução ou até desaparecimento de ambos os componentes, em especial o diastólico na expiração (chave verde), acompanhada de onda "a" diastólica retrógrada em canhão (seta amarela) durante a expiração.

Finalmente, os achados ecocardiográficos identificam alterações estruturais e funcionais. Tais achados podem ocorrer antes do surgimento do pulso paradoxal e, portanto, podem ser importantes indicadores de comprometimento hemodinâmico antes da manifestação clínica clássica de tamponamento cardíaco.

Pericardite constritiva

É uma doença de diagnóstico difícil que deve sempre fazer parte do diagnóstico diferencial para pacientes com dispneia, ascite, edema, sinais de pressão venosa central elevada e função ventricular preservada. Assim, o diagnóstico requer uma combinação de dados clínicos e ecocardiográficos.

Ocorre em decorrência de uma inflamação crônica do pericárdio, resultando em espessamento, fibrose e fusão de suas camadas. Com isso, há um enrijecimento do pericárdio e, consequentemente, restrição ao enchimento de ambos os ventrículos.

As maiores consequências da pericardite constritiva são o aumento das pressões de enchimento dos ventrículos consequentes à constricção pericárdica e uma maior dependência das variações das pressões intratorácicas para o enchimento ventricular, tendo como consequência final a elevação da pressão venosa central com consequente redução do débito cardíaco.

Em indivíduos normais, as alterações nas pressões intratorácicas são transmitidas para as câmaras cardíacas de tal forma que, durante a inspiração e a expiração, há relativo amortecimento nas pressões de enchimento das câmaras direitas e esquerdas, especialmente facilitadas pela plasticidade do saco pericárdico.

Durante a inspiração as pressões nas veias pulmonares diminuem, pela diminuição da pressão intratorácica, enquanto quase não há alteração nas pressões intraventriculares esquerdas durante a diástole. Portanto, o gradiente de pressão entre as veias pulmonares e o ventrículo esquerdo em diástole diminui. O resultado é a diminuição na pressão de direcionamento de fluxo entre as veias pulmonares e as câmaras esquerdas. Isso contribui, juntamente com a redução do volume ventricular esquerdo causado pelo deslocamento do septo, para reduzir o enchimento do ventrículo esquerdo observado durante a inspiração.

Já os efeitos da variação respiratória no enchimento ventricular direito ocorrem ao contrário. Com a queda da pressão intratorácica na inspiração, a pressão venosa central, que aumentara progressivamente durante a expiração, supera a pressão atrial esquerda, que fisiologicamente já cai na inspiração. Desta forma, neste momento, há um enchimento ventricular direito significativo que rechaça o septo ventricular para o lado esquerdo.

Assim, nessa condição é acentuada a interdependência ventricular, que ocorre por restrição ao enchimento diastólico, o que facilita a redução do gradiente transmitral com consequente diminuição das velocidades de enchimento ventricular esquerdo e prolongamento do tempo de relaxamento isovolumétrico durante a inspiração, com o oposto ocorrendo durante a expiração.

Todas estas mudanças acontecem a partir do primeiro batimento posterior à inspiração e expiração. Isso é importante já que na doença pulmonar obstrutiva crônica essas variações respiratórias podem ocorrer, mas não respeitam as sequências de eventos acima descritas, que servem para seu diagnóstico diferencial.

Diagnóstico ecocardiográfico

Normalmente, a espessura da parede, as dimensões internas e a função sistólica do ventrículo esquerdo estão normais no paciente com PC. Pode-se observar dilatação dos átrios de grau discreto em decorrência da elevação crônica das pressões atriais (Figura 9.11).

Pode-se encontrar um pericárdio espessado, maior que 2 mm, porém esse dado muitas vezes é difícil de ser detectado pela ecocardiografia transtorácica (Figura 9.12). O ecocardiograma transesofágico, especialmente o plano transgástrico, apresenta maior sensibilidade e acurácia para a avaliação da espessura. Deve-se ter sempre em mente que é necessário avaliar bem pelas diferentes janelas acústicas porque a distribuição espacial do espessamento pericárdico pode ser assimétrica e a ausência do espessamento não afasta o diagnóstico de constrição.

Pelo modo unidimensional encontra-se o rápido relaxamento da parede posterior durante a diástole precoce, seguida de cessação abrupta do movimento durante a diástole média e tardia. O septo ventricular apresenta entalhe diastólico inicial (*knock* protodiastólico, movimento posterior abrupto) que coincide com a fase de enchimento rápido correspondente ao fluxo diastólico que encontra a PD1 do VD elevada, deslocando o septo ventricular para o lado esquerdo. Observa-se também um segundo movimento posterior abrupto (*knock* telediastólico), em seguida à contração atrial que se soma à PD2 do VD, já mais elevada (Figura 9.13). Essa movimentação septal traduz a interdependência entre os ventrículos, achado fisiopatológico importante nessa doença.

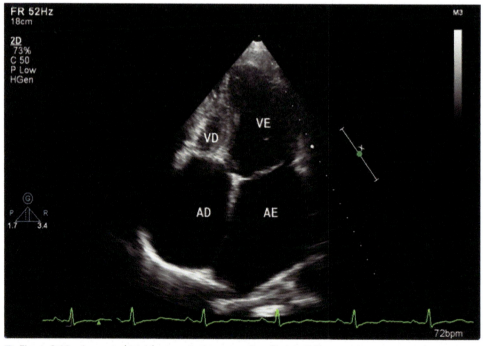

■ **Figura 9.11** Aumento biatrial em paciente com pericardite constritiva.

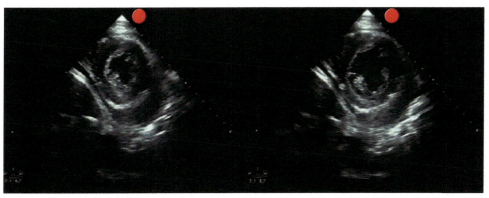

■ **Figura 9.12** Imagem obtida na incidência paraesternal transversal em sístole e em diástole, demonstrando espessamento do pericárdio adjacente à parede livre do ventrículo esquerdo (seta).

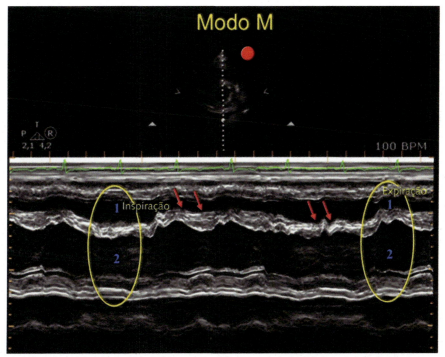

■ **Figura 9.13** Observa-se a exacerbação da interdependência ventricular com alternância dos diâmetros ventriculares (1 e 2), primeiramente na inspiração e depois na expiração, e movimentação do septo de acordo com a respiração (setas).

Outro sinal indireto de constrição é a dilatação e ausência de variação respiratória do diâmetro da veia cava inferior. Esse pode ser o achado inicial da constrição pericárdica (Figura 9.14).

Achados ao Doppler

Os achados de Doppler na pericardite constritiva refletem a hemodinâmica anormal acima descrita, incluindo padrões característicos de enchimento atrial direito e esquerdo, variação respiratória no enchimento do VD e VE, e variação respiratória no tempo de relaxamento isovolumétrico (TRIV).

O enchimento diastólico tanto de VE como de VD mostram uma velocidade E elevada devido ao rápido enchimento diastólico inicial. À medida que a pressão diastólica do VE aumenta, o enchimento é interrompido abruptamente, refletido em um tempo breve de desaceleração da curva de velocidade da onda E. Na sequência, há pouco enchimento ventricular na diástole final durante a contração atrial em decorrência da pressão diastólica de VE estar elevada pelo efeito constritivo do pericárdio. Os registros de Doppler do influxo ventricular mostram assim uma velocidade A muito pequena (Figura 9.15).

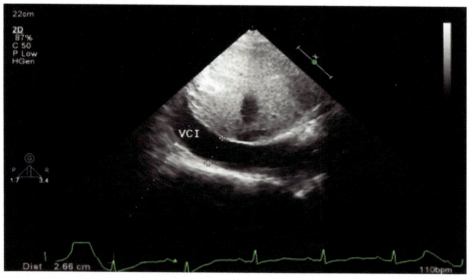

■ **Figura 9.14** Dilatação e ausência de variação respiratória do diâmetro da veia cava inferior ao estudo bidimensional.

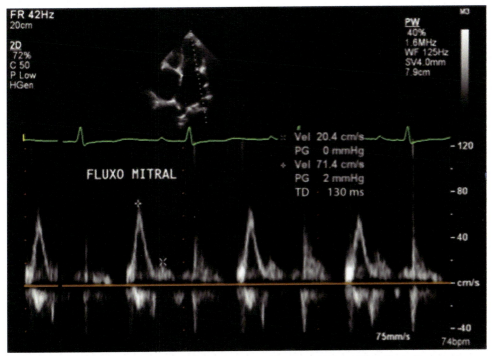

■ **Figura 9.15** Doppler pulsátil do fluxo mitral compatível com padrão restritivo. Onda E >> A e tempo de desaceleração curto. Observa-se a variação respiratória das velocidades de onda E.

Observam-se ainda variações respiratórias recíprocas marcantes nas velocidades de influxo diastólico em VD e VE decorrentes dos diversos efeitos das alterações na pressão intrapleural no enchimento dos dois ventrículos. Em condições fisiológicas, com a inspiração, a pressão intrapleural torna-se mais negativa, resultando no aumento do enchimento diastólico e da velocidade de influxo do VD. O influxo tricúspide por Doppler pulsátil com a inspiração há um aumento da velocidade da onda E > 40%. Paralelamente, já do lado esquerdo, as velocidades de enchimento do VE diminuem com a inspiração e aumentam com a expiração. Essas variações podem ser observadas em até 10% na variação das velocidades do lado esquerdo (Figura 9.16). Já, quando maiores que 25%, um quadro de pericardite constrictiva ou derrame pericárdico com comprometimento hemodinâmico deve ser suspeitado. É importante considerar que até aproximadamente 20% dos pacientes com PC não mostram a variabilidade típica da onda E mitral, em decorrência de as pressões de enchimento poderem estar muito altas ou baixas.

O tempo de relaxamento isovolumétrico do VE aumenta em média 20% com a inspiração em pacientes com pericardite constritiva.

Outros achados de constrição incluem velocidade maior que 8 cm/s da onda e', avaliada pelo Doppler tecidual ao nível do anel mitral septal, sempre maior que a e' do anel mitral lateral (*annulus inversus* pelo encarceramento da parede lateral e pela hipermobilidade do septo interventricular), com a relação é lateral/e'septal menor que 0,9 (Figuras 9.16a e 9.16b). Outro achado é a velocidade de propagação do fluxo de enchimento ventricular maior que 100 cm/s (Figura 9.17). Esses dois últimos achados são importantes no diagnóstico diferencial com as cardiomiopatias restritivas.

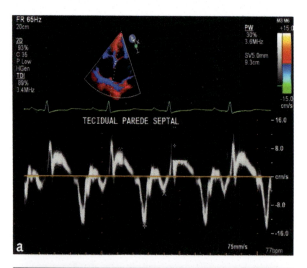

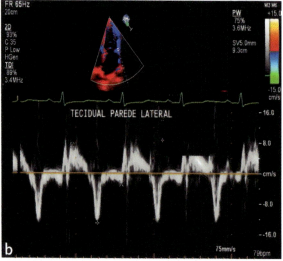

■ **Figuras 9.16a e 9.16b** Paciente portador de pericardite constritiva. A velocidade da onda e' septal é maior que a da e' da parede lateral (*annulus inversus*), o contrário do que ocorre em um indivíduo normal.

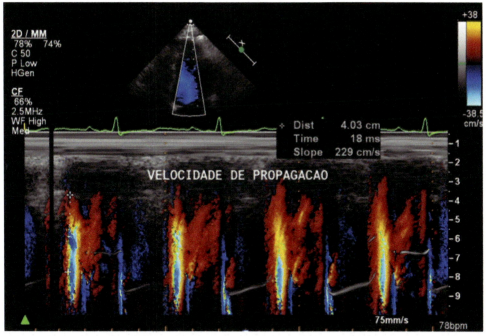

■ **Figura 9.17** Paciente portador de pericardite constritiva. A velocidade de propagação é de 229 cm/s.

Já a análise do fluxo em veia hepática ou supra-hepática pode revelar um aumento do fluxo sistólico anterógrado na inspiração sendo maior que a onda diastólica e com ondas V e A reversa pequenas.

A característica distintiva é que na expiração há aumento do fluxo diastólico reverso significativo (ao compará-lo com a inspiração) (Figuras 9.18 e 9.19).

Deve ser salientado que todos esses achados de constrição podem estar mascarados se o paciente não estiver com a volemia adequada ou tiver hipertensão pulmonar.

Tanto a pericardite constritiva quanto as cardiomiopatias restritivas apresentam características clínicas e ecocardiográficas em comum, o que muitas vezes exige uma avaliação minuciosa para a distinção entre elas. Ambas se apresentam clinicamente com insuficiência cardíaca congestiva associada a baixo débito cardíaco, bem como compartilham ao estudo ecocardiográfico achados semelhantes. A diferenciação deve ser baseada na análise de uma série de parâmetros ecocardiográficos, não havendo um achado isolado específico para tal. O exemplo de Doppler tecidual de paciente com pericardite constritiva comparado ao de um paciente com cardiomiopatia infiltrativa (amiloidose) é demonstrado na Figura 9.20. A Tabela 9.1, Figura 9.21 e Figura 9.22 demonstram um resumo dos parâmetros frequentemente utilizados para a diferenciação diagnóstica entre a pericardite constritiva e a cardiomiopatia infiltrativa.

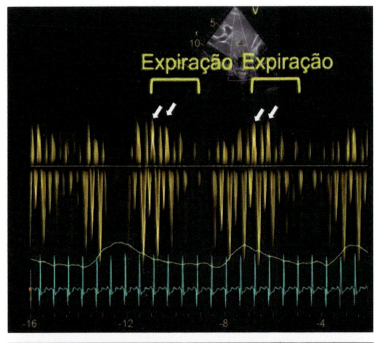
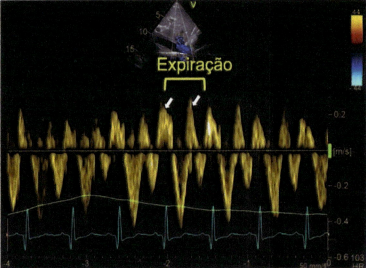

■ **Figura 9.18A** Estudo Doppler de fluxo de veias hepáticas com velocidade de 6 cm/s (a) e 25 cm/s (b) em um paciente com pericardite constritiva. Observam-se a onda a proeminente, o segmento diastólico discreto e a deflexão sistólica proeminente.

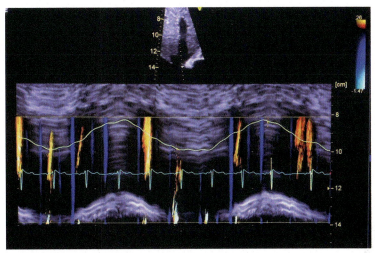

Figura 9.18B Modo M com mapeamento de fluxo em cores em veia supra-hepática onde se observa onda a proeminente (vermelho) durante a expiração.

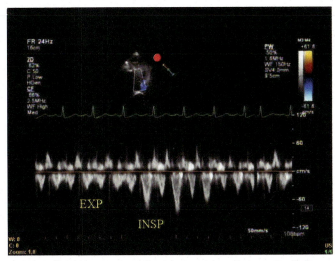

Figura 9.19 Doppler pulsátil em veia supra-hepática apresentando aumento do fluxo anterógrado com a inspiração. Nota-se a inversão do padrão normal com a onda diastólica maior que a sistólica (seta).

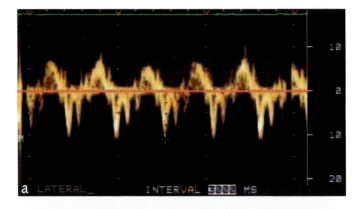
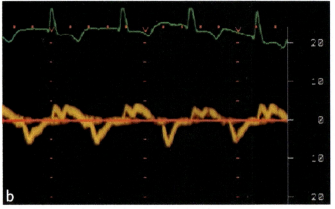

■ **Figura 9.20** Comparação do Doppler tecidual do anel lateral de paciente com pericardite constritiva (a) e cardiomiopatia restritiva (amiloidose cardíaca primária) (b).

Tabela 9.1 Parâmetros frequentemente utilizados para a diferenciação diagnóstica entre a pericardite constritiva e a cardiomiopatia infiltrativa

	Pericardite constritiva	Cardiomiopatia restritiva
Tamanho atrial	Normal ou aumento discreto	Aumentado
Aspecto pericárdico	Espesso/brilhante	Normal
Movimentação septal	Anormal	Normal
E/A mitral	≥ 1,5	≥ 2,0
Tempo de desaceleração	≤ 160	≤ 160
E´ septal	Geralmente > 7 cm/s	Geralmente < 7 cm/s
E´ lateral	Menor que a E´ septal	Maior que a E´ septal
HAP	Rara	Frequente
Tamanho/função sistólica	Normal	Normal
Regurgitação mitral/tricúspide	Infrequente	Frequente RT > RM
TRIV	Varia com a respiração	Estável com a respiração
Variação respiratória da velocidade da onda E mitral	Exagerada ≥ 25%	Normal

HAP: hipertensão arterial pulmonar; TRIV: tempo de relaxamento isovolumétrico.

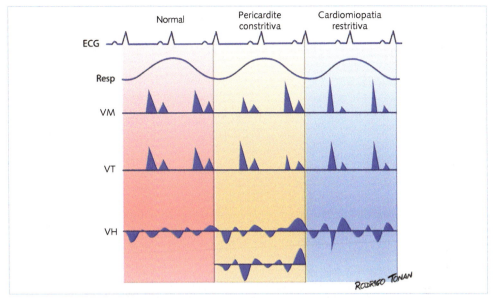

■ **Figura 9.21** Diagrama demonstrando os padrões característicos na distinção entre pericardite constritiva e cardiomiopatia restritiva. Observam-se os padrões de influxo mitral (VM), de influxo tricúspide (VT) e de fluxo Doppler em veia hepática (VH). Acima, nota-se a monitorização eletrocardiográfica e respiratória.

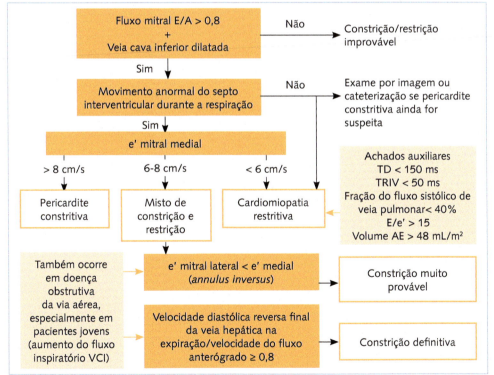

■ **Figura 9.22** Algoritmo diferenciando pericardite constritiva de cardiomiopatia restritiva. A restrição está associada a elevada relação E/A, tempo de desaceleração curto (TD) e diminuição da velocidade anular mitral (< 6 cm/s). AE: átrio esquerdo; TRIV: tempo de relaxamento isovolumétrico. VCI: veia cava inferior. É baseado em dados de Welch TD, Ling LH, Espinosa RE, et al. Diagnóstico ecocardiográfico de pericardite constritiva: critérios da Clínica Mayo. Circ Cardiovasc Image. 2014;7:526-34.

Fontes consultadas

1. Burstow DJ, Oh JK, Bailey KR, Seward JB, Tajik AJ. Cardiac tamponade: characteristic Doppler observations. Mayo Clin Proc. 1989;64:312-24.
2. Cheng H, Zhao S, Jiang S, Lu M, Yan C, Ling J, et al. The relative atrial volume ratio and la-te gadolinium enhancement provide additive information to differentiate constrictive pe-ricarditis from restrictive cardiomyopathy. J Cardiovasc Magn Reson. 2011; 25;13:15.
3. Fiegenbaum H (ed.). Echocardiography. Philadelphia: Lea & Febinger; 2005.
4. Föll D, Geibel-Zehender A, Bode C. Constrictive pericarditis: etiology, diagnostic work-up, and therapy. Herz. 2010;35(2):80-5. Review.
5. Ha JW, Oh JK, Ling LH, Nishimura RA, Seward JB, Tajik AJ. Annulus paradoxus: transmitral flow velocity to mitral annular velocity ratio is inversely proportional to pulmonary capillary wedge pressure in patients with constrictive pericarditis. Circulation. 2001;104:976-8.
6. Izumi C, Iga K, Sekiguchi K, Takahashi S, Konishi T. Usefulness of the transgastric view by transesophageal echocardiography in evaluating thickened pericardium in patients with constrictive pericarditis. J Am Soc Echocardiogr. 2002;15 (9):1004-8.
7. Little WC, Freeman GL. Pericardial disease. Circulation. 2006;113;1622-32.
8. Reuss CS, Wilansky SM, Lester SJ, Lusk JL, Grill DE, Oh JK, Tajik AJ. Using mitral "annulus reversus" to diagnose constrictive pericarditis. Eur J Echocardiogr. 2009;10:372-5.
9. Veress G, Ling LH, Kim KH, Dal-Bianco JP, Schaff HV, Espinosa RE, et al. Mitral and tricuspid annular velocities before and after pericardiectomy in patients with constrictive pericardi-tis. Circ Cardiovasc Imaging. 2011; 4(4):399-407.
10. Wann S, Passen E. Echocardiography in pericardial disease. J Am Soc Echocardiogr. 2008;21(1):7-13.

10

Parâmetros para a avaliação de sincronia cardíaca

"Percebi que a perseverança e o progresso passo a passo
são as únicas maneiras de alcançar um objetivo ao longo
de um caminho."

Mas Oyama
(1923-1994)

O ecocardiograma pode ser utilizado para avaliar a sincronia atrioventricular (entre os átrios e os ventrículos), interventricular (atraso de contração entre o ventrículo direito e o esquerdo) e intraventricular (atraso de contração entre as diferentes paredes do ventrículo esquerdo).

Habitualmente, o estudo da sincronia está relacionado a duas situações distintas na prática clínica. A primeira, em pacientes portadores de disfunção sistólica, que é caracterizada pela redução da fração de ejeção, com dissincronia elétrica caracterizada pelo aumento do intervalo QRS. A segunda, em pacientes portadores de marca-passo de dupla câmara ou biventricular com evolução desfavorável em que o ajuste de seus parâmetros orientado pela ecocardiografia, pode trazer benefícios hemodinâmicos e consequentemente clínicos.

Ajustes do equipamento

O estudo do sincronismo por meio da ecocardiografia é baseado fundamentalmente nas relações de tempo entre medidas da mecânica cardíaca realizadas por meio da ecocardiografia e eventos aferidos através da monitorização eletrocardiográfica. Desta forma, é necessária uma monitorização eletrocardiográfica de boa qualidade, evidenciando com clareza as ondas P, o complexo QRS e a onda T.

Outro dado importante no ajuste é a configuração da velocidade de varredura, seja no modo M, ou no estudo Doppler, com velocidades acima de 50 cm/s, haja vista que as mensurações de intervalos são essenciais para determinar a presença e o grau de dissincronia.

Idealmente, devemos contar ainda com equipamentos que permitam a avaliação pela tecnologia de Doppler tecidual. Figura 10.1a e b.

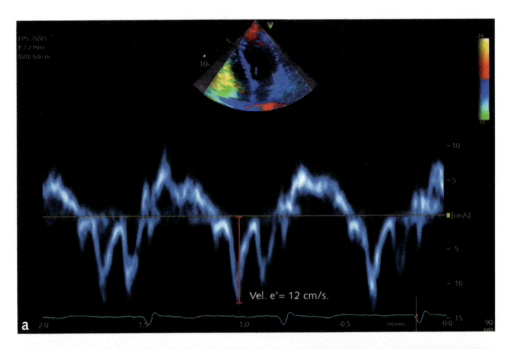
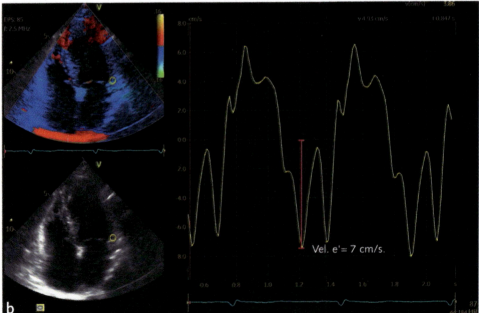

■ **Figura 10.1** a: Imagem de Doppler tecidual do anel mitral (espectral). b: Imagem de Doppler do anel mitral derivado do Doppler tecidual colorido (2D TDI). Note que a velocidade da onda e' ao Doppler tecidual colorido apresenta-se significativamente subestimada.

Imagem de sincronia para avaliação de terapia de ressincronização

A terapia de ressincronização cardíaca consiste no implante de um dispositivo de estimulação cardíaca artificial conhecido como ressincronizador com três eletrodos, um locado no átrio direito e dois para estímulo ventricular: um no ventrículo direito e outro no ventrículo esquerdo, habitualmente em parede anterolateral ou inferolateral, por acesso pelo seio venoso coronariano.

Com estes três estímulos é possível trazer uma melhor harmonia no estímulo elétrico dos átrios e ventrículos de tal forma que possibilite uma melhora da hemodinâmica cardíaca. A terapia mostra-se benéfica para pacientes portadores de insuficiência cardíaca com fração de ejeção reduzida, menor que 35%. Estudos recentes demonstram que estes pacientes experimentam uma melhora dos parâmetros clínicos, qualidade de vida, classe funcional da New York Heart Association e mortalidade, parâmetros funcionais como a melhora no teste da caminhada de 6 minutos melhora do grau da insuficiência valvar mitral assim como de parâmetros morfofuncionais do coração como a redução das dimensões e aumento da fração de ejeção do ventrículo esquerdo.

Imagens essenciais

Para o implante ressincronizador, as diretrizes exigem como informação fundamental do ecocardiograma o valor da fração de ejeção do ventrículo esquerdo inferior a 35%. Neste cenário, a fração de ejeção deve ser estimada pelo método de Simpson e devem ser relatados os seus volumes. Essas informações permitem, além da indicação do tratamento, avaliar sua efetividade por meio do parâmetro de maior impacto em sobrevida, o remodelamento reverso, isto é, a redução do volume sistólico final e consequentemente a melhora da fração de ejeção, habitualmente aferidos após 6 meses do implante.

Além destas medidas, é necessária a análise pormenorizada de outros dados ecocardiográficos que têm impacto no sucesso do tratamento, como o grau da insuficiência mitral, da disfunção diastólica e função ventricular direita.

Avaliação do sincronismo interventricular

A dissincronia interventricular é caracterizada por ativação tardia de um ventrículo em relação ao outro e sua presença será avaliada pelo seguinte parâmetro ecocardiográfico:

- Diferença entre os tempos pré-ejetivos aórtico e pulmonar superior a 40 ms. A diferença entre os tempos pré-ejetivos aórtico e pulmonar é medida pelo Doppler convencional. O tempo pré-ejetivo aórtico deve ser medido pelo

Doppler pulsátil no plano apical de cinco câmaras e é definido como o intervalo de tempo entre o início do complexo QRS e o início da curva de velocidade de fluxo na via de saída do ventrículo esquerdo. O tempo pré-ejetivo pulmonar deve ser medido no plano paraesternal transverso e é definido como o intervalo de tempo entre o início do complexo QRS e o início da curva de velocidade do fluxo pulmonar (Figura 10.2). Devem-se registrar as velocidades no final da expiração e considerar a média de três medidas, de preferência com velocidade do traçado igual a 100 mm/s.

- Alguns estudos sugerem que quando a diferença entre o intervalo eletromecânico da parede livre do ventrículo direito e a parede livre do ventrículo esquerdo for maior que 40 ms, pelo Doppler tecidual, indica dissincronia interventricular. No entanto, essa medida não tem se mostrado a mais importante em relação ao prognóstico dos pacientes que respondem à terapia de ressincronização. Não existe consenso sobre o valor de corte para dissincronia interventricular significativa pelo Doppler tecidual, e esse método pode também ser afetado pela função do ventrículo esquerdo e do direito. Essa medida é utilizada para aumentar a sensibilidade em relação à presença de dissincronia de maneira global.

A presença de dissincronia interventricular demonstrou ser preditora de piora sintomática e mortalidade cardiovascular em pacientes com insuficiência cardíaca e tem sido associada à melhor resposta à terapia de ressincronização (TRC).

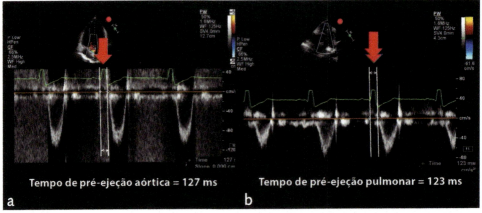

■ **Figura 10.2** a: O tempo de pré-ejeção aórtica é medido entre o início da atividade elétrica, identificado como o início da onda Q ao eletrocardiograma (ECG), até o início da atividade mecânica, dada pelo início da ejeção ventricular ao Doppler pulsátil. b: O tempo de pré-ejeção pulmonar é medido entre o início da atividade elétrica, identificado como o início da onda Q ao ECG, até o início da atividade mecânica, dada pelo início da ejeção ventricular direita ao Doppler pulsátil posicionado na via de saída do ventrículo direito.

Avaliação do sincronismo intraventricular

A dissincronia intraventricular é caracterizada por ativação tardia entre os segmentos do ventrículo esquerdo. Sua presença e seu grau relacionam-se com o sucesso da terapia de ressincronização.

Não há um consenso para quais parâmetros devem ser utilizados obrigatoriamente e qual a sua hierarquia. Contudo, reconhece-se que quanto maior o número qualitativo de variáveis que indiquem dissincronia intraventricular e quanto maior o grau nas variáveis quantitativas, melhor é a taxa de sucesso da terapia de ressincronização.

Além deste fato, alguns parâmetros permitem ainda indicar o melhor local de implante dos eletrodos, particularmente aquele relacionado ao ventrículo esquerdo, com acesso pelo seio venoso coronariano.

A seguir listamos as principais medidas de acordo com a técnica ecocardiográfica.

Modo M

Com esta técnica é possível aferir a dissincronia intraventricular por meio de duas medidas. Recomenda-se o uso do modo M associado a Doppler tecidual para mais fácil identificação dos eventos a seguir citados e demonstrados na Figura 10.3.

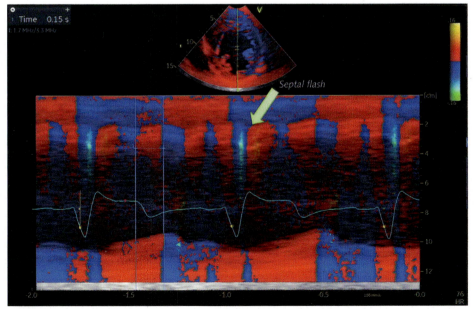

■ **Figura 10.3** Imagem de modo M com a medida do intervalo eletromecânico entre o septo e parede posterior (150 ms) e a presença do *septal flash*.

- Diferença de intervalo eletromecânico entre o septo interventricular e a parede posterior do ventrículo esquerdo > 130 ms no plano transverso. O ponto de maior espessamento entre os segmentos miocárdicos avaliados será identificado como a transição entre as cores azul e vermelha nas paredes septal anterior e inferolateral. Esse método permite a avaliação de dois segmentos miocárdicos (segmento médio das paredes septal anterior e inferolateral). Apresenta maior acurácia para discriminar a resposta favorável da terapia de ressincronização em cardiopatias não isquêmicas.
- Identificar a presença de *septal flash*. Trata-se de uma deflexão na imagem do septo em modo M, dentro do período pré-ejetivo aórtico característico da presença de bloqueio de ramo esquerdo. Sua presença confere alta chance de boa resposta à terapia de ressincronização.

Modo bidimensional

Nas imagens bidimensionais podemos observar a presença do *apical rocking*. Este é caracterizado pela presença de um movimento de báscula na imagem apical de quatro câmaras que é também típico da presença de bloqueio de ramo esquerdo. Seu achado no exame de ecocardiografia confere alta chance de remodelamento reverso do ventrículo esquerdo após a terapia de ressincronização, inclusive em pacientes com marca-passo dupla câmara que fazem *upgrade* para ressincronizador.

Doppler tecidual

O Doppler tecidual (DT) é uma técnica utilizada para a avaliação dos tecidos miocárdicos. Para melhor posicionamento da amostra do volume no segmento a ser analisado, pode ser utilizado o Doppler tecidual (DT) colorido. Esse método permite não somente a identificação da dissincronia cardíaca, mas também a localização do segmento com maior atraso na contração, o que pode auxiliar o posicionamento mais adequado do eletrodo ventricular esquerdo do ressincronizador.

Podem ser utilizados o DT colorido ou DT pulsátil (*spectral*). O DT colorido é o método de escolha pelo consenso do Comitê da Sociedade Americana de Ecocardiografia para avaliação de sincronia cardíaca, pela melhor distinção das curvas do Doppler e por permitir a medida de vários segmentos em um mesmo ciclo cardíaco.

Há várias medidas realizadas por meio do Doppler tecidual. Destacam-se duas:

- Diferença de intervalo eletromecânico entre dois segmentos de paredes opostas do ventrículo esquerdo ≥ 65 ms pelo Doppler tecidual, geralmente as porções basais do septo ventricular e da parede lateral-anterior do ventrículo esquerdo.
- Desvio-padrão para o pico sistólico dos 12 segmentos, basais e médios, nos planos apical de quatro, três e duas câmaras pelo método de Doppler tecidual *spectral* ou colorido ≥ 33 ms (índice de Yu).

Os traçados de velocidades miocárdicas pelo Doppler tecidual devem ser obtidos nos segmentos basais e médios das paredes septal inferior, lateral, anterior, inferior, inferolateral e septal anterior do ventrículo esquerdo (nos planos apicais de quatro, três e duas câmaras). O intervalo eletromecânico é definido como o tempo entre o início do complexo QRS do eletrocardiograma e o início ou o pico da onda sistólica miocárdica, medido pelo Doppler tecidual, o que é exemplificado na Figura 10.4. Essas medidas devem ser obtidas a partir da média de três medidas, feitas no final da expiração.

Quando o pico da onda sistólica não for bem definido em todas as paredes, pode-se fazer a medida entre o início do QRS e o início da onda sistólica, em todos os

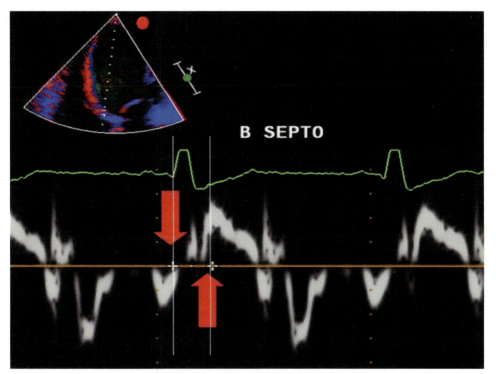

■ **Figura 10.4** Demonstração da medida do intervalo QS ou intervalo eletromecânico no segmento basal do septo inferior. É medido o tempo decorrido entre o início da atividade elétrica, identificado como o pico do componente sistólico ao Doppler tecidual pulsátil.

segmentos estudados. A medida do pico de deslocamento deve ser realizada durante o período de ejeção e, na presença de dois picos, considera-se o maior ou, se forem muito semelhantes, o primeiro.

A realização por meio do Doppler tecidual espectral é muito laboriosa e traz consigo as medidas em diferentes ciclos cardíacos. Recomenda-se particularmente para o cálculo do índice de Yu o uso do Doppler tecidual colorido. Além deste fato alguns *softwares* já permitem a confecção de um mapa polar com a demonstração de maior atraso das velocidades de deslocamento. Há uma parametrização das medidas de tempo em cores, com os segmentos que apresentam o deslocamento mais próximo da abertura da valva aórtica em cor verde e os que se apresentam mais próximos do fechamento em cor laranja e vermelha. Na presença de bloqueio de ramo esquerdo, este habitualmente ocorre nas paredes anterolateral e inferolateral como demonstrado na Figura 10.5.

Ecocardiografia tridimensional (Eco 3D)

A ecocardiografia tridimensional possibilita a reconstrução volumétrica do ventrículo esquerdo, o que propicia avaliação acurada e reprodutível da sincronia car-

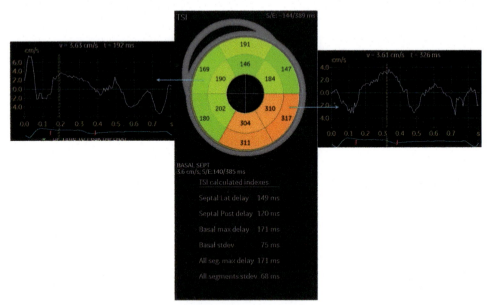

■ **Figura 10.5** imagem do mapa polar com o tempo de intervalo eletromecânico do QRS para o pico da onda s' em 12 segmentos. As imagens menores a direita e a esquerda mostram as curvas do Doppler que geraram o mapa polar, podendo-se observar o momento diferente dos picos da onda s' nos segmentos destacados. Abaixo do mapa polar constam-se informação do intervalo entre as paredes e também do índice de Yu, aqui denominado como *All segments stdev*.

díaca. A avaliação tridimensional permite ainda a análise simultânea de todos os segmentos miocárdicos no mesmo instante do ciclo cardíaco.

A análise quantitativa do bloco tridimensional envolve a definição das bordas endocárdicas de forma semiautomática. A seguir, é criado um modelo geométrico do ventrículo esquerdo a partir de um modelo matemático, permitindo informações a respeito da mudança dos volumes cardíacos em função do tempo durante todo o ciclo cardíaco. Por meio da divisão desse bloco em pequenas subdivisões piramidais, é possível estimar a curva tempo-volume de cada um dos 16 segmentos miocárdicos do ventrículo esquerdo, segundo a definição da Sociedade Americana de Ecocardiografia.

O índice de sincronia pela ecocardiografia tridimensional (SDI) foi definido como o desvio padrão do tempo necessário para atingir o volume sistólico mínimo para os 16 segmentos do ventrículo esquerdo (foi excluído o segmento apical 17). O valor obtido é então ajustado para a frequência cardíaca durante o exame. Esse cálculo é realizado para permitir comparações entre pacientes com diferentes frequências cardíacas. Valores menores indicam menor dissincronia e vice-versa. São considerados anormais os maiores que 11%. Estudos recentes demonstram que este parâmetro medido antes da terapia de ressincronização tem apresentado boa correlação com o remodelamento reverso nos pacientes tratados pela TRC (Figura 10.6).

Alguns estudos mostram baixa correlação do índice de dissincronia pela ecocardiografia tridimensional com a avaliação pelo Doppler tecidual, apesar de uma boa correlação inversa com a fração de ejeção. O método ainda apresenta limitação temporal, pois a ecocardiografia tridimensional conta com um número limitado de quadros por segundo (*frame rate*) e limitação do volume adquirido, muitas vezes não contendo ventrículos muito dilatados.

Strain bidimensional

As medidas de deformação miocárdica têm sido utilizadas para a análise da sincronia interventricular com resultados que permitem previsibilidade de resposta ao ressincronizador e ainda permitem orientar o melhor local de implante dos eletrodos.

Nos estudos destacam-se a análise do *strain* radial obtido por meio das imagens de eixo curto no plano valvar mitral e dos músculos papilares e o *strain* longitudinal, obtido nos planos apicais.

No *strain* radial, é feita uma análise das curvas de deformação radial. A diferença do tempo para a velocidade de pico máximo entre os segmentos identifica a presença de dissincronia intraventricular. A literatura demonstra que valores acima de 130 ms indicam

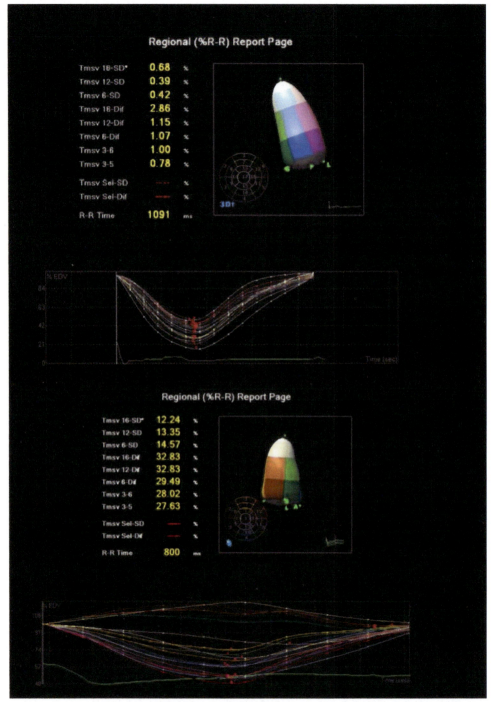

■ **Figura 10.6** Avaliação da sincronia cardíaca pelo ecocardiograma transtorácico tridimensional. A: Paciente normal. B: Paciente com cardiomiopatia dilatada. O índice de dissincronia de 16 segmentos avaliados foi estimado em 0,68% no paciente normal e em 12,24% no paciente com cardiomiopatia dilatada (Vn < 5%).

dissincronia significativa com maior risco para eventos cardiovasculares. Além deste fato, medidas de *strain* radial muito baixas, valores abaixo de 16%, estão associadas a alto grau de fibrose do segmento, com maior mortalidade. O estudo *TARGET* mostrou que o implante em local inadequado (não correspondente ao segmento com maior atraso eletromecânico) e/ou em áreas com *strain* reduzido diminuiu significativamente o sucesso da terapia de ressincronização. Na Figura 10.7, podemos observar o padrão de curvas do *strain* radial no eixo transverso no nível dos músculos papilares com um intervalo significativo entre os picos das paredes anerosseptal e inferolateral.

Todavia, o estudo do *strain* radial apresenta dificuldades em decorrência da baixa reprodutibilidade e disponibilidade do *software* nos ecocardiógrafos.

O *strain* longitudinal tem sido a técnica com maior pesquisa e com resultados mais robustos para a identificação de pacientes com maior taxa de resposta ao ressincronizador.

Algumas informações advindas das curvas de cada segmento têm se mostrado efetivas em trazer a informação: da presença de bloqueio de ramo esquerdo dito clássico, isto é, aquele que se acompanha com uma dissincronia elétrica típica; do segmento de maior atraso e da desarmonia da deformação longitudinal dos diferentes segmentos; e ainda da presença de alto grau de fibrose, o que recomenda o não implante do eletrodo neste segmento.

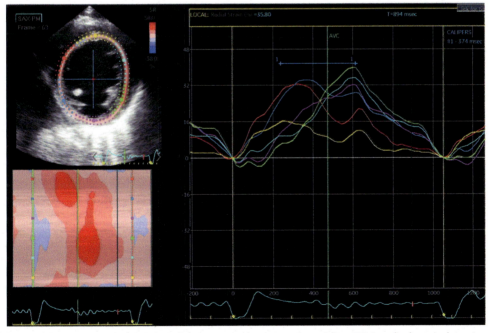

■ **Figura 10.7** Imagem de *strain* radial em curvas dos segmentos médios. O intervalo das paredes anterosseptal e inferolateral acima de 130 ms correlaciona-se com uma maior taxa de resposta à TRC, neste caso 374 ms.

Em relação à presença de padrão de bloqueio de ramo típico, este é caracterizado por três elementos. Na curva de segmento inferosseptal há uma deformação negativa precoce e, em oposição, uma positiva de parede anterolateral; na curva de parede anterolateral observa-se o pico do *strain* após o fechamento da valva aórtica; e tardiamente uma deformação negativa do segmento inferosseptal (chamada de *septal rebound*), mostrados na Figura 10.8.

A simples identificação deste padrão de *strain* permitiu discriminar pacientes com alta resposta a terapia com o ressincronizador e esteve relacionada a menor taxa de eventos após o implante.

Outra medida de fácil obtenção é a dispersão eletromecânica calculada pelo desvio-padrão do tempo entre o QRS e o pico do *strain* longitudinal de todos os segmentos avaliados. Este dado parece ter relação não só com a sincronia, mas também com a presença de arritmias pós-implante de ressincronizador.

Por fim, o valor do *strain* longitudinal seja global, seja do segmento, associa-se à presença de fibrose, podendo orientar quanto a possibilidade de sucesso do tratamento e escolha do segmento miocárdico a ser estimulado pelo dispositivo de estimulação cardíaca artificial.

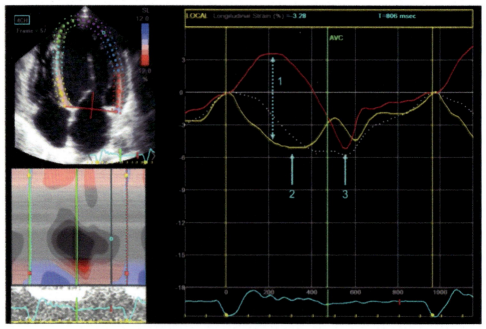

■ **Figura 10.8** Imagem do *strain* longitudinal com curvas longitudinais dos segmentos inferosseptal (amarela) e anterolateral (vermelha): com padrão de bloqueio de ramo esquerdo típico: 1) oposição de pico das curvas septal (negativa), lateral (positiva) inicialmente; 2) pico de deformação negativa do septo em até 70% do tempo de ejeção, com a característica de encurtamento interrompido durante a sístole, isto é, antes do fechamento da valva aórtica (AVC) resultando em estiramento sistólico, com componente de nova deformação negativa tardia. 3) pico de deformação negativa de parede lateral após fechamento da valva aórtica.

Relatando a dissincronia

No relatório de um paciente candidato a terapia de ressincronização é necessário descrever volumes e fração de ejeção pelo método de Simpson, valor do *strain* global entre outros dados de importância na análise da função ventricular esquerda e outras anormalidades associadas além dos dados específicos do sincronismo.

Em relação à dissincronia, faz-se necessária uma interação com a equipe de implante, podendo orientar quanto a presença, local de última ativação e a presença de viabilidade global e segmentar do ventrículo esquerdo. Neste contexto, a informação da sincronia interventricular é simples e objetiva, enquanto a intraventricular apresenta diversas variáveis com valores prognósticos diferentes. A combinação destas para um diagnóstico final e definitivo de dissincronia intraventricular não está ainda bem estabelecida, sabendo-se que os achados com base no método do *strain* apresentam importância capital.

Avaliando resposta à terapia de ressincronização

Uma vez implantado o ressincronizador, a avaliação de um desfecho favorável pode ser realizado por dados clínicos, como melhora da qualidade de vida aferida por questionários, melhora da classe funcional ou por meio de testes funcionais, como o aumento da distância percorrida no teste de caminhada de 6 minutos.

Do ponto de vista da imagem cardíaca, a ecocardiografia é a principal ferramenta para a análise se o paciente foi responsivo à terapia de ressincronização cardíaca. Vários parâmetros podem ser avaliados, mas o que apresenta melhor correlação com desfechos é o remodelamento reverso, que consiste na redução do volume sistólico final. Não há um valor de corte estabelecido em diretrizes, entretanto, revisando a literatura a redução em 6 meses de mais de 15% no volume sistólico final, corresponde a uma resposta adequada.

Ajuste de marca-passo

O objetivo do ajuste do marca-passo é sempre torná-lo o mais próximo do normal, respeitando os intervalos do ciclo cardíaco (relaxamento isovolumétrico; tempo de enchimento ventricular; contração isovolumétrica e tempo de ejeção ventricular), buscando o melhor padrão para a efetividade dos estímulos atrial e ventricular(es), com as finalidades de aumentar o débito cardíaco e melhorar os índices de avaliação da diástole.

Avaliação do sincronismo atrioventricular

A avaliação do sincronismo atrioventricular nos indivíduos em ritmo sinusal é expressa pela duração aumentada do intervalo PR no eletrocardiograma. No ecocardiograma, sua medida apresenta utilidade prática em indivíduos portadores de marca-passo dupla-câmara com comando atrial ou ressincronizadores. Na evolução de pacientes com resposta insatisfatória ao uso do ressincronizador uma série de fatores podem se apresentar, sendo o mais comum a dissincronia atrioventricular. Nesta situação pode-se otimizar o intervalo do estímulo atrial e ventricular com melhor efetividade do marca-passo. Considera-se haver sincronia atrioventricular inadequada quando o tempo de enchimento diastólico for menor que 40% do ciclo cardíaco (Figura 10.9), ou quando o pico da onda A ao Doppler pulsátil da via de entrada do ventrículo esquerdo não coincide (muito antes ou muito depois) com a onda Q do eletrocardiograma. Trata-se de um parâmetro mais relacionado a diástole. A melhora do parâmetro reflete em melhor enchimento ventricular esquerdo com consequente aumento do débito cardíaco.

Assim, para sua realização, alguns parâmetros devem ser avaliados e depois repetidos para observar qual a melhor estratégia e escolha do modo de ajuste. Dentre os dados a serem valorizados o objetivo final é o débito cardíaco, melhor caracterizado pela indexação pela superfície corpórea batimanto a batimento, o índice do volume ejetado. Portanto, é recomendável ter aferido antes do ajuste e a cada modificação a integral velocidade-tempo da via de saída do ventrículo esquerdo e seu diâmetro.

A seguir, observamos os métodos de ajuste do marca-passo no intervalo atrioventricular (IAV) mais utilizados

Métodos para o ajuste do intervalo atrioventricular

O ajuste do IAV tem como objetivo sincronizar o término da contração atrial com o início da sístole ventricular.

Otimização do tempo de enchimento diastólico

Existem várias estratégias que podem ser utilizadas para a otimização do IAV:

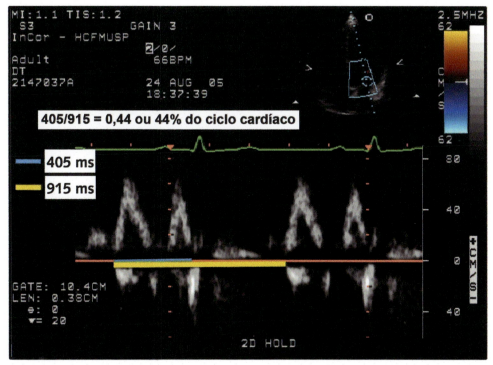

■ **Figura 10.9** A relação do tempo diastólico com a duração total do ciclo cardíaco é exemplificada na figura. Tempo diastólico = 405 ms. Duração do ciclo cardíaco = 915 ms. Então, a diástole ocupa 44% do ciclo cardíaco.

- Forma interativa ou empírica: utiliza-se um intervalo AV longo que é progressivamente diminuído para se conseguir o intervalo AV ideal. Após a monitorização do paciente com o eletrocardiograma, é realizado o ecocardiograma para obtenção dos parâmetros basais. Em seguida, o intervalo AV do marca-passo é programado em 200 ms (IAV longo) e são aferidos novamente os tempos de diástole, seu padrão e o VTI (integral da velocidade-tempo) aórtica. Segue-se uma diminuição progressiva do intervalo AV de 20 ms por vez a cada 3 minutos, até um intervalo AV de 100 ms, com avaliação dos parâmetros ecocardiográficos a cada mudança. Nessa avaliação, observa-se o valor do intervalo AV que resulta no melhor padrão sistólico, pelo tempo de pré-ejeção aórtico menor que 140 ms e pela medida da maior VTI ou melhor ainda, o melhor índice do volume ejetado do ventrículo esquerdo (Figura 10.10) e o melhor padrão diastólico, o qual deve ocupar pelo menos 40% do ciclo cardíaco e apresentar um padrão de disfunção diastólica grau I (Figuras 10.9 e 10.11).

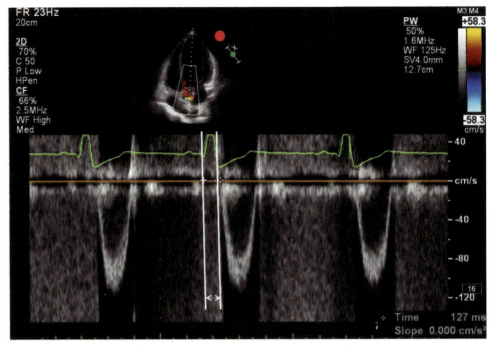

■ **Figura 10.10** O tempo de pré-ejeção aórtico é medido entre o início da atividade elétrica, identificado como o início da onda Q no eletrocardiograma, até o início da atividade mecânica, dada pelo início da ejeção ventricular ao Doppler pulsátil.

- Fórmula de Ritter: alternativamente, a otimização do intervalo AV pode ser realizada pelo método de Ritter. Nesse caso, a partir de intervalos AV predeterminados, são obtidos valores ecocardiográficos (intervalo QA) que, ao serem inseridos na sua fórmula, determinam o intervalo AV ideal:

$$IAV_{ótimo} = IAV_{curto} + [(IAV_{longo} + QA_{longo}) - (IAV_{curto} + QA_{curto})]$$

- Obtenção do intervalo QA: no plano apical de quatro câmaras, obtém-se o registro do fluxo transmitral. Mede-se, então, o tempo entre o início do complexo QRS (onda Q no eletrocardiograma) e o final da onda A transmitral no Doppler. O tempo (intervalo QA) é obtido após a programação do marca-passo para um IAVcurto e um IAVlongo. Em alguns casos em que o IAVótimo obtido pela fórmula não parece corresponder à melhor diástole, são utilizadas as medidas de intervalos AV que mais se aproximam daquelas que produziram melhor padrão

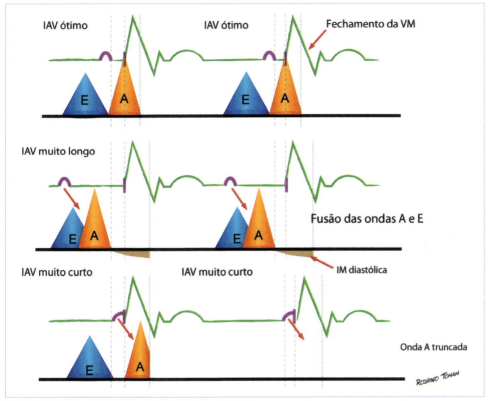

■ **Figura 10.11** Representação esquemática do efeito de diferentes intervalos atrioventriculares (IAV) nos registros do Doppler pulsátil no nível da valva mitral. O IAV ótimo permite o fechamento da valva mitral por causa da contração ventricular esquerda, após o término da onda A. Quando o IAV é muito longo, a contração atrial ocorre precocemente, levando à contração atrial ineficaz, diminuindo o tempo de enchimento diastólico e gerando insuficiência mitral (IM) diastólica. Após a contração atrial, a valva mitral permanece aberta, pois a contração ventricular está atrasada e a pressão diastólica do VE excede a pressão de AE durante o relaxamento atrial. O IAV muito curto leva ao fechamento precoce da valva mitral antes do enchimento completo do VE, com presença de onda A truncada.

diastólico. A visualização inadequada do término da onda A no Doppler limita a correta obtenção das medidas do QA. É fundamental que o ECG tenha ótima qualidade (Figura 10.12).

Integral da velocidade-tempo (VTI) da valva mitral

Esse parâmetro é utilizado como substituto do volume de enchimento ventricular esquerdo, assumindo uma área valvar mitral constante. O IAV ótimo é aquele que resulta no maior VTI valvar mitral. Entretanto, não avalia o padrão diastólico e a sincronização da onda A como fechamento da valva mitral. Pode ser utilizada junto com o método iterativo.

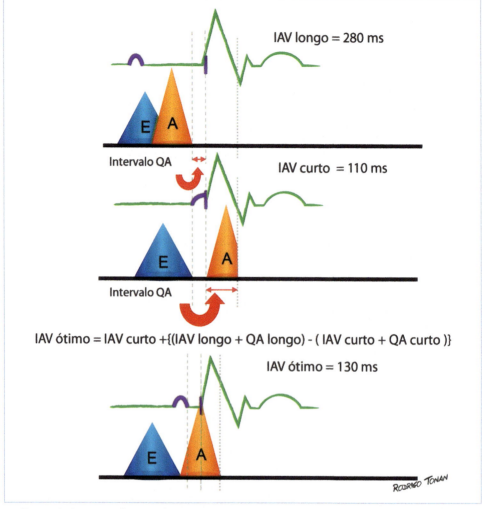

■ **Figura 10.12** Ajuste do intervalo atrioventricular (IAV) por meio da avaliação das velocidades do Doppler pulsátil da valva mitral. O IAV de 280 ms (IAV longo) leva à fusão das ondas E e A, e ao encurtamento do tempo de enchimento diastólico. O IAV de 110 ms (IAV curto) leva à perda da contração atrial. É medido o intervalo QA (setas) para os IAV longo e curto. O IAV ideal é calculado a partir da fórmula de Ritter. O IAV ótimo foi calculado em 130 ms e permitiu o alinhamento entre o fechamento da valva mitral após o término da onda A e a contração ventricular (complexo QRS)[1,2].

Ajuste dos intervalo interventricular (IVV)

Na presença de um ressincronizador, há a possibilidade de ajuste do IVV por meio de estímulos simultâneos destes dois geradores ou em uma sequência com diferentes tempos de estímulos. Pode-se avaliar diferentes parâmetros da função sistólica como dP/dT pelo jato da insuficiência mitral, VTI da via de saída do ventrículo esquerdo, índice do volume ejetado do ventrículo esquerdo (melhor) ou até o índice de performance miocárdica. Assim, como na avaliação e no ajuste do intervalo AV, o objetivo final é aumentar o índice do volume ejetado e uma alternativa é a análise da integral velocidade tempo obtida pelo estudo da via de saída do ventrículo esquerdo.

O ajuste do intervalo interventricular pode ser realizado por alteração na sequência de ativação interventricular. Começa-se por utilizar a ativação do ventrículo esquerdo 80 ms antes do direito e vai-se reduzindo o IVV (intervalo interventricular) a cada 3 minutos, em 20 ms, passando pela ativação simultânea dos dois ventrículos até a ativação inicial do ventrículo direito, de acordo com a Figura 10.13. A maior VTI da via de saída ou índice do volume ejetado do ventrículo esquerdo determinam o melhor intervalo interventricular.

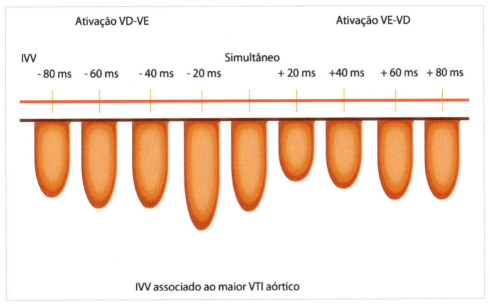

■ **Figura 10.13** Representação esquemática do ajuste do intervalo interventricular (IVV) por meio das medidas da integral de velocidade (VTI) da via de saída do ventrículo esquerdo para estimativa do índice do volume ejetado (iVEj). O iVEj está diretamente relacionado à integral da velocidade e do tempo (VTI) da via de saída ventricular esquerda. O IVV ideal corresponde ao intervalo associado ao maior VTI aórtico. Neste exemplo, o IVV ótimo é derivado da estimulação do ventrículo direito (VD) 20 ms antes do ventrículo esquerdo (VE)[3].

Fontes consultadas

1. Barold SS, Ilercil A, Herweg B. Echocardiographic optimization of the atrioventricular and interventricular intervals during cardiac resynchronization. Europace. 2008;(10Suppl);3:iii88-95.
2. Bax JJ, Bleeker GB, Marwick TH, Molhoek SG, Boersma E, Steendijk P, et al. Left ventricular dyssynchrony predicts response and prognosis after cardiac resynchronization therapy. J Am Coll Cardiol. 2004;44: 1834-40.

3. Bazoukis G, Thomopoulos C, Tse G, Tsioufis K, Nihoyannopoulos P. Global longitudinal strain predicts responders after cardiac resynchronization therapy-a systematic review and meta-analysis. Heart Fail Rev. 2021.
4. Bertini M, Delgado V, Bax JJ, Van de Veire NR. Why, how and when do we need to optimize the setting of cardiac resynchronization therapy? Europace. 2009;(11 Suppl5):v46-57.
5. Chung ES, Leon AR, Tavazzi L, Sun JP, Nihoyannopoulos P, Merlino J, et al. Results of the Predictors of Response to CRT (PROSPECT) trial. Circulation. 2008;117:2608-16.
6. Delgado V, van Bommel RJ, Bertini M, Borleffs CJ, Marsan NA, Arnold CT, et al. Relative merits of left ventricular dyssynchrony, left ventricular lead position, and myocardial scar to predict long-term survival of ischemic heart failure patients undergoing cardiac resynchronization therapy. Circulation. 2011;123: 70-8.
7. Ghio S, Constantin C, Klersy C, Serio A, Fontana A, Campana C, et al. Interventricular and intraventricular dyssynchrony are common in heart failure patients, regardless of QRS duration. Eur Heart J. 2004;25: 571-8.
8. Glikson M, Nielsen JC, Kronborg MB, Michowitz Y, Auricchio A, Barbash IM, et al.; Group ESCSD. 2021 ESC Guidelines on cardiac pacing and cardiac resynchronization therapy. Eur Heart J. 2021;42:3427-520.
9. Gorcsan J 3rd, Abraham T, Agler DA, Bax JJ, Derumeaux G, Grimm RA, et al.; American Society of Echocardiography Dyssynchrony Writing G, American Society of Echocardiography Dyssynchrony Writing G and Heart Rhythm S. Echocardiography for cardiac resynchronization therapy: recommendations for performance and reporting: a report from the American Society of Echocardiography Dyssynchrony Writing Group endorsed by the Heart Rhythm Society. J Am Soc Echocardiogr. 2008;21:191-213.
10. Hasselberg NE, Haugaa KH, Bernard A, Ribe MP, Kongsgaard E, Donal E et al. Left ventricular markers of mortality and ventricular arrhythmias in heart failure patients with cardiac resynchronization therapy. Eur Heart J Cardiovasc Imaging. 2016;17:343-50.
11. Jansen AH, Bracke FA, van Dantzig JM, Meijer A, van der Voort PH, Aarnoudse W, et al. Correlation of echo-Doppler optimization of atrioventricular delay in cardiac resynchronization therapy with invasive hemodynamics in patients with heart failure secondary to ischemic or idiopathic dilated cardiomyopathy. Am J Cardiol. 2006;97:552-7.
12. Khan FZ, Virdee MS, Palmer CR, Pugh PJ, O'Halloran D, Elsik M, et al. Targeted left ventricular lead placement to guide cardiac resynchronization therapy: the TARGET study: a randomized, controlled trial. J Am Coll Cardiol. 2012;59:1509-18.
13. Mullens W, Grimm RA, Verga T, Dresing T, Starling RC, Wilkoff BL, et al. Insights from a cardiac resynchronization optimization clinic as part of a heart failure disease management program. J Am Coll Cardiol. 2009;53:765-73.
14. Norisada K, Kawai H, Tanaka H, Tatsumi K, Onishi T, Fukuzawa K, et al. Myocardial contractile function in the region of the left ventricular pacing lead predicts the response to cardiac resynchronization therapy assessed by two-dimensional speckle tracking echocardiography. J Am Soc Echocardiogr. 2010;23:181-9.
15. Oyenuga O, Hara H, Tanaka H, Kim HN, Adelstein EC, Saba S, et al. Usefulness of echocardiographic dyssynchrony in patients with borderline QRS duration to assist with selection for cardiac resynchronization therapy. JACC Cardiovasc Imaging. 2010;3:132-40.
16. Penicka M, Bartunek J, De Bruyne B, Vanderheyden M, Goethals M, De Zutter M, et al. Improvement of left ventricular function after cardiac resynchronization therapy is predicted by tissue Doppler imaging echocardiography. Circulation. 2004;109:978-83.
17. Richardson M, Freemantle N, Calvert MJ, Cleland JG, Tavazzi L; Committee C-HSS and Investigators. Predictors and treatment response with cardiac resynchronization therapy in patients with heart failure characterized by dyssynchrony: a pre-defined analysis from the CARE-HF trial. Eur Heart J. 2007;28:1827-34.
18. Risum N, Tayal B, Hansen TF, Bruun NE, Jensen MT, Lauridsen TK, et al. Identification of typical left bundle branch block contraction by strain echocardiography is additive to electrocardiography in prediction of long-term outcome after cardiac resynchronization therapy. J Am Coll Cardiol. 2015;66:631-41.

10 PARÂMETROS PARA A AVALIAÇÃO DE SINCRONIA CARDÍACA | 285

19. Ritter P, Padeletti L, Gillio-Meina L, Gaggini G. Determination of the optimal atrioventricular delay in DDD pacing. Comparison between echo and peak endocardial acceleration measurements. Europace. 1999;1:126-30.

20. Seo Y, Ito H, Nakatani S, Takami M, Naito S, Shiga T, et al.; investigators JC. The role of echocardiography in predicting responders to cardiac resynchronization therapy. Circ J. 2011;75:1156-63.

21. Stankovic I, Prinz C, Ciarka A, Daraban AM, Kotrc M, Aarones M, et al. Relationship of visually assessed apical rocking and septal flash to response and long-term survival following cardiac resynchronization therapy (PREDICT-CRT). Eur Heart J Cardiovasc Imaging. 2016;17:262-9.

22. Stankovic I, Prinz C, Ciarka A, Daraban AM, Mo Y, Aarones M, et al. Long-term outcome after CRT in the presence of mechanical dyssynchrony seen with chronic RV pacing or intrinsic LBBB. JACC Cardiovasc Imaging. 2017;10:1091-9.

23. Yancy CW, Jessup M, Bozkurt B, Butler J, Casey DE Jr., Drazner MH, et al. 2013 ACCF/AHA guideline for the management of heart failure: executive summary: a report of the American College of Cardiology Foundation/American Heart Association Task Force on practice guidelines. Circulation. 2013;128:1810-52.

24. Yu CM, Abraham WT, Bax J, Chung E, Fedewa M, Ghio S, et al.; Investigators P. Predictors of response to cardiac resynchronization therapy (PROSPECT): study design. Am Heart J. 2005;149:600-5.

25. Yu CM, Bleeker GB, Fung JW, Schalij MJ, Zhang Q, van der Wall EE, et al. Left ventricular reverse remodeling but not clinical improvement predicts long-term survival after cardiac resynchronization therapy. Circulation. 2005;112:1580-6.

26. Yu CM, Chau E, Sanderson JE, Fan K, Tang MO, Fung WH, et al. Tissue Doppler echocardiographic evidence of reverse remodeling and improved synchronicity by simultaneously delaying regional contraction after biventricular pacing therapy in heart failure. Circulation. 2002;105:438-45.

27. Yu CM, Zhang Q, Fung JW, Chan HC, Chan YS, Yip GW, et al. A novel tool to assess systolic asynchrony and identify responders of cardiac resynchronization therapy by tissue synchronization imaging. J Am Coll Cardiol. 2005;45:677-84.

11

Ecocardiografia transesofágica

"Vivemos em uma sociedade extremamente dependente da ciência e da tecnologia, na qual quase ninguém sabe nada sobre ciência e tecnologia."

Carl Sagan
(1934-1996)

A ecocardiografia transesofágica (ETE) é uma modalidade que permite a análise morfológica e funcional acurada das estruturas cardíacas e dos grandes vasos. Através dela, eliminam-se as barreiras ao ultrassom existentes na abordagem transtorácica, como ossos, articulações, tecido adiposo, músculo e ar, diminuindo a distância entre o transdutor e a estrutura de interesse (Figura 11.1).

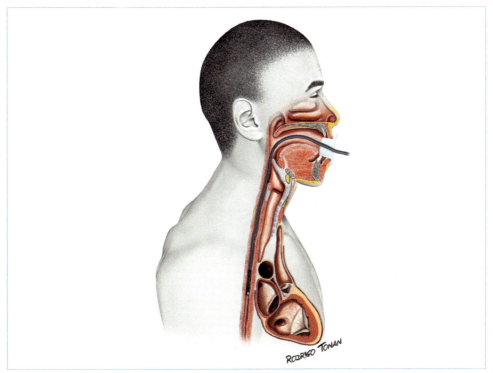

■ **Figura 11.1** Posicionamento inicial do transdutor após a intubação esofágica e incidência do feixe de ultrassom pelo esôfago.

A ETE não substitui a técnica transtorácica, mas a complementa. O desenvolvimento de transdutores de frequência mais ampla (frequências estendidas; p. ex. de 3,5 a 7 MHz), com capacidade de realizar múltiplos planos (multiplanares) e tridimensionais (3D), associados às modalidades de Doppler, proporcionou um ganho significativo na qualidade da imagem e na capacidade de refinamento diagnóstico da ETE. Com o advento do transdutor matricial miniaturizado, incorporado à sonda de ETE, tem-se mais uma nova ferramenta para o diagnóstico das afecções cardiovasculares, a ecocardiografia transesofágica 3D.

Embora a ecocardiografia transesofágica seja uma técnica segura, quando realizada adequadamente, complicações sérias e mesmo fatais podem ocorrer durante o procedimento. Assim, deve-se avaliar se o paciente apresenta doenças esofagianas ou gástricas antes da realização do exame. Contraindicações para a realização da ETE incluem: divertículo, constrição e tumores esofagianos, assim como cirurgia gástrica ou esofagiana recente e sangramento gastrointestinal ativo. Adicionalmente, em pacientes com insuficiência respiratória, este exame deve somente ser realizado sob intubação orotraqueal sob ventilação assistida (vide Tabela 11.1).

Tabela 11.1 Contraindicações para ecocardiografia transesofágica

Absolutas	Relativas
	Radiação prévia de pescoço ou mediastino
Víscera perfurada	Cirurgia gastrointestinal prévia
Estenose de esôfago	Sangramento digestivo alto recente
Tumor de esôfago	Esôfago de Barret
Perfuração/laceração de esôfago	História de disfagia
Divertículo de esôfago	Restrição da mobilidade do pescoço
Cirurgia de esôfago prévia	Hérnia de hiato sintomática
Sangramento digestivo alto ativo	Coagulopatia importante
Controle não adequado da via aérea e da ventilação mecânica	Plaquetopenia importante
	Úlcera péptica ativa
	Anel vascular
	Anomalia do arco aórtico com e sem comprometimento da via aérea
	Lesão cervical ou malformação
	Pós-gastrostomia ou fundoplicatura: limitar o exame as janelas esofágicas

Fonte: Hahn et al., 2013; Puchalski et al., 2019.

Instrumentação e preparo do paciente

O ambiente de realização do exame deve estar equipado com material para o atendimento de emergências cardiovasculares, material de via aérea de ventilação e monitorização básica. O paciente deve permanecer em jejum por 8 horas antes do exame, em decorrência do risco de vômitos e aspiração. Também, medicações que alteram o esvaziamento gástrico, como os análogos da GLP1 e glicosúricos, devem ser suspensas previamente. As medicações dulaglutida (ex.: Trulicity®) e semaglutida (ex.: Ozempic®) devem ser suspensas 10 dias antes do exame e as medicações liraglutida (ex.: Saxenda®, Victoza®), a dapagliflozina (ex.: Forxiga®) e a empagliflozina (ex.: Jardiance®) devem ser suspensas pelo menos 3 dias antes do exame. Os pacientes diabéticos devem discutir com o seu médico a troca de medicação previamente. Deve-se explicar ao paciente todo o procedimento e fazer uma anamnese para descartar possíveis contraindicações à realização do exame e explicar detalhadamente ao paciente o procedimento a ser realizado e obter o termo de consentimento assinado antes da realização do exame.

Solicita-se que se removam as próteses dentárias, e a boca deve ser examinada para avaliar a presença de lesões. O ritmo cardíaco deve ser monitorado continuamente, assim como a pressão arterial não invasiva e a oximetria de pulso. Deve ser instalado acesso venoso periférico e administrado oxigênio via cateter nasal, antes do início da sedação.

Para a execução deste exame, o médico primeiramente deverá realizar a higienização das mãos e, em seguida, paramentar-se com luvas de procedimento, máscara cirúrgica descartável ou máscara N95 e óculos de proteção ou *faceshield*.

Com o paciente sentado, realiza-se anestesia local da orofaringe com *spray* de lidocaína a 10% (cada nebulização com 10 mg), com cinco a oito nebulizações do anestésico, à dose máxima permitida de 200 mg; utilizando-se sempre um máximo de dez. Devem ser iniciadas pela face anterior da orofaringe e face inferior da língua. Em um segundo tempo, mucosas bucais e porção média da língua e, finalmente, pilares, úvula e face posterior e lateral da laringe. Nessa última fase, sempre em expiração, solicita-se ao paciente que diga "A", a fim de se evitar anestesia das cordas vocais e epiglote, prevenindo, portanto, aspirações e tosse durante o exame. Um teste utilizando-se a colocação da espátula nos pilares e face posterior da faringe é recomendável, com a finalidade de demonstrar abolição do reflexo vagal por adequado efeito anestésico. Posteriormente, o paciente é colocado em decúbito lateral esquerdo com leve flexão da cabeça. Procede-se à colocação do bocal protetor e o paciente é orientado a não deglutir a saliva para evitar aspiração e tosse. Como a anestesia, em geral, ocorre em 1 a 2 minutos, e o efeito persiste por aproximadamente 15 minutos, o paciente deve ser posicionado imediatamente em decúbito lateral esquerdo, e a sedação deve ser iniciada seguida pela intubação.

Inicia-se a sedação, que pode ser realizada com a administração endovenosa do cloridrato de midazolam. Antes do procedimento, deve se obter uma via endovenosa segura, para realização de uma sedação leve. Utilizar, de preferência, os cateteres endovenosos flexíveis, onde a agulha fica envolvida por um mandril flexível. Após a punção a agulha é retirada, ficando na luz do vaso apenas o mandril. A dose total de midazolam varia de 0,05 a 0,1 mg/kg, administrada de forma lenta por 1 a 2 minutos. A medicação deve ser suplementada conforme o grau de sedação do paciente. A dose deve ser reduzida em idosos, pacientes com cardiopatias graves e em pacientes muito debilitados, a fim de evitar a depressão respiratória e hipotensão arterial. Em geral, inicia-se o exame com 0,5 mg e doses sucessivas de 0,5 a 1 mg a cada 3 ou 5 minutos até que o paciente apresente sedação leve. Também pode ser associado ao benzodiazepínico, um opioide, geralmente o fentanil, que é analgésico potente e atua como adjuvante na sedação. A dose utilizada do fentanil varia de 0,5 a 2 mcg/kg em doses tituladas aguardando o início do efeito que ocorre em 1 a 2 minutos após a administração endovenosa. Além da analgesia, os opioides causam depressão respiratória e bradicardia dose-dependente, pacientes com apneia do sono e com hipercapnia crônica são mais suscetíveis. Caso necessário pode-se reverter o efeito do fentanil com a administração de naloxona, um antagonista opioide, na dose de 0,1 a 0,2 mg/kg.

Antes da intubação esofágica, o transdutor deve ser inspecionado para detecção de possíveis defeitos e a verificação de **destravamento** dos movimentos da ponta do transdutor é **mandatória**, a fim de evitar traumas na mucosa esofágica. Com o paciente em decúbito lateral esquerdo, introduz-se o transdutor lubrificado com fina camada de lidocaína gel, com movimentos lentos e suaves, solicitando-se ao paciente que realize movimentos de deglutição, facilitando a passagem inicial no esôfago proximal. Deve-se utilizar bocal para proteção da sonda.

Uma vez intubado, a cabeça do paciente deve ser mantida para baixo e para o lado esquerdo. Nunca se deve forçar a passagem do transdutor pelo esôfago durante qualquer fase do exame. A ponta do transdutor deve ser colocada em posição neutra antes do avanço ou retirada do mesmo, e força excessiva nunca deve ser aplicada durante a movimentação do transdutor no esôfago.

Em pacientes sob ventilação mecânica e intubação orotraqueal, a intubação esofagiana pode ser mais difícil. Em geral, faz-se a intubação com o paciente em decúbito dorsal, já que as vias aéreas estão protegidas contra aspiração. O transdutor é posicionado atrás da cânula orotraqueal com a mandíbula tracionada para cima. Mesmo nos pacientes intubados deve-se utilizar o bocal para proteger a sonda de ranhuras causadas pelos dentes, que ao longo de pouco uso causa perda total da sonda.

Após a realização do exame, deve-se retirar o transdutor com auxílio de compressa ou gaze e verificar se houve indícios de traumatismo do trato digestivo (traços de sangue). Nos casos de sedação profunda ou depressão respiratória, pode-se utilizar medicação antagonista ao cloridrato de midazolam (flumazenil) por via endovenosa. A dose varia de 0,2 a 1 mg, sendo a dose inicial de 0,2 mg, e, caso necessário, pode-se repetir a intervalos de 60 segundos doses subsequentes de 0,1 mg.

Após o término do procedimento, deve-se realizar a limpeza do transdutor na sala de desinfecção. Após paramentação adequada, tanto o transdutor como o bocal deverão ser mantidos em solução com água e detergente enzimático por 5 minutos. Após o enxágue com água corrente, deve-se secá-los com compressa ou gaze estéril e colocá-los em solução desinfectante, ácido peracético ou glutaraldeído por 10 minutos. Após esse período, deve-se lavar o transdutor com água corrente, secá-lo novamente com gaze ou compressa estéril e mantê-lo no suporte apropriado até o próximo exame ou guardá-lo em local arejado.

O paciente deverá permanecer em observação por 30 minutos, ou até recuperar um nível de consciência satisfatório.

A sedação intravenosa pode ocasionar hipóxia, depressão respiratória e reação paradoxal (agitação psicomotora), por isso deve estar presente equipamento de ventilação na sala de exame. A anestesia tópica com lidocaína pode resultar em meta-hemoglobinemia tóxica aguda, uma rara complicação em que a hemoglobina é oxidada pelo agente anestésico e é incapaz de transportar oxigênio para os tecidos. Os pacientes desenvolvem cianose e dispneia, e a saturação de O_2 aparece em geral levemente reduzida. A administração de azul de metileno (1 a 2 mg/kg) na solução de 5% em 5 minutos soluciona prontamente a cianose.

O uso de ETE tem se estendido no estudo de várias cardiopatias, tanto em pacientes ambulatoriais como nos internados, em salas de cirurgia, terapia intensiva, unidade de emergência e salas de hemodinâmica intervencionista. As principais indicações para esse procedimento encontram-se na Tabela 11.2.

O objetivo da ETE é a realização de um exame abrangente e sistemático, com avaliação de todos os planos. Os planos de corte devem ser realizados para que favoreçam a demonstração de estruturas específicas e possíveis processos patológicos em cada paciente.

As descrições contidas neste livro são baseadas nas imagens obtidas pela ETE multiplanar, uma vez que representa o sistema atualmente mais utilizado.

Tabela 11.2	Indicações da ecocardiografia transesofágica
ETT não diagnóstica	
Pesquisa de fonte emboligênica	
Avaliação da endocardite infecciosa	
Avaliação de valvas nativas	
Avaliação de próteses valvares	
Avaliação de doenças da aorta	
Avaliação de anormalidades do septo atrial	
Avaliação de massas e tumores	
Avaliação de cardiopatias congênitas	
Monitorização intraoperatória durante cirurgias cardíacas e não cardíacas	
Monitorização durante procedimentos intervencionistas (implante de próteses valvares percutâneas e próteses oclusoras – Amplatzer®)	

ETT: ecocardiografia transtorácica.

Para a obtenção dos diversos planos tomográficos da ETE, é fundamental conhecer os movimentos possíveis de serem executados com o transdutor e a relação desses com a anatomia cardíaca, demonstrados na Figura 11.2.

Medidas obtidas pela ecocardiografia transesofágica

Segundo as recentes recomendações da Sociedade Americana de Ecocardiografia e da Sociedade Europeia de Ecocardiografia, os planos para medida dos diâmetros do ventrículo esquerdo pela ETE são o plano em duas câmaras do esôfago médio e o transgástrico longitudinal. Os diâmetros do ventrículo esquerdo são medidos na interface sangue-músculo da parede anterior até a parede inferior, em uma linha perpendicular ao eixo longitudinal do ventrículo, na junção entre os terços basal e médio do ventrículo esquerdo.

A espessura miocárdica do ventrículo esquerdo deve ser medida no plano transgástrico transverso do ventrículo esquerdo. Pela ETE, a dimensão longitudinal do ventrículo esquerdo é frequentemente encurtada no plano em quatro câmaras e longitudinal, sendo que o plano em duas câmaras é recomendado quando se deseja obter tal medida. A avaliação da massa ventricular pela ETE tem se mostrado acurada, porém diferenças na espessura miocárdica da parede posterior são geralmente observadas.

Dessa forma, a massa ventricular esquerda obtida pela ETE tem sido superestimada em uma média de 6 g/m. A quantificação dos volumes ventriculares deve ser feita

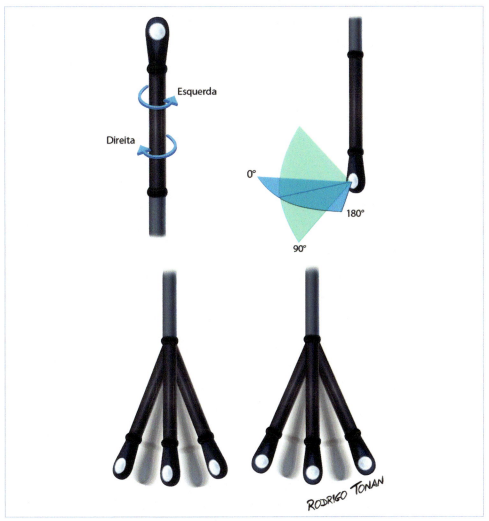

■ **Figura 11.2** Movimentos possíveis do transdutor transesofágico dentro do esôfago: giro em sentido horário e anti-horário, feito manualmente, rotação do plano ultrassonográfico, feito eletronicamente pelo botão específico na base do transdutor, ântero e posteroflexão e movimentos de flexão lateral, feitos na base do transdutor utilizando-se a canopla.

com cuidado em decorrência das dificuldades de se obter imagens não encurtadas do ventrículo esquerdo. Entretanto, quando as imagens são cuidadosamente adquiridas, comparações diretas entre os volumes obtidos pela abordagem transtorácica e transesofágica têm se mostrado sem diferenças significativas (ver Capítulo 4).

O tamanho do ventrículo direito pode ser avaliado no plano em quatro câmaras do esôfago médio. A otimização da imagem para se obter o máximo diâmetro da cavidade pode ser feita pela variação do ângulo entre 0° e 20°.

Avaliação da valva mitral

A valva mitral pode ser avaliada pela ETE, utilizando-se os planos do esôfago médio e transgástricos. Devem ser realizadas diferentes rotações para avaliação completa das três boceladuras da cúspide posterior, ou seja, a lateral (P1), a mediana (P2) e a medial (P3) e, para efeitos descritivos, dos três segmentos da cúspide anterior: segmento lateral (A1), segmento mediano (A2) e segmento medial (A3) (Figura 11.3).

No plano do esôfago médio, a 0°, a valva mitral pode ser inicialmente demonstrada pelo posicionamento do transdutor no plano em quatro câmaras. Nesse plano, são visualizados os segmentos medianos, A2 e P2 (Figuras 11.4, 11.5a e 11.5b).

Com a anteroflexão do transdutor, são demonstrados os segmentos laterais (A1 e P1) (Figuras 11.4, 11.6a e 11.6b).

Com a rotação do ângulo para 90°, ocorre inversão, com a cúspide posterior posicionada à esquerda da imagem e a cúspide anterior, à direita (Figuras 11.7a e 11.7b).

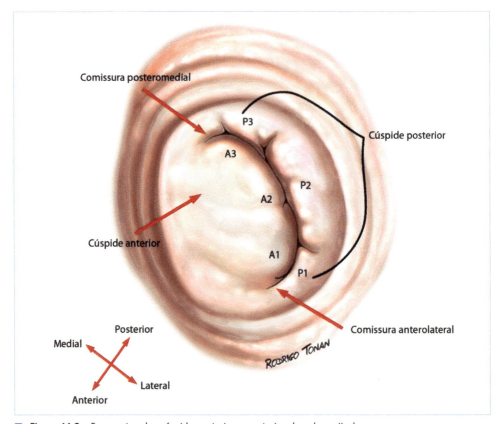

■ **Figura 11.3** Segmentos das cúspides anterior e posterior da valva mitral.

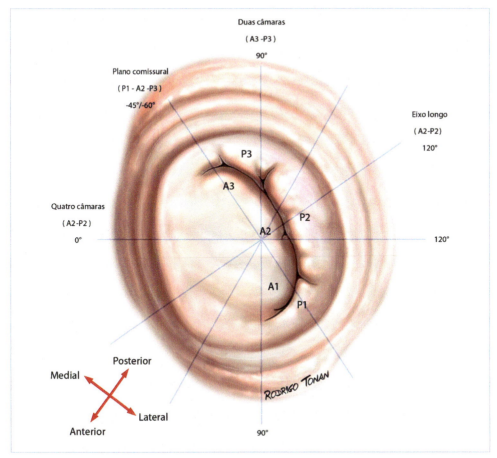

■ **Figura 11.4** Esquema demonstrando os segmentos das cúspides da valva mitral, que podem ser visualizados em cada plano da ecocardiografia transesofágica.

Com ângulo intermediário (45-60°), o plano de imagem é paralelo à linha que intercepta as duas comissuras (plano comissural), assim o A2 é visto no meio da via de entrada do ventrículo esquerdo, com as boceladuras da cúspide posterior de cada lado: P1 é mostrado à direita, e P3, à esquerda da imagem (Figuras 11.8a e 11.8b). No plano longitudinal, a 120°, o P2 é mostrado à esquerda, e o A2, à direita da imagem (Figuras 11.4 e 11.9a, b, c).

Demais planos de imagens pela ecocardiografia transesofágica

A nomenclatura dos planos obtidos pela ETE geralmente segue as recomendações da ecocardiografia transtorácica. Os planos são designados pela posição do

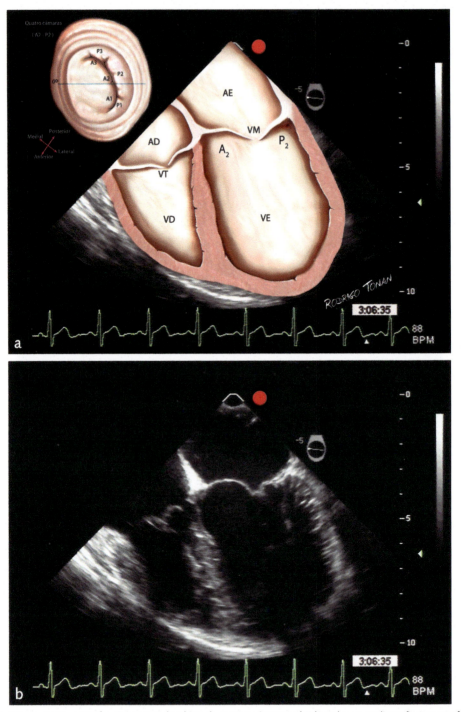

■ **Figuras 11.5a e 11.5b** Estruturas do plano de quatro câmaras obtido pela ecocardiografia transesofágica. AE: átrio esquerdo; VD: ventrículo direito; VE: ventrículo esquerdo; VM: cúspides anterior e posterior da valva mitral; VT: valva tricúspide.

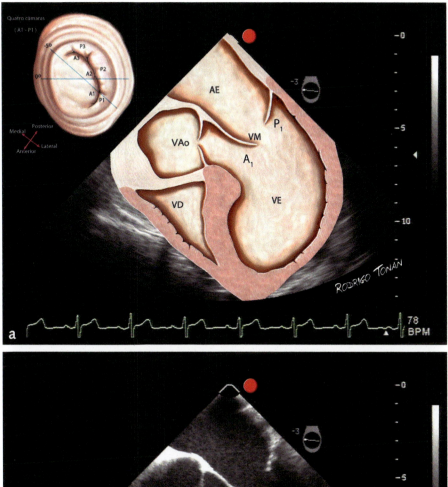

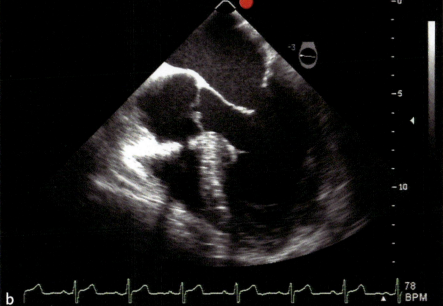

■ **Figuras 11.6a e 11.6b** Estruturas do plano em cinco câmaras obtido pela ecocardiografia transesofágica. VAo: valva aórtica; AE: átrio esquerdo; VD: ventrículo direito; VE: ventrículo esquerdo; VM: cúspides anterior e posterior da valva mitral.

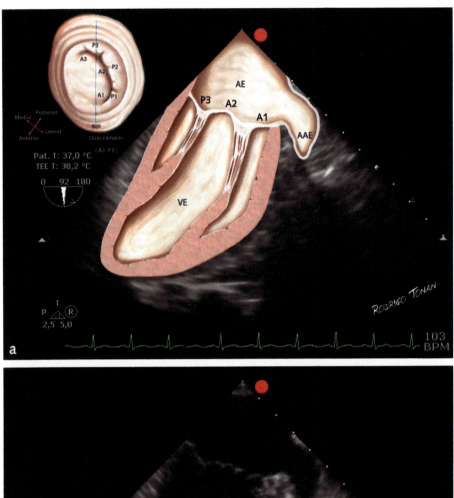

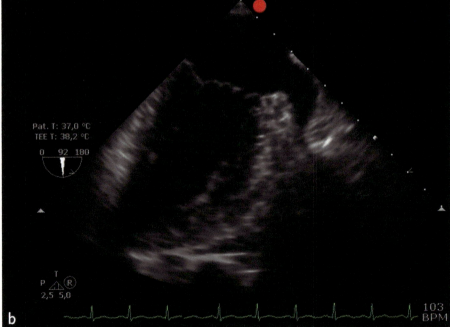

■ **Figuras 11.7a e 11.7b** Estruturas do plano de duas câmaras obtido pela ecocardiografia transesofágica. AAE: apêndice atrial esquerdo; AE: átrio esquerdo; VE: ventrículo esquerdo.

11 ECOCARDIOGRAFIA TRANSESOFÁGICA | 299

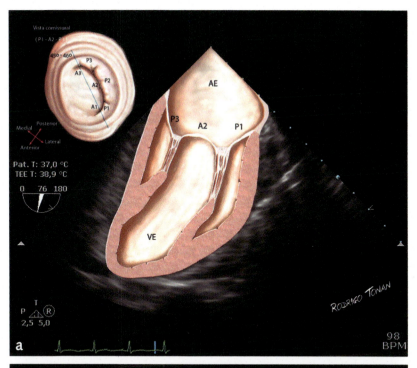

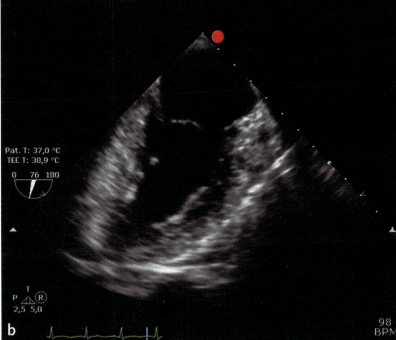

■ **Figuras 11.8a e 11.8b** Neste plano, corte comissural, são vistas as paredes inferior e anterolateral do ventrículo esquerdo, o que permite a avaliação da função sistólica regional e fornece o plano ortogonal para o cálculo da fração de ejeção. Nessa posição, observam-se as boceladuras, da direita para a esquerda, P1, A2 e P3 da valva mitral. AE: átrio esquerdo; VE: ventrículo esquerdo.

transdutor (p. ex., esôfago alto, esôfago médio, transgástrico e gástrico profundo), pela descrição do plano de imagem (p. ex., eixo longitudinal, eixo transversal) e pela estrutura a ser avaliada. Quando as projeções-padrão são obtidas, as imagens correspondem à anatomia descrita nos planos transtorácicos equivalentes, estando a maior diferença na orientação da imagem dada pela posição do transdutor esofágico. A seguir, serão descritos alguns planos obtidos pela ETE, de acordo com a sequência de imagens obtidas desde a intubação do paciente até a retirada do transdutor.

Esôfago médio

Com a ponta do transdutor posicionada no esôfago médio, posteriormente ao ventrículo esquerdo, pode-se obter o plano em quatro câmaras com rotação de 0° e flexão posterior da ponta do transdutor em direção ao ápice do ventrículo esquerdo (Figuras 11.5a e 11.5b).

Nesse plano, o tamanho, a forma e a função sistólica do ventrículo direito podem ser avaliados girando-se o transdutor no sentido anti-horário. A projeção também permite visualizar as cúspides septal e anterior da valva tricúspide e do átrio direito. O septo interatrial é bem demonstrado, com a fossa oval e a região do *septum primum* claramente identificadas. Ainda nesse plano, são vistas as paredes anterolateral e septal inferior do ventrículo esquerdo e as cúspides valvares mitral (segmentos A2 e P2 da valva mitral) e tricuspídea (septal e anterior). É preciso cuidado para incluir a maior extensão possível do ventrículo nessa projeção. Geralmente, as projeções esofágicas são, de algum modo, encurtadas quando comparadas ao plano longitudinal verdadeiro do ventrículo, e o aparente ápice pode, na realidade, representar um segmento mais proximal da parede anterior. Ainda assim, pode-se calcular a fração de ejeção biplanar pelo tracejamento das bordas endocárdicas diastólicas e sistólicas finais, nos planos em quatro e em duas câmaras.

A flexão anterior propicia uma projeção do trato de saída ventricular esquerdo e das cúspides da valva mitral análoga ao plano apical de cinco câmaras, segmentos A1 e P1 da valva mitral (Figuras 11.6a e 11.6b). Como na imagem transtorácica, pequenas modificações, como flexão posterior e introdução do transdutor, permitem a visualização posterior do seio venoso coronariano.

Ainda no esôfago médio, angulando-se para 60°, pode ser observado o plano intermediário em duas câmaras, corte comissural (Figuras 11.8a, 11.8b).

Nesse plano, são vistas as paredes inferior e anterolateral do ventrículo esquerdo, o que permite a avaliação da função sistólica regional. Na posição, observam-se as boceladuras P1, A2 e P3 da valva mitral, da direita para a esquerda.

Com uma maior rotação do transdutor (aproximadamente 90°), obtém-se o plano de duas câmaras em que são visualizadas as paredes inferior e anterior e o apêndice atrial esquerdo, e fornece o plano ortogonal para o cálculo da fração de ejeção.

O plano longitudinal é obtido com rotação de 120° e corresponde ao plano paraesternal longitudinal obtido pela ecocardiografia transtorácica. A aorta ascendente proximal, os seios aórticos e as válvulas coronariana direita e não coronariana da valva aórtica são bem visíveis. Esse plano é muito importante para a avaliação da dissecção de aorta ascendente, membrana subaórtica, defeito do septo ventricular supracristal, aneurisma dos seios aórticos, vegetações da valva aórtica e formação de abscessos valvares. As cúspides anterior (A2) e posterior (P2) da valva mitral são vistas no plano longitudinal (Figuras 11.4 e 11.9a, b, c).

Outros planos longitudinais incluem o plano longitudinal do ventrículo direito com visualização da valva pulmonar ou valva tricúspide, dependendo do giro do transdutor.

Uma vista transversal no nível da valva aórtica pode ser obtida pela rotação do plano da imagem entre 30° e 45° com flexão anterior da ponta do transdutor e no esôfago médio-alto até o nível da valva aórtica. A visualização da anatomia da valva aórtica é excelente, na qual são vistas as três válvulas e os seios aórticos (Figuras 11.10a e 11.10b), com a origem das artérias coronárias.

No plano transverso, o septo interatrial é bem demonstrado, com fossa oval claramente definida (Figuras 11.10b, 11.11a e 11.11b), via de entrada a 60° e via de saída do VD.

Prosseguindo a rotação entre o ângulo de 90° a 110°, do plano transverso para o plano longitudinal novamente e girando-se o transdutor em sentido horário, obtém-se o corte bicaval que mostra o septo interatrial, as veias cavas superior e inferior e o apêndice atrial direito (Figuras 11.12a e 11.12b). Algumas vezes, pode-se observar um remanescente da válvula de Eustáquio, na junção da veia cava inferior com o átrio direito.

Girando-se o transdutor no sentido anti-horário e fletindo anteriormente em rotação para a direção de 0°, visualiza-se o apêndice atrial esquerdo e identifica-se a veia pulmonar superior esquerda por fluxo em direção caudocranial ao mapeamento de fluxo em cores (Figuras 11.13a e 11.13b).

A veia pulmonar inferior esquerda, projetada lateralmente, pode ser vista avançando o transdutor e com leve flexão posterior (Figuras 11.14a e 11.14b).

As veias pulmonares direitas são vistas com um giro em sentido horário e com a retirada cefálica do transdutor ainda a 0° (Figuras 11.15a e 11.15b).

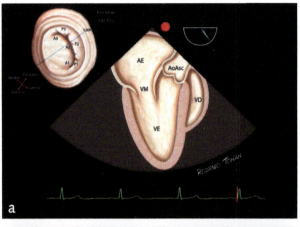
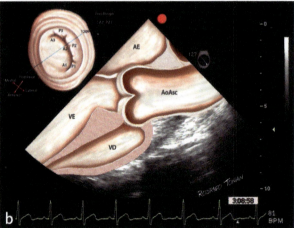
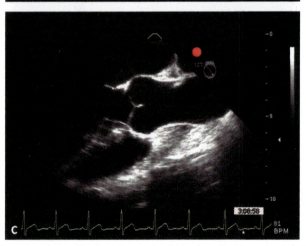

■ **Figuras 11.9a, b, c** Estruturas do plano longitudinal obtido pela ecocardiografia transesofágica. AE: átrio esquerdo; VM: cúspides anterior e posterior da valva mitral: AoAsc, aorta ascendente; VE: ventrículo esquerdo; VD: ventrículo direito.

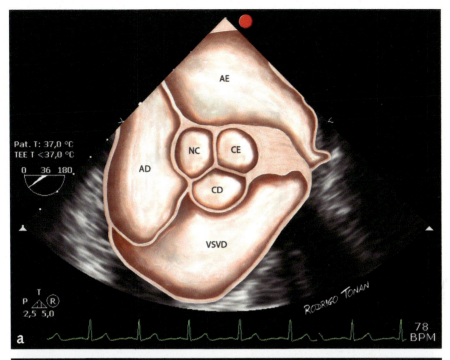

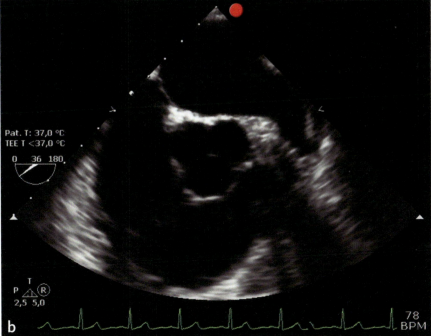

■ **Figuras 11.10a e 11.10b**   Estruturas do plano transversal no nível da valva aórtica, obtido pela ecocardiografia transesofágica. Podem ser visualizadas as seguintes válvulas da valva aórtica: NC: válvula não coronariana; CD: válvula coronariana direita; CE: válvula coronariana esquerda; AE: átrio esquerdo; AD: átrio direito; VSVD: via de saída do ventrículo direito.

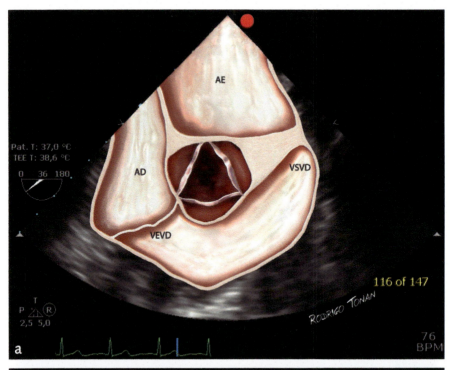
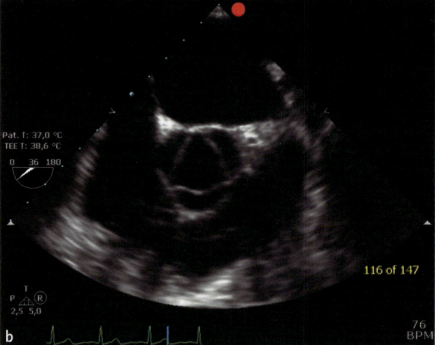

■ **Figuras 11.11a e 11.11b** Estruturas do plano transversal obtido pela ecocardiografia transesofágica, com rotação de 60° do ângulo no sentido horário. AE: átrio esquerdo; AD: átrio direito; FO: fossa oval; SIA: septo atrial; VEVD: via de entrada do ventrículo direito; VSVD: via de saída do ventrículo direito.

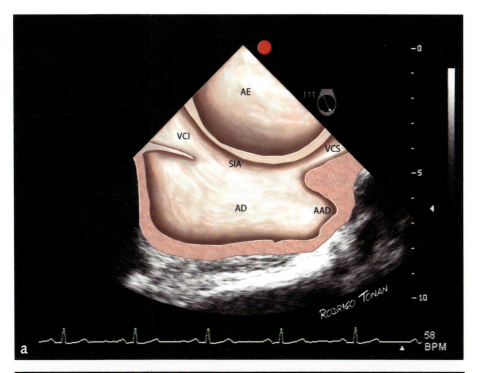

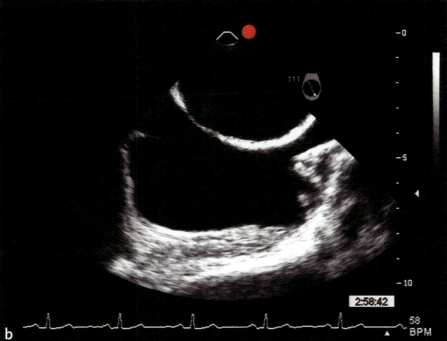

■ **Figuras 11.12a e 11.12b** Estruturas do plano bicaval obtido pela ecocardiografia transesofágica. AE: átrio esquerdo; SIA: septo interatrial; VCI: veia cava inferior; VCS: veia cava superior; AD: átrio direito; AAD: apêndice atrial direito.

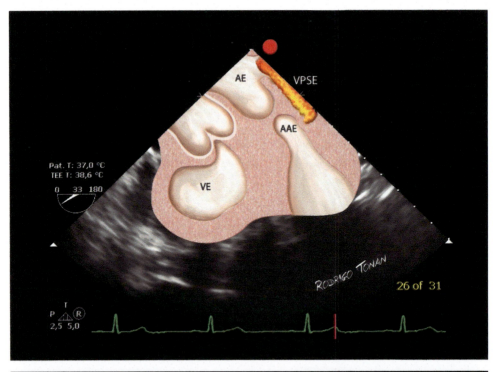
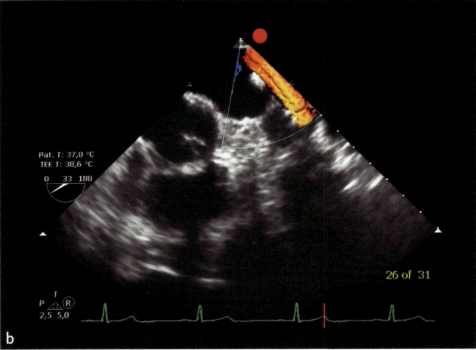

■ **Figuras 11.13a e 11.13b** Estruturas visualizadas em posição esofágica, no esôfago médio alto a 30°. AAE: apêndice atrial esquerdo; AE: átrio esquerdo; VE: ventrículo esquerdo; VPSE: veia pulmonar superior esquerda.

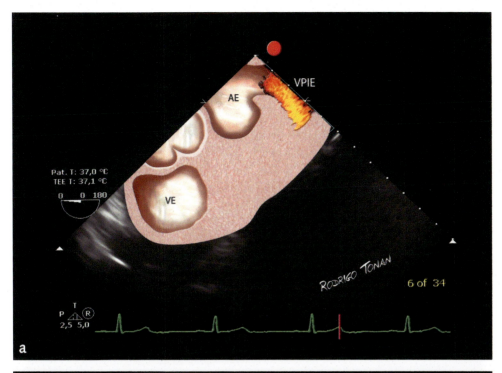

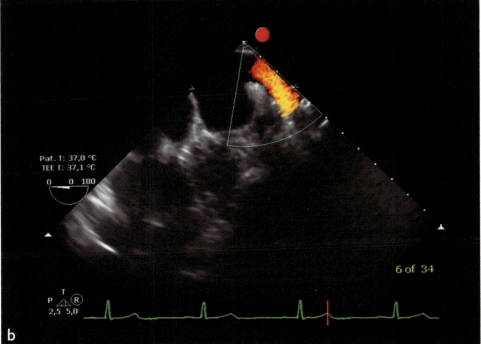

■ **Figuras 11.14a e 11.14b** Estruturas visualizadas em posição esofágica, por meio da posteriorização do transdutor e leve introdução do aparelho, com angulação entre 0 e 30°. AE: átrio esquerdo; VE: ventrículo esquerdo; VPIE: veia pulmonar inferior esquerda.

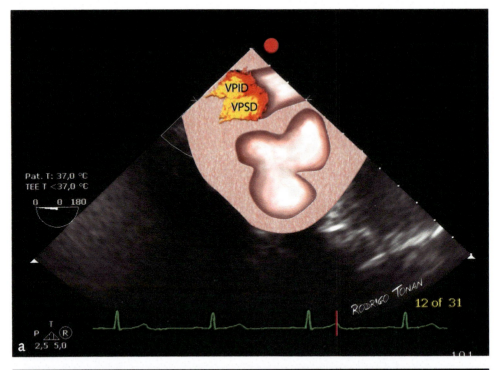
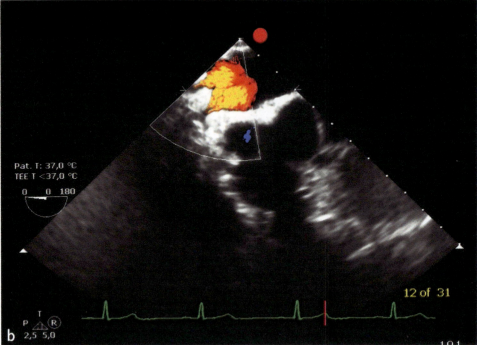

■ **Figuras 11.15a e 11.15b** Plano para visualização das veias pulmonares direitas, em posição esofágica, por meio da rotação do transdutor em sentido horário e leve tracionamento (retirada). AD: átrio direito; AE: átrio esquerdo; VPID: veia pulmonar inferior direita; VPSD: veia pulmonar superior direita.

Esôfago alto

Aorta torácica ascendente e artéria pulmonar

Com rotação do transdutor a 0° e com anteriorização máxima, obtêm-se o plano transverso da aorta ascendente e da veia cava superior e o plano longitudinal da artéria pulmonar e seus ramos. Esse plano é obtido pela retirada do transdutor a partir do plano transverso da valva aórtica, no esôfago extremamente alto com anteroflexão (Figuras 11.16a e 11.16b).

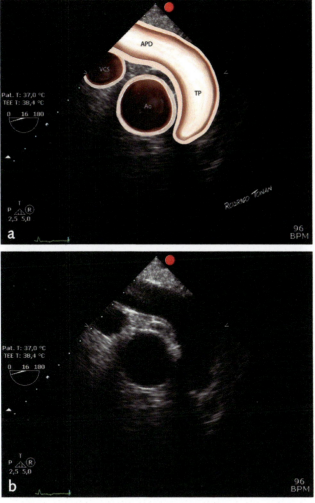

■ **Figuras 11.16a e 11.16b** No plano transverso da aorta ascendente a 0°, com flexão anterior do transdutor, o tronco da artéria pulmonar e a artéria pulmonar direita são visualizados em seu eixo longitudinal, e a veia cava superior, em eixo transverso. Ao: aorta ascendente; APD: artéria pulmonar direita; TP: tronco pulmonar; VCS: veia cava superior.

Rodando-se o plano para aproximadamente 110°, obtêm-se o plano longitudinal da aorta e o transverso da artéria pulmonar direita (Figuras 11.17a e 11.17b).

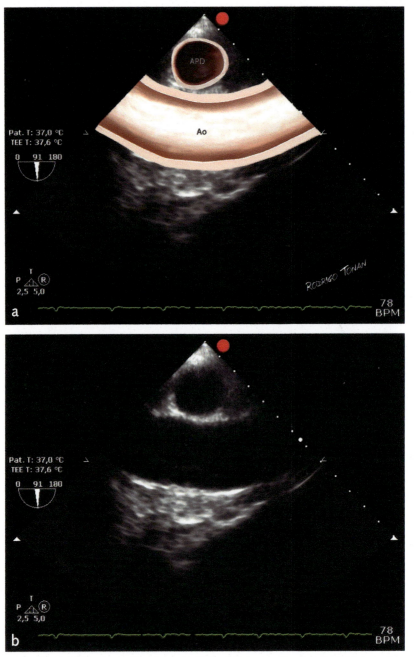

■ **Figuras 11.17a e 11.17b** A aproximadamente 110°, obtêm-se o plano longitudinal da aorta e a artéria pulmonar direita em seu eixo transverso. Ao: aorta ascendente; APD: artéria pulmonar direita.

Plano transgástrico

Com a ponta do transdutor no estômago, angulação a 0° e anteroflexão, obtém-se a imagem transversal do ventrículo esquerdo no nível dos músculos papilares (Figuras 11.18a e 11.18b).

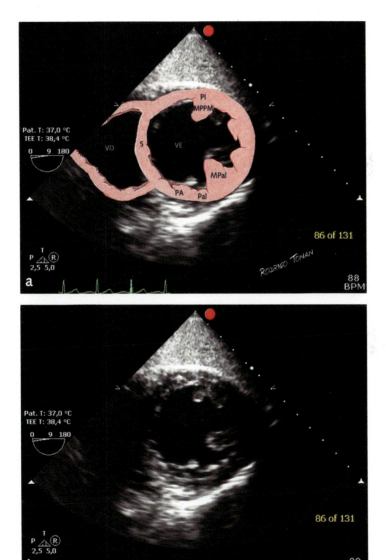

■ **Figuras 11.18a e 11.18b** Estruturas visualizadas em posição gástrica, com anteriorização máxima do transdutor e angulação a 0° (plano transverso no nível médio dos ventrículos). MPal: músculo papilar anterolateral; MPPM: músculo papilar posteromedial; PA: parede anterior do VE; Pal: parede anterolateral; PI: parede inferior do VE; S: septo ventricular; VD: ventrículo direito; VE: ventrículo esquerdo.

Na projeção, são avaliadas a função sistólica global do ventrículo esquerdo, as dimensões e a espessura da parede ventricular. Retirando-se o transdutor com flexão anterior, na direção do esôfago, pode-se obter um plano transversal da valva mitral. Essa projeção ajuda na definição precisa do aparato anatômico da valva em pacientes com alteração valvar (Figuras 11.19a e 11.19b).

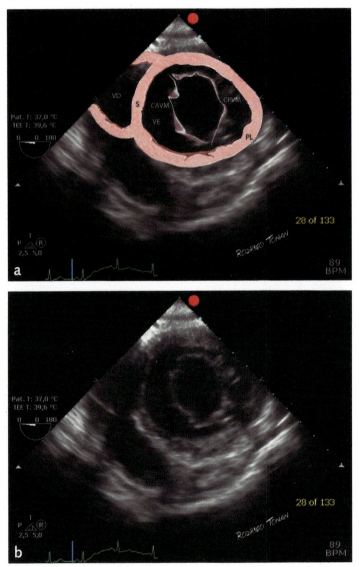

■ **Figuras 11.19a e 11.19b** Estruturas visualizadas em posição gástrica, com anteriorização máxima do transdutor e angulação a 0° (plano transverso no nível basal dos ventrículos). CAVM: cúspide anterior da valva mitral; CPVM: cúspide posterior da valva mitral; PL: parede lateral do ventrículo esquerdo; S: septo ventricular; VD: ventrículo direito; VE: ventrículo esquerdo.

Valendo-se da posição transgástrica, o plano de duas câmaras do ventrículo esquerdo é obtido rodando-se 90° o plano de imagem (Figuras 11.20a e 11.20b).

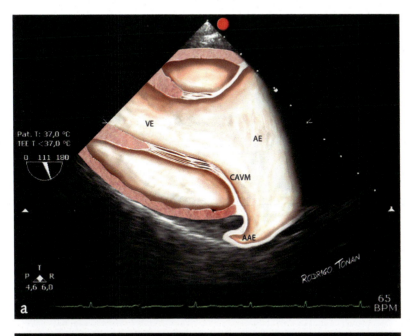

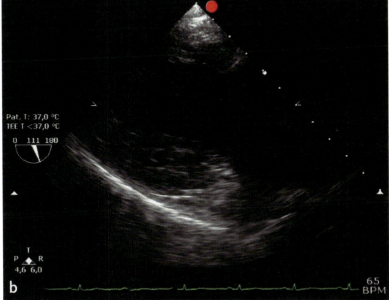

■ **Figuras 11.20a e 11.20b** Estruturas visualizadas em posição gástrica e angulação a 90° (plano longitudinal ao nível médio dos ventrículos). AAE: apêndice atrial esquerdo; AE: átrio esquerdo; CAVM: cúspide anterior da valva mitral; VE: ventrículo esquerdo.

A partir desse plano, girando-se o transdutor no sentido horário, obtém-se uma imagem do átrio direito, da valva tricúspide e do ventrículo direito semelhante ao plano transtorácico de via de entrada do ventrículo direito (Figuras 11.21a e 11.21b).

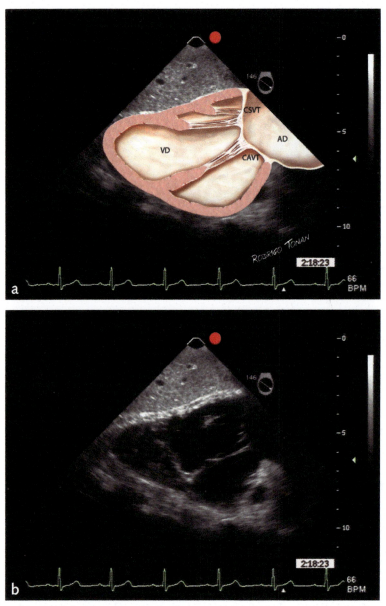

■ **Figuras 11.21a e 11.21b** Estruturas visualizadas em posição gástrica, com giro horário do transdutor e angulação entre 90° e 120°; plano longitudinal no nível médio da via de entrada do ventrículo direito. AD: átrio direito; CAVT: cúspide anterior da valva tricúspide; CSVT: cúspide septal da valva tricúspide; VD: ventrículo direito.

Com a rotação para aproximadamente 120° do plano transgástrico, obtém-se o plano transgástrico longitudinal em que se visualizam a via de saída do ventrículo esquerdo, a valva aórtica, a aorta proximal, a parede inferolateral e o septo anterior do ventrículo esquerdo (Figuras 11.22a e 11.22b).

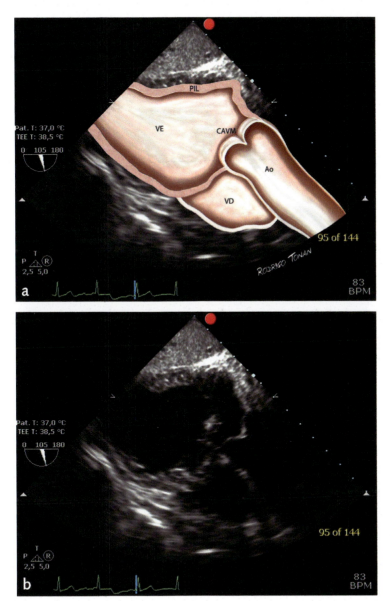

■ **Figuras 11.22a e 11.22b** Estruturas visualizadas em posição gástrica e angulação a 120°. Ao: aorta; CAVM: cúspide anterior da valva mitral; PIL: parede inferolateral do ventrículo esquerdo; VD: ventrículo direito; VE: ventrículo esquerdo.

Por meio de introdução da sonda no fundo gástrico, rotação a 0° e anteriorização, obtém-se o plano transgástrico profundo em que são visualizados a via de saída do ventrículo esquerdo, a valva aórtica, a aorta proximal, a valva mitral, o átrio esquerdo e o ventrículo esquerdo (Figuras 11.23a e 11.23b).

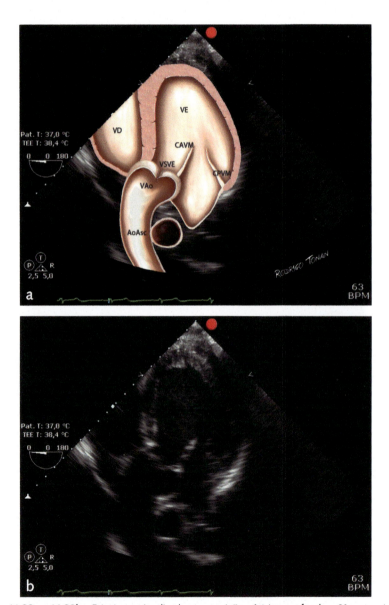

■ **Figuras 11.23a e 11.23b** Estruturas visualizadas em posição gástrico-profunda a 0° com anteriorização máxima da ponta do transdutor. AoAsc: aorta ascendente; CAVM: cúspide anterior da valva mitral; CPVM: cúspide posterior da valva mitral; VAo: valva aórtica; VD: ventrículo direito; VE: ventrículo esquerdo; VSVE: via de saída do ventrículo esquerdo.

Esôfago baixo e médio

Aorta torácica descendente e abdominal proximal

O giro do transdutor a partir do posicionamento transesofágico ou transgástrico em qualquer direção, horária ou anti-horária, demonstra o plano transversal da aorta torácica descendente. A mesma é posicionada no tórax, à direita do esôfago, em sua porção distal, posterior ao esôfago, na porção média, e à esquerda do esôfago, próximo ao arco aórtico.

A aorta aparece em forma circular, a 0°, e apresenta pulsações sistólicas normais que podem ser observadas durante a retirada do transdutor, desde a sua porção abdominal proximal até a porção descendente proximal intratorácica (Figuras 11.24a e 11.24b) e uma rotação de 90° mostra o seu plano longitudinal (Figuras 11.25a e 11.25b).

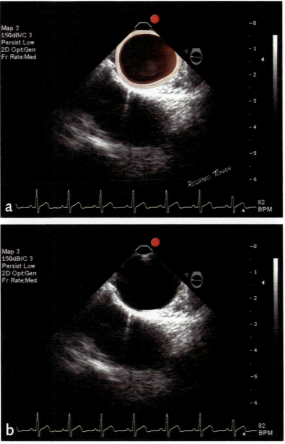

■ **Figuras 11.24a e 11.24b** Aorta torácica descendente, visualizada em plano transversal, no nível do esôfago médio, com angulação a 0°.

Retirando-se um pouco mais o transdutor, no nível do esôfago alto, a 90°, observa-se plano transverso do arco aórtico com artéria subclávia esquerda à direita da tela e artéria pulmonar e valva pulmonar à esquerda da tela.

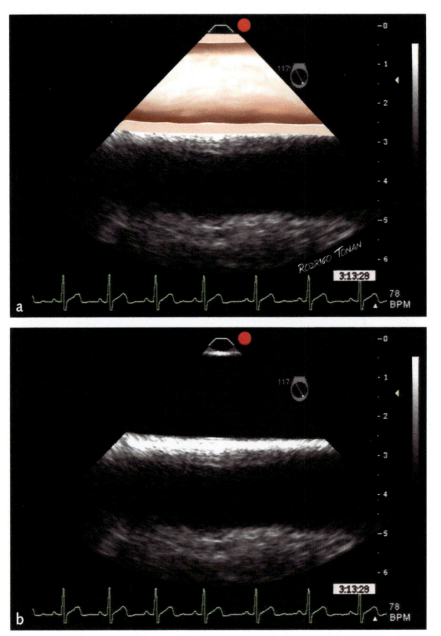

■ **Figuras 11.25a e 11.25b** Aorta torácica descendente, visualizada em plano longitudinal, no nível do esôfago médio, com angulação a 90°.

No plano transversal, a 0° no esôfago alto, quando o transdutor chega no arco, girando o transdutor no sentido anti-horário, com angulação posterior, consegue-se um plano longitudinal do arco aórtico (Figuras 11.26a e 11.26b).

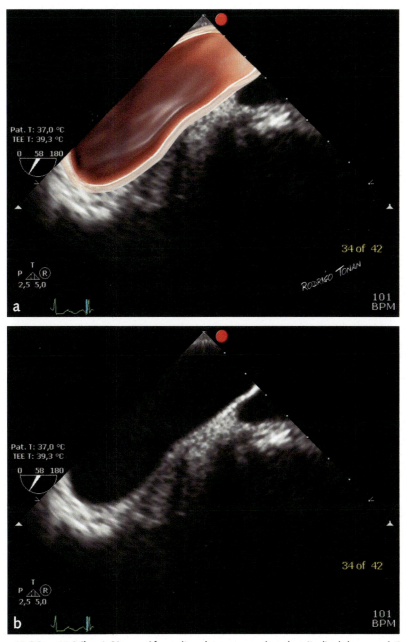

■ **Figuras 11.26a e 11.26b** A 0° no esôfago alto, observa-se o plano longitudinal do arco aórtico (Ao).

Retirando-se um pouco mais o transdutor, no nível do esôfago alto, a aproximadamente 90°, observa-se o plano transverso do arco aórtico com artéria subclávia esquerda à direita da tela e artéria pulmonar e valva pulmonar à esquerda da tela (Figuras 11.27a e 11.27b).

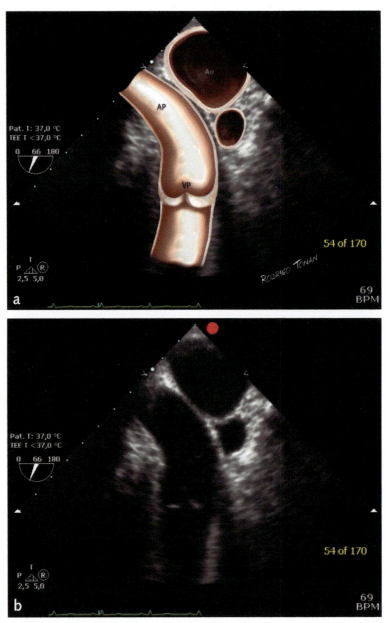

■ **Figuras 11.27a e 11.27b** A 90° observa-se o plano transverso do arco aórtico com artéria pulmonar. Ao: aorta; AP: artéria pulmonar; VP: valva pulmonar.

Ecotransesofágico intraoperatório em cirurgia cardíaca

O consenso para uso perioperatório do ETE foi desenvolvido pela American Society of Anesthesiologist (ASA) e pela Society of Cardiovascular Anesthesiologists (SCA) em 1996[7] e redefinido de 2010. No Brasil, em 2018, A Sociedade Brasileira de Anestesiologia, pelo Núcleo Vida de Ecocardiografia Transesofágica Intraoperatória (ETTI-SBA) juntamente com o Departamento de Imagem Cardiovascular da Sociedade Brasileira de Cardiologia (DIC-SBC), fez uma força-tarefa para normatizar a realização da ecocardiografia transesofágica intraoperatória para os anestesiologistas e ecocardiografistas brasileiros com base nas evidências científicas da Sociedade dos Anestesiologistas Cardiovasculares/Sociedade Americana de Ecocardiografia (SCA/ASE) e da Sociedade Brasileira de Cardiologia. Com base nesse documento, o ETE intraoperatório deve ser realizado em todos os adultos submetidos a cirurgia cardíaca de coração aberto (*open heart surgery*), cirurgia da aorta torácica, cirurgias cardíacas por cateter e deve ser considerado na cirurgia de revascularização miocárdica que não tiverem contraindicação à técnica.

Nas cirurgias cardíacas eletivas, a graduação da doença, a ser tratada cirurgicamente, é definida pelo estudo pré-operatório. Portanto, o objetivo do exame de ETE pré-circulação extracorpórea (CEC) ou pré-procedimento é confirmar os achados e excluir patologias que possam alterar o plano cirúrgico. Por exemplo, o achado de forame oval patente altera o tipo de canulação venosa em cirurgia de troca de valva aórtica ou revascularização miocárdica. Já nos casos de emergência (ex.: tamponamento cardíaco, dissecção aguda da aorta ascendente), o objetivo do ETE pré-CEC é confirmar a suspeita diagnóstica, avaliar a extensão das complicações e definir causas de instabilidade hemodinâmica. A boa comunicação entre o ecocardiografista e a equipe cirúrgica é fundamental (Figuras 11.28, 11.29 e 11.30). Mudanças do planejamento cirúrgico com base nos achados do ETE intraoperatório devem ser discutidos pela equipe dentro do contexto clínico-cirúrgico. Outro momento crítico e de fundamental importância do ETE intraoperatório é a saída de CEC. Antes da abertura da pinça da aorta, o ETE auxilia a adequada deareação das cavidades esquerdas. Após, a avaliação da função biventricular auxilia no ajuste das medicações vasoativas e também no desmame do fluxo de assistência da CEC. Logo o exame deve ser focado na avaliação do resultado cirúrgico e nas possíveis complicações que necessitem de correção cirúrgica imediata. Após o exame focado deve ser realizado o exame abrangente. A presença de suporte inotrópico, estimulação cardíaca artificial e alterações volêmicas deve ser levada em consideração na interpretação das medidas ecocardiográficas. Os objetivos gerais na avaliação pré e pós-CEC e os objetivos específicos do ETE intraoperatório estão listados nas tabelas a seguir (Tabelas 11.2 a 11.8).

MANUAL DE ECOCARDIOGRAFIA

Tabela 11.2 Objetivos gerais do ETE introperatório em cirurgia cardíaca

Pré-CEC	Avaliação da função sistólica global e segmentar dos ventrículos direito e esquerdo
	Avaliação do grau de insuficiência aórtica para planejamento da administração da cardioplegia
	Avaliação do grau de ateromatose da aorta
	Avaliação/confirmação da classificação da graduação das doenças estruturais
	Achados incidentais que podem mudar o planejamento cirúrgico: trombos, massas, disfunção valvar não diagnosticada previamente
	Avaliação de presença de comunicação interatrial
Pós-CEC	Avaliação de presença de ar intracardíaco
	Avaliação da função sistólica global e segmentar do ventrículo direito e esquerdo
	Avaliação do resultado cirúrgico e potenciais complicações
	Avaliação da aorta após decanulação para checagem de possíveis complicações como hematoma intramural ou dissecção
	Avaliação de causas de instabilidade hemodinâmica

Fonte: Thaden, et al., 2020.

Tabela 11.3 Objetivos na avaliação ecocardiográfica no tratamento cirúrgico da insuficiência mitral através de plastia mitral

Pré-CEC	Avaliação do mecanismo e graduação da insuficiência mitral através do ETE 2D e 3D: • Identificação do segmento e boceladura envolvida • Identificação do segmento e boceladura com *"flail"* • Identificação de *"clefts"* e correlação com o jato regurgitante • Identificação de calcificação anular e sua extensão • Avaliação de preditores de movimento sistólico anterior • Medida do anel mitral
	Avaliação da presença e graduação da insuficiência tricúspide e medida do anel tricuspídeo
	Durante a graduação da insuficiência mitral e tricuspídea deve-se correlacionar com os dados pré-operatórios, pois o estado hemodinâmico e a anestesia geral podem modificar a graduação das insuficiências, especialmente as funcionais
	Achados incidentais que podem mudar o planejamento cirúrgico: trombos, massas, disfunção valvar não diagnosticada previamente
	Avaliação de presença de comunicação interatrial
Pós-CEC	Avaliação da presença de insuficiência mitral residual
	Se houver insuficiência mitral residual, realizar a avaliação do grau de insuficiência, mecanismo e localização do jato regurgitante
	Insuficiência mitral maior que discreta deve ser reportada imediatamente para equipe cirúrgica pela necessidade de correção
	Excluir a presença de movimento sistólico anterior e obstrução dinâmica da via de saída do ventrículo esquerdo
	Avaliação do gradiente da valva mitral
	Avaliação do fluxo na artéria circunflexa e contratilidade regional da parede lateral do ventrículo esquerdo
	Avaliação da valva tricúspide

Fonte: Thaden, et al., 2020.

11 ECOCARDIOGRAFIA TRANSESOFÁGICA | 323

Tabela 11.4 Objetivos na avaliação ecocardiográfica no tratamento cirúrgico da valva aórtica por plastia da valva aórtica

Pré-CEC	Avaliação do número e mobilidade das válvulas da valva aórtica
	Avaliação da presença e graduação da insuficiência aórtica
	Refinamento da avaliação do mecanismo de insuficiência aórtica (vide tabela a seguir)
	Avaliação da aorta ascendente e correlação com o mecanismo da insuficiência aórtica
	Avaliação da coexistência de insuficiência mitral e/ou tricúspide
Pós-CEC	Avaliação da presença de insuficiência aórtica residual
	Se houver insuficiência aórtica residual, realizar a avaliação do grau de insuficiência, mecanismo e localização do jato regurgitante
	Insuficiência aórtica maior que discreta deve ser reportada imediatamente para equipe cirúrgica pela necessidade de correção
	Medida associadas a maior longevidade da plastia (vide Figura 11.28)[10,16,17,18]: 1. Anel aórtico ≤ 25 mm 2. Medida da altura efetiva entre as válvulas da valva aórtica ≥ 9 mm 3. Medida da coaptação entre as válvulas da valva aórtica ≥ 4 mm 4. Medida do gradiente da valva aórtica < 10 mmHg

Fonte: Thaden, et al., 2020.

Tabela 11.5 Objetivos na avaliação ecocardiográfica após troca de valva por prótese valvar

Pós-CEC	Avaliação da mobilidade dos elementos em prótese mecânica ou dos folhetos em prótese biológica
	Avaliação de presença de insuficiência transprotética ou insuficiência periprotética
	Avaliação de gradiente da prótese (reportar frequência cardíaca e pressão arterial no momento da medida)
	Avaliação de potenciais complicações associadas (ex.: presença de fístula da via de saída do ventrículo esquerdo para o átrio direito após troca da valva aórtica, lesão de folheto da prótese aórtica e insuficiência aórtica pós troca de valva mitral, comunicação interatrial residual pós-troca de prótese mitral transeptal)
	Prótese mitral: ▪ Avaliação de obstrução da via de saída do ventrículo esquerdo ▪ Avaliação do fluxo da artéria circunflexa e contratilidade regional relacionada
	Prótese aórtica: ▪ Considerar alinhamento do Doppler e função ventricular esquerda na interpretação do gradiente da prótese ▪ Avaliação de obstrução da via de saída do ventrículo esquerdo (especialmente nos pacientes com troca da valva por estenose aórtica)

Fonte: Thaden, et al., 2020.

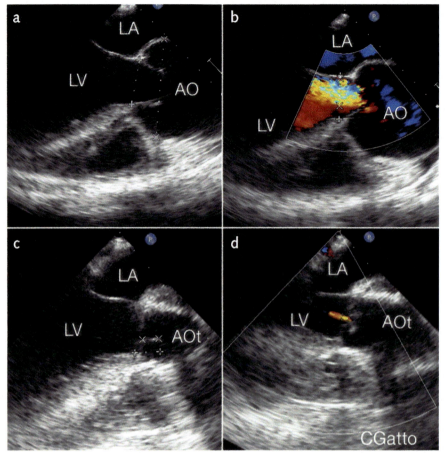

■ **Figura 11.28** ETE intraoperatório: corte esôfago médio valva aórtica eixo longo 110° (ME VALAX). Cirurgia de reconstrução da aorta ascendente com preservação da valva aórtica – cirurgia de David-Tirone. a: Pré-CEC: aneurisma de aorta ascendente; b: Pré-CEC: insuficiência aórtica importante; c: Pós-CEC: reconstrução da valva aórtica com as medidas de altura efetiva da coaptação entre os folhetos da valva aórtica e medida da superfície de coaptação entre os folhetos da valva aórtica; d: Pós-CEC: Insuficiência aórtica mínima. LA: átrio esquerdo; LV: ventrículo esquerdo; AO: aorta; AOt: Substituição aorta ascendente por tubo de Dacron®.

Tabela 11.6 Descrição dos mecanismos de insuficiência da valva aórtica

Tipo de lesão Classificação de El Khoury	Mecanismo da insuficiência da valva aórtica
Tipo IA	Dilatação da junção sinutubular (mobilidade normal da válvula)
Tipo IB	Dilatação dos seios de Valsalva (mobilidade normal da válvula)
Tipo IC	Dilatação da junção ventrículo-aorta (mobilidade normal da válvula)
Tipo ID	Perfuração da válvula (mobilidade normal da válvula)
Tipo II	Prolapso da válvula (mobilidade excessiva da válvula)
Tipo III	Restrição da mobilidade da válvula (espessamento, fibrose, calcificação)

Fonte: Augoustides et al., 2010; El Khoury, et al. 2005.

11 ECOCARDIOGRAFIA TRANSESOFÁGICA | 325

Tabela 11.7 Objetivos do ecotransesofágico intraoperatório na dissecção da aorta ascendente

Objetivos diagnósticos	Achados no ETE
1. Identificar a presença do *flap* da dissecção	*Flap* dividindo LF da LV (Ao asc, desc e arco)
2. Definir a extensão da dissecção	Extensão do *flap* e da LF: Avaliar toda Ao desde raiz até AO desc
3. Identificar a LV	Expansão na sístole, colapso na diástole, jato sistólico dentro da luz, ausência de contraste espontâneo
4. Identificar a LF	Aumento do diâmetro na diástole, contraste espontâneo e/ou trombo, fluxo reverso, lento ou ausente
5. Identificar trombose da LF	Massa separando a íntima da parede aórtica dentro da luz falsa
6. Localizar porta entrada da dissecção	Rotura da borda da íntima e Doppler colorido demonstrando fluxo sanguíneo através da íntima
7. Avaliar JST	Avaliar extensão proximal do *flap*: ME VA LAX; Obter medidas da raiz aórtica – avaliar dilatação STJ: ME VA LAX e ME VA SAX
8. Avaliar valva aórtica	Avaliar prolapso valvular (integridade das válvulas, ponto e extensão de coaptação, IAO, EAO (prévia): ME VA LAX e SAX, TGP Determinar se a valva é possível de plastia
9. Avaliar presença, gravidade e mecanismo de IAO	Presença de jato regurgitante, excentricidade, direção (vide detalhamento do mecanismo da IAO na tabela abaixo)
10. Avaliar VSVE	Avaliar presença de *flap* na VSVE durante diástole
11. Avaliar envolvimento das artérias coronárias	Cortes 2D do VE: avaliar contratilidade regional de todos 17 segmentos do VE e avaliar VD ME VA LAX e SAX: proximidade do *flap* ou trombo com os óstios e comprometimento de fluxo
12. Avaliar envolvimento de ramos arteriais	Invaginação do *flap* e envolvimento dos ramos aórticos na luz falsa (isquemia arterial)
13. Detectar derrame pericárdico e/ou pleural	Presença de líquido (ausência de eco) no espaço pericárdico e/ou pleural
14. Detectar sinais de tamponamento cardíaco	Sinais 2D e de Doppler de tamponamento cardíaco
15. Descartar outras doenças cardíacas	Situação de emergência: preoperatório restrito

ETE: ecotransesofágico; Ao: aorta; Ao asc: aorta ascendente; Ao desc: aorta descedente; LV: luz verdadeira; LF: luz falsa; STJ: junção sinotubular; ME VA LAX: corte esôfago médio valva aórtica eixo longo; ME VA SAX: corte esôfago médio valva aórtica eixo curto; IAO: insuficiência valva aórtica; EAO: estenose valva aórtica; TGP: corte transgástrico profundo; VSVE: via de saída do ventrículo esquerdo; VE: ventrículo esquerdo; VD: ventrículo direito.

Fonte: Goldstein et al., 2015; Edwards et al., 2017.

Tabela 11.8 Mecanismos de insuficiência aórtica na disseção aórtica aguda tipo A

Dilatação da raiz aórtica causando falha de coaptação das válvulas da VA

Prolapso das válvulas da valva aórtica

Distorção do anel aórtico

Prolapso e/ou invaginação do *flap* de disseção através da valva aórtica durante diástole

Doença pré-existente da valva aórtica (ex.: valva bivalvular)

IAo: Insuficiência da valva aórtica.
Fonte: Goldstein et al., 2015.

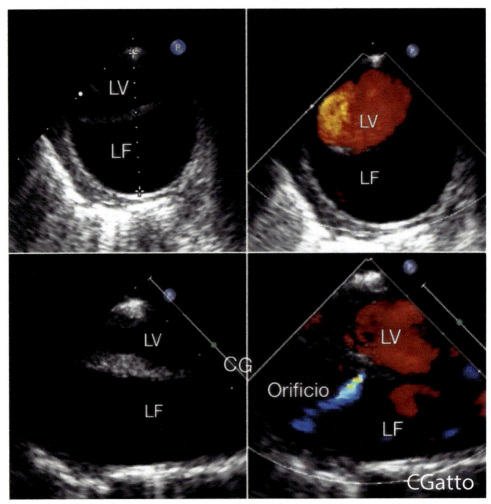

■ **Figura 11.29** Disseção aguda da aorta descendente. a: ETE corte esôfago médio aorta descendente eixo curto 0° (ME AoDescSAX). b: ME AoDescSAX com Doppler colorido demonstrando fluxo na luz verdadeira. c: ETE corte esôfago médio aorta descendente eixo longo 90° (ME AoDescLAX). d: ME AoDescLAX com Doppler colorido (vermelho) preferencialmente na luz verdadeira; note orifício de alimentação com fluxo sanguíneo (azul) direcionado para luz falsa. LV: luz verdadeira; LF: luz falsa.

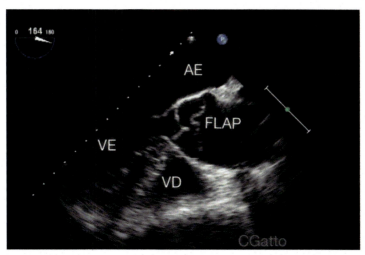

■ **Figura 11.30** Dissecção aguda de aorta ascendente. ETE intraoperatório: corte esôfago médio valva aórtica eixo longo (ME VALAX). Note o *flap* da dissecção no interior da aorta ascendente. AE: átrio esquerdo; VE: ventrículo esquerdo; VD: ventrículo direito.

Fontes consultadas

1. Augoustides JG, Szeto WY, Bavaria JE. Advances in aortic valve repair: focus on functional approach, clinical outcomes, and central role of echocardiography. J Cardiothorac Vasc Anesth. 2010;24(6):1016-20.
2. Berrebi A, Monin JL, Lansac E. Systematic echocardiographic assessment of aortic regurgitation-what should the surgeon know for aortic valve repair? Ann Cardiothorac Surg. 2019;8:331-41.
3. Bierbach BO, Aicher D, Issa OA, Bomberg H, Graber S, Glombitza P, et al. Aortic root and cusp configuration determine aortic valve function. Eur J Cardiothorac Surg. 2010;38:400-6.
4. Colombo PC, Municino A, Brofferio A, Kholdarova L, Nanna M, Ilercil A, et al. Cross-sectional multiplane transesophageal echocardiographic measurements: comparison with standard transthoracic values obtained in the same setting. Echocardiography. 2002;19:383-90.
5. Daniel WG, Erbel R, Kasper W, Visser CA, Engberding R, Sutherland GR, et al. Safety of transesophageal echocardiography. A multicenter survey of 10,419 examinations. Circulation. 1991;83:817-21.
6. Edwards JK, Leshnower BG, Duggan M, Glas KE. Detailed 2-dimensional and 3-dimensional transesophageal evaluation of the aortic root and aortic valve in complex type A dissections. Anesth Analg. 2017;124(4):1105-8.
7. El Khoury G, Glineur D, Rubay J, Verhelst R, d'Acoz Y, Poncelet A, et al. Functional classification of aortic root/valve abnormalities and their correlation with etiologies and surgical procedures. Curr Opin Cardiol. 2005;20(2):115-21.
8. Goldstein SA, Evangelista A, Abbara S, Arai A, Asch FM, Badano LP, et al. Multimodality imaging of diseases of the thoracic aorta in adults: from the American Society of Echocardiography and the European Association of Cardiovascular Imaging: endorsed by the Society of Cardiovascular Computed Tomography and Society for Cardiovascular Magnetic Resonance. J Am Soc Echocardiogr. 2015;28(2):119-82.
9. Hahn RT, Abraham T, Adams MS, Bruce CJ, Glas KE, Lang RM, et al. Guidelines for Performing a Comprehensive Transesophageal Echocardiographic Examination: Recommendations from the American Society of Echocardiography and the Society of Cardiovascular Anesthesiologists. J Am Soc Echocardiogr. 2013;26(9):921-64.

10. Hozumi T, Shakudo M, Shah PM. Quantitation of left ventricular volumes and ejection fraction by biplane transesophageal echocardiography. Am J Cardiol. 1993;72:356-9.
11. Lang RM, Bierig M, Devereux RB, Flachskampf FA, Foster E, Pellikka PA, et al. ASE Committee Recommendations. Recommendations for Chamber Quantification: A report from the American Society of Echocardiography's Guidelines and Standards Committee and the Chamber Quantification Writing Group, Developed in Conjunction with the European Association of Echocardiography, a branch of the European Society of Cardiology. J Am Soc Echocardiogr. 2005;18:1440-63.
12. le Polain de Waroux JB, Pouleur AC, Robert A, Pasquet A, Gerber BL, Noirhomme P, et al. Mechanisms of recurrent aortic regurgitation after aortic valve repair: predictive value of intraoperative transesophageal echocardiography. JACC Cardiovasc Imaging. 2009;2:931-9.
13. Nicoara A et al. Guidelines for the use of transesophageal echocardiography to assist with surgical decision-making in the operating room: a surgery-based approach from the American Society of Echocardiography in Collaboration with the Society of Cardiovascular Anesthesiologists and the Society of Thoracic Surgeons. J Am Soc Echocardiogr. 2020;33:692-734.
14. Practice guidelines for perioperative transesophageal echocardiography. An updated report by the American Society of Anesthesiologists and the Society of Cardiovascular Anesthesiologists Task Force on Transeso- phageal Echocardiography. Anesthesiology. 2010;112:1084-96.
15. Practice guidelines for perioperative transesophageal echocardiography. A report by the American Society of Anesthesiologists and the Society of Cardiovascular Anesthesiologists Task Force on Transesophageal Echocardiography. Anesthesiology. 1996;84:986-1006.
16. Puchalski MD, Lui GK, Miller-Hance WC, Brook MM, Young LT, Bhat A, et al. Guidelines for performing a comprehensive transesophageal echocardiographic: examination in children and all patients with congenital heart disease: recommendations from the American Society of Echocardiography. J Am Soc Echocardiogr. 2019;32(2):173-215.
17. Salgado-Filho et al. Consenso sobre ecocardiografia transesofágica perioperatória da Sociedade Brasileira de Anestesiologia e do Departamento de Imagem Cardiovascular da Sociedade Brasileira de Cardiologia. Arq Bras Cardiol: Imagem Cardiovasc. 2018;31(3):135-167).
18. Thaden, JJ, Malouf JF, Rehfeldt KH, Ashikhmina E, Bagameri G, Enriquez-Sarano M, et al. Adult intraoperative echocardiography: a comprehensive review of current practice. J Am Soc Echocardiogr. 2020;33(6):735-755.

12

Ecocardiografia sob estresse

"Apareça fraco quando for forte e forte quando for fraco."

Sun Tzu, *A Arte da Guerra*
(544 a.C a 496 a.C.)

Bases fisiológicas

As alterações transitórias da contratilidade do ventrículo esquerdo foram documentadas pela primeira vez, em 1935, por Tenant e Wiggers, que realizaram suas experiências em cães, demonstrando o abaulamento sistólico da parede ventricular esquerda durante a oclusão da artéria coronária descendente anterior.

De acordo com a sequência de eventos ocorridos durante os episódios de isquemia, com base na teoria da cascata isquêmica, nota-se que o aparecimento de fenômenos clínicos e eletrocardiográficos é um pouco mais tardio. De acordo com essa sequência de eventos, a alteração contrátil do ventrículo esquerdo, expressa pela diminuição ou ausência do espessamento sistólico do miocárdio, é fenômeno precoce e identificável pela ecocardiografia. Esta ocorre em paralelo à redução do fluxo miocárdico. Esse fenômeno pode ser evidenciado em indivíduos que apresentam isquemia ao repouso ou desencadeada por estresse físico, mental ou farmacológico.

Modalidades

A ecocardiografia sob estresse conta com várias modalidades, como a ecocardiografia por meio do esforço, com uso de marca-passo transesofágico, com uso de drogas vasodilatadoras como dipiridamol e adenosina e com drogas adrenérgicas, como a dobutamina. Para o estudo de vasoespasmo, é possível contar com o teste de hiperventilação e com o uso de drogas como a ergonovina. Cada uma dessas técnicas tem indicações e contraindicações específicas, abrangendo grande espectro diagnóstico em doença arterial coronária.

A ecocardiografia sob estresse, por meio de esforço físico, dobutamina e pelo uso de marca-passo transesofágico baseiam-se no aumento do duplo produto e, consequentemente, no consumo de oxigênio miocárdico. A ecocardiografia com uso de vasodilatadores, como dipiridamol e adenosina, baseia-se no roubo de fluxo coronário e em menor escala, no aumento do duplo produto, causando, assim, isquemia miocárdica.

A ecocardiografia sob estresse avalia a extensão, a localização e a gravidade da isquemia, fornecendo dados não só quanto ao diagnóstico, mas também quanto ao prognóstico da doença coronária. O teste distingue grupos com diferentes riscos para eventos cardíacos futuros e, particularmente, aqueles com bom prognóstico em casos de exame negativo. Sua importância na estratificação de risco após infarto agudo do miocárdio (IAM) e na avaliação pré-operatória de cirurgia vascular também está amplamente demonstrada, principalmente com uso da dobutamina associada à atropina.

A busca da viabilidade miocárdica é crítica em pacientes com cardiomiopatia isquêmica. A avaliação da reserva contrátil por meio da ecocardiografia sob estresse pode ser utilizada para predizer a recuperação da função miocárdica regional na doença isquêmica crônica. Em pacientes com função ventricular em repouso acentuadamente reduzida, a documentação de reserva contrátil, por meio da ecocardiografia sob estresse pela dobutamina, está associada à redução da taxa de mortalidade quando os pacientes são submetidos à cirurgia de revascularização miocárdica.

Indicações gerais

Avaliação de isquemia miocárdica em indivíduos sintomáticos, quando o teste ergométrico padrão não é diagnóstico; pesquisa de isquemia miocárdica em pacientes com quadro clínico não sugestivo de insuficiência coronária e teste ergométrico positivo ou duvidoso; avaliação de isquemia miocárdica em pacientes que não podem realizar exercício físico ou pacientes com bloqueios de ramo ao eletrocardiograma ou em uso de drogas que possam alterar o resultado do teste ergométrico; avaliação do significado funcional de lesões coronárias conhecidas; estratificação de risco após IAM não complicado; estratificação de risco em pré-operatório de cirurgia não cardíaca (cirurgia vascular, transplante renal ou hepático) e detecção de viabilidade miocárdica.

Contraindicações gerais

Dor precordial anginosa típica em repouso de início recente (angina de início recente) ou pacientes em período após IAM complicado; estenose ou insuficiência valvar grave; pacientes com instabilidade hemodinâmica ou clínica (angina instável, cardiomiopatia descompensada, endocardite/miocardites agudas); gravidez; dissecção de aorta; relato de alergia às drogas a serem utilizadas nos testes farmacológicos.

Contraindicações específicas

Dobutamina	Hipertensão descontrolada, especialmente quando em uso de betabloqueadores, arritmias atriais e ventriculares graves fora de controle
Dipiridamol	Doença pulmonar obstrutiva crônica sintomática; doença do nó sinusal
Atropina	Poliúria, glaucoma, idade avançada (doses acima de 0,5 mg)
Metoprolol	Asma, DPOC, hipotensão arterial, BAV de segundo grau ou maior e hipertensão no pico do estresse (PAS > 180 mmHg e/ou PAD > 110 mmHg) durante o pico de infusão de dobutamina

DPOC: doença pulmonar obstrutiva crônica; BAV: bloqueio atrioventricular; PAS: pressão arterial sistólica; PAD: pressão arterial diastólica.

Protocolos da ecocardiografia sob estresse

Antes do início de qualquer exame de ecocardiografia sob estresse, são necessárias a explicação do procedimento ao paciente, feita pelo médico, e a assinatura do termo de consentimento. Esta é a única prova de que os benefícios assim como os riscos foram adequadamente explicados ao paciente. No entanto, não exime a equipe médica de qualquer responsabilidade ética ou mesmo civil.

Os pacientes devem estar em jejum por período de quatro horas, e por utilizar estímulos causadores de isquemia miocárdica, os testes devem ser executados em ambientes especialmente preparados para eventual procedimento de reanimação cardiorrespiratória e tratamento de outras possíveis complicações.

As derivações eletrocardiográficas são colocadas nas posições periféricas e precordiais padronizadas, deslocando-se levemente para cima ou para baixo quaisquer derivações que possam interferir na aquisição da imagem ecocardiográfica nas janelas acústicas padrão.

Um eletrocardiograma (ECG) de 12 derivações é registrado em condições de repouso e no final de cada estágio nos casos de protocolo com estímulo farmacológico, ou seguindo o teste com exercício físico convencional. A derivação do ECG é monitorizada continuamente por meio do monitor do aparelho de ecocardiografia, de modo a fornecer ao operador referência constante sobre o ritmo cardíaco. A pressão arterial é medida com esfigmomanômetro em condições de repouso e a cada estágio.

Uma avaliação acurada da performance sistólica global e regional do ventrículo esquerdo é essencial na avaliação da doença arterial coronariana pela ecocardiografia sob estresse. Como os critérios de isquemia e viabilidade miocárdicas são baseados na detecção de alterações temporárias da motilidade em qualquer segmento miocárdico, a completa visualização de todas as paredes do ventrículo esquerdo é necessária para documentar ou excluir anormalidades de forma confiável.

Para avaliação semiquantitativa da motilidade segmentar, escores são dados a cada um dos 17 segmentos do ventrículo esquerdo (Figura 12.1) baseado na avaliação do espessamento endocárdico e no grau de motilidade de parede de acordo com os valores a seguir em cada fase do teste.

1	Normal
2	Hipocinesia
3	Acinesia
4	Discinesia

O índice de motilidade segmentar é obtido por meio da soma dos escores dados a cada um dos segmentos do ventrículo esquerdo dividido pelo número de segmentos analisados. Esse índice é diretamente proporcional à gravidade e à extensão das alterações da motilidade segmentar e facilita comparações seriadas.

Estresse físico

Para este exame o paciente deve estar hidratado e ter se alimentado aproximadamente 2 horas antes do exame. Geralmente é considerado a primeira opção nos pacientes sem limitação física. O estresse físico pode ser utilizado para avaliação da capacidade física, que é um importante preditor de eventos. O esforço é realizado conforme protocolos convencionais para testes de esforço, com aumento gradual do trabalho a cada estágio.

Pode ser realizada em esteira ou bicicleta ergométrica (Figura 12.2). Fornece informações valiosas tanto para a detecção de isquemia miocárdica quanto para avaliação de doença valvar, miocárdica ou pericárdica.

Os protocolos mais utilizados no teste em esteira são o protocolo de Bruce, Bruce Modificado e Ellestad de acordo com a aptidão física do paciente, com aquisição das imagens em repouso e logo após o término do esforço, entre 1 e 1,5 min após o

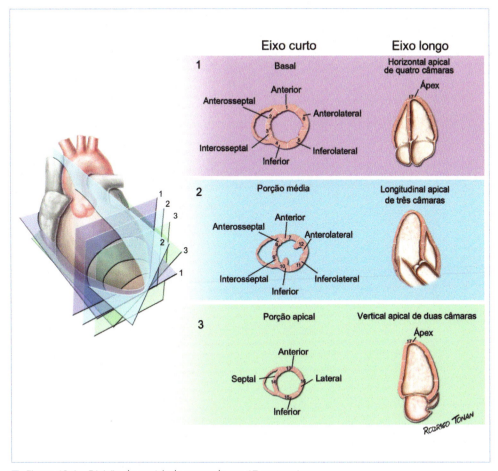

■ **Figura 12.1** Divisão do ventrículo esquerdo em 17 segmentos.

esforço, uma vez que a frequência cardíaca cai rapidamente com a interrupção do esforço.

Protocolo em bicicleta é realizado em posição vertical ou posição supina, iniciando com carga de 25 W e aumentando 25 W a cada 3 minutos. As imagens são adquiridas em repouso, com carga de 25 W, no pico do esforço e na recuperação, tendo a possibilidade de aquisição de imagens durante todo o esforço, principal vantagem em relação ao teste em esteira. Havendo a necessidade de informações com Doppler, o teste com bicicleta é o mais indicado (Figura 12.3).

As dificuldades relacionadas à realização do esforço físico e os problemas na captação e na interpretação de imagens ecocardiográficas durante o esforço, decorrentes da movimentação excessiva do tórax e dispneia, são fatores limitantes a essa modalidade.

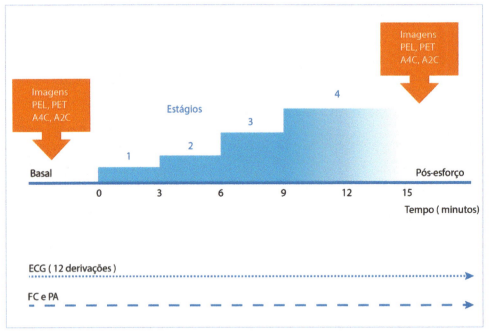

■ **Figura 12.2** Desenho esquemático demonstrando a sequência temporal do protocolo sob estresse físico pelo esforço físico em esteira. PEL: paraesternal longitudinal; PET: paraesternal transversal; A4C: apical quatro câmaras; A2C: apical duas câmaras.

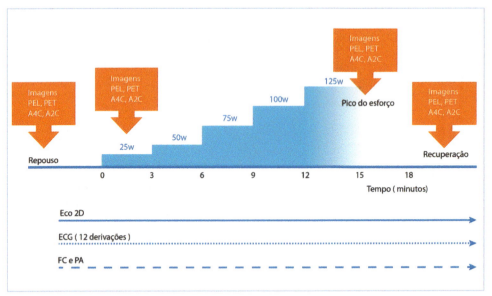

■ **Figura 12.3** Desenho esquemático demonstrando a sequência temporal do protocolo sob estresse físico em bicicleta. PEL: paraesternal longitudinal; PET: paraesternal transversal; A4C: apical quatro câmaras; A2C: apical duas câmaras.

Protocolo com dobutamina-atropina

Neste, assim como em todas as formas de estresse farmacológico, o paciente deve estar em jejum ao menos 4 horas a fim de evitar o vômito durante o exame. Dentre os agentes farmacológicos utilizados para indução de estresse, a dobutamina é o mais empregado na prática clínica para pesquisa de isquemia e viabilidade miocárdicas. O protocolo utilizado rotineiramente consiste na infusão intravenosa de dobutamina iniciada na dose de 5 µg/kg/min com aumentos crescentes para 10, 20, 30 até 40 µg/kg/min a cada 3 minutos. Caso o paciente não apresente sinais evidentes de isquemia miocárdica, não tenha atingido frequência cardíaca de no mínimo 100 batimentos por minuto com dose de 20 µg/kg/min de dobutamina e não tenha contraindicação específica, a atropina pode ser administrada na dose de 0,25 mg a cada minuto, até o máximo de 2,0 mg. Após o pico do estresse, betabloqueador (pode ser administrado metoprolol na dose de 5 mg ou esmolol na dose de 1,0 mg/kg) de forma rápida (durante 1 minuto), desde que não haja contraindicação, e somente se a pressão arterial sistólica estiver abaixo de 180 mmHg e a pressão arterial diastólica estiver abaixo de 110 mmHg (Figura 12.4), na tentativa de aumentar a acurácia diagnóstica do exame.

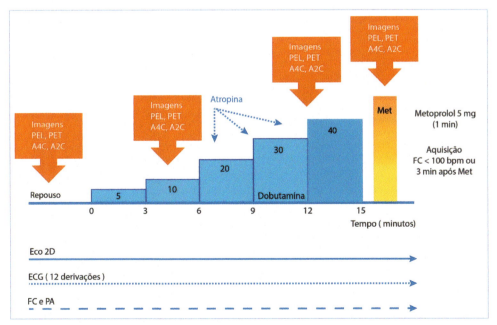

■ **Figura 12.4** Desenho esquemático demonstrando a sequência temporal do protocolo sob estresse farmacológico pela dobutamina-atropina. PEL: paraesternal longitudinal; PET: paraesternal transversal; A4C: apical quatro câmaras; A2C: apical duas câmaras.

A aquisição digital das imagens (*quad-screen*) é realizada no estado basal, com baixa dose de dobutamina (10 μg/kg/min), no pico do estresse e na recuperação (Figuras 12.5a, b, c, d) (são capturadas quando a frequência cardíaca estiver abaixo de 100 bpm ou 3 minutos após a injeção de metoprolol).

Caso o paciente apresente efeitos colaterais por causa da infusão da dobutamina, metoprolol pode ser injetado endovenosamente até a dose máxima de 15 mg, de forma lenta, em 3 minutos ou mais, com monitorização da pressão arterial. Na presença de angina, mesmo após o uso de betabloqueador, nitratos podem ser administrados.

Para o protocolo de ecocardiografia sob estresse pela dobutamina-atropina, deve-se, sempre que possível, atingir a frequência cardíaca máxima prevista para a idade calculada como o valor numérico 220 menos a idade em anos, desde que o paciente não apresente sinais de isquemia miocárdica ou efeitos colaterais significativos.

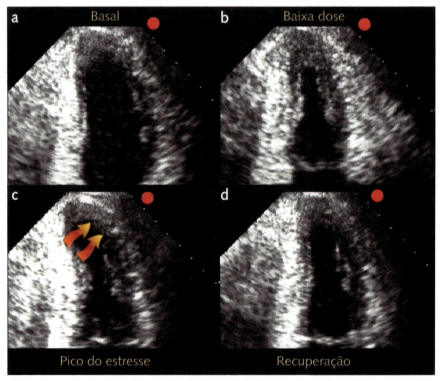

■ **Figura 12.5** Imagens em *quad-screen* do plano apical de duas câmaras, durante ecocardiografia sob estresse pela dobutamina e atropina: (a) imagem de repouso; (b) imagem obtida com infusão de baixa dose de dobutamina, convencionalmente 10 μg/kg/min; (c) imagem obtida durante o pico de infusão de dobutamina onde se observa redução no espessamento parietal (setas); (d) imagem obtida após a infusão de metoprolol. Devem ser adquiridas imagens para os quatro planos padronizados, paraesternal longitudinal, paraesternal transversal (ao nível médio dos ventrículos); apical de quatro câmaras e apical de duas câmaras, para cada um dos quatro estágios descritos.

A administração precoce de atropina, durante a ecocardiografia sob estresse pela dobutamina, tem sido proposta para reduzir a duração do teste, atingir maior porcentagem de testes eficazes e menor incidência de efeitos adversos que no protocolo convencional, mostrando-se como alternativa segura e eficaz ao protocolo convencional com acurácia semelhante para detecção de doença arterial coronariana.

Os objetivos da ecocardiografia sob estresse pela dobutamina-atropina são:

- Detecção de sinais ecocardiográficos evidentes de isquemia;
- Atingir frequência cardíaca alvo (mínimo de 85% da frequência cardíaca máxima prevista para a idade);
- Término do protocolo de estresse.

São considerados critérios de interrupção do exame a presença de angina intensa ou típica; alterações eletrocardiográficas evidentes de isquemia (supradesnivelamento do segmento ST > 1 mV em pacientes sem infarto do miocárdio prévio); alterações ecocardiográficas evidentes de isquemia; arritmias supraventriculares (taquicardia supraventricular, fibrilação atrial); arritmias ventriculares (taquicardia ventricular não sustentada, taquicardia ventricular sustentada, fibrilação ventricular); hipertensão arterial [pressão arterial sistólica (PAS) ≥ 240 mmHg ou pressão arterial diastólica (PAD) ≥ 120 mmHg] ou presença de sinais clínicos de encefalopatia hipertensiva independentemente dos níveis pressóricos atingidos; hipotensão arterial sintomática; sintomas intoleráveis.

Efeitos colaterais, tais como palpitações, náuseas, cefaleia, tremores, urgência miccional e ansiedade, geralmente são bem tolerados sem necessidade de interrupção do teste.

A ecocardiografia sob estresse pela dobutamina pode ser realizada com segurança em pacientes com disfunção ventricular esquerda, aneurisma de aorta ou aneurisma cerebral e portadores de desfibriladores implantáveis.

Durante o protocolo com dobutamina, os pacientes podem apresentar diminuição paradoxal da pressão arterial sem que haja uma manifestação de isquemia importante. A hipotensão, induzida pela dobutamina, pode ser decorrente da presença de bradicardia reflexa (reflexo de Bezold-Jarish) causada por ventrículo hiperdinâmico com redução da cavidade ventricular, resultando em baixo débito cardíaco. Outra causa de hipotensão paradoxal é a obstrução dinâmica na via de saída do ventrículo esquerdo. Essas formas de hipotensão raramente têm como causa a isquemia miocárdica.

O exame deve ser interpretado como positivo para presença de isquemia sempre que aparecer nova alteração segmentar do ventrículo esquerdo com o estresse, expresso pelo aumento no escore de um ou mais segmentos no mínimo em um ponto. Quando já existe alteração da motilidade segmentar em repouso, o teste é considerado positivo se houver piora de alteração contrátil preexistente ou quando houver alteração contrátil do ventrículo esquerdo em repouso, que melhora em doses baixas de fármaco com posterior piora utilizando-se doses altas (resposta bifásica), indicando viabilidade e isquemia miocárdica respectivamente. Assim, avaliação da viabilidade miocárdica é feita pela demonstração da melhora da motilidade miocárdica com baixas doses de dobutamina. Essa resposta pode ocorrer em doses mais elevadas, principalmente em pacientes com uso de betabloqueadores.

Protocolo com dipiridamol-atropina

A ecocardiografia sob estresse pelo dipiridamol é o protótipo de um teste para a avaliação de redução da reserva coronariana, por causa de fatores orgânicos (quase exclusivamente estenoses coronarianas hemodinamicamente significativas), não envolvendo o componente funcional (fatores vasoespásticos).

Para que a ecocardiografia sob estresse pelo dipiridamol seja eficaz, os pacientes devem ser orientados a não ingerir medicamentos ou alimentos que contenham cafeína ou derivados de xantinas por um período de 24 horas antes do teste e estar em jejum absoluto 4 horas antes do exame.

O protocolo consiste na administração intravenosa de dipiridamol na dose de 0,56 mg/kg em 4 minutos, seguidos de 4 minutos de observação, com monitorização ecocardiográfica. Caso não ocorram alterações da motilidade segmentar ou efeitos colaterais limitantes, dose adicional de 0,28 mg/kg é administrada em 2 minutos, totalizando a dose de 0,84 mg/kg em 10 minutos. Se não forem alcançados critérios diagnósticos, a atropina pode ser administrada a partir do décimo segundo minuto, em doses de 0,25 mg a cada minuto, até a dose cumulativa de 1 mg. O teste é finalizado com a infusão de 70 mg de aminofilina (3 mL, durante 1 a 3 minutos), no décimo oitavo minuto em caso de teste negativo ou sempre que houver alteração da motilidade segmentar. Doses maiores de aminofilina, até 240 mg, podem ser administradas sempre que necessário, conforme orientação médica (Figura 12.6).

Nitratos podem ser administrados por via sublingual ou intravenosa no caso de falha da aminofilina em eliminar completamente a isquemia miocárdica. Efeitos colaterais limitantes do dipiridamol (bradicardia, hipotensão, cefaleia, náuseas e broncoespasmo) podem impedir a realização do estresse farmacológico máximo em cerca de 2% dos pacientes que são tratados com aminofilina.

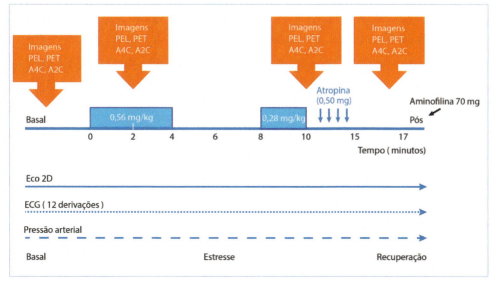

Figura 12.6 Desenho esquemático demonstrando a sequência temporal do protocolo sob estresse farmacológico pelo dipiridamol-atropina. PEL: paraesternal longitudinal; PET: paraesternal transversal; A4C: apical quatro câmaras; A2C: apical duas câmaras.

Protocolo com adenosina

A adenosina é um potente vasodilatador coronário com rápido início de ação e metabolismo, não sendo necessário o uso de aminofilina para antagonizar seu efeito por causa da meia-vida de aproximadamente 30 segundos. O protocolo consiste na infusão de adenosina na dose de 140 μg/kg/min em 6 minutos (Figura 12.7).

Comparando com o dipiridamol, os efeitos colaterais da adenosina têm menor duração, porém são mais frequentes e menos tolerados, impedindo a finalização do teste máximo em até 25% dos pacientes, embora apresente uma baixa incidência de eventos mais graves. Essa alta proporção de estudos submáximos afeta a acurácia diagnóstica do teste, reduzindo, de forma importante, sua sensibilidade em pacientes com doença uniarterial. O teste tem as mesmas indicações e contraindicações que o teste com dipiridamol.

Uma das principais limitações da ecocardiografia sob estresse é a necessidade de adequada visibilização e delineamento de bordas endocárdicas para a detecção de alterações transitórias e algumas vezes bastante discretas da motilidade miocárdica. A não definição adequada das bordas do endocárdio do ventrículo esquerdo é possível ser a causa de resultado falso-negativo e de aumento da variabilidade intra e interobservador na interpretação do exame. Novos avanços tecnológicos, como Doppler

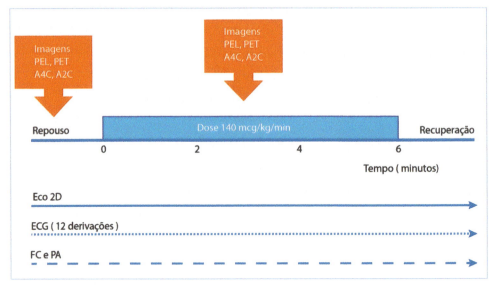

■ **Figura 12.7** Desenho esquemático demonstrando a sequência temporal do protocolo sob estresse farmacológico pela adenosina. PEL: paraesternal longitudinal; PET: paraesternal transversal; A4C: apical quatro câmaras; A2C: apical duas câmaras.

tecidual, desenvolvimento de imagem em segunda harmônica e uso de agentes de contraste, têm melhorado a acurácia diagnóstica do método (Figura 12.8).

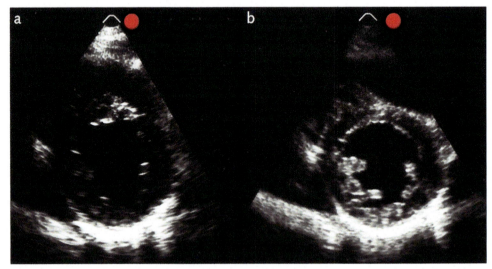

■ **Figura 12.8** Plano paraesternal transversal ao nível dos músculos papilares demonstrando imagem fundamental (A), na qual as frequências captadas pelo transdutor "ouvidas" são as mesmas que as transmitidas e imagem em segunda harmônica em B, na qual as frequências captadas pelo transdutor "ouvidas" são as mesmas que as transmitidas, adicionadas às frequências com o dobro das transmitidas (harmônicas).

Contraste ecocardiográfico

O uso de agentes de contraste durante a ecocardiografia sob estresse farmacológico mostrou benefícios para melhora no delineamento endocárdico utilizando apenas imagem fundamental ou quando associado à imagem harmônica. Esse benefício foi demonstrado especialmente para avaliação da motilidade miocárdica no pico do estresse. Segundo as recomendações da Sociedade Americana de Ecocardiografia, o uso de agentes de contraste está indicado durante a ecocardiografia sob estresse quando pelo menos dois segmentos miocárdicos não são adequadamente visualizados em qualquer dos planos apicais ou para a avaliação da perfusão miocárdica.

Cuidados após o término do exame

Ao término do exame, os pacientes deverão permanecer em repouso com acesso venoso, para observação de possíveis complicações por um período mínimo de 30 minutos. Decorrido esse tempo, o médico responsável pelo exame deve reavaliar o paciente antes da sua liberação, assim como explicar possíveis eventos adversos ao seu familiar ou acompanhante maior de 18 anos.

Preparo das drogas utilizadas na ecocardiografia sob estresse farmacológico

- Cloridrato de dobutamina – frasco de 1 ampola (20 mL) = 250 mg.

Forma 1: diluir 20 mL de dobutamina em 230 mL de SF 0,9% (1 mL da solução = 1 mg de dobutamina) e colocar a solução em equipo em bomba de infusão.

Forma 2: diluir 6 mL de dobutamina em 69 mL de SF 0,9% (1 mL da solução = 1 mg de dobutamina) e colocar a solução em equipo em bomba de infusão.

A solução de dobutamina deverá ser conectada por meio de duas torneiras de três vias ao acesso venoso periférico (AVP), sem uso de extensores. A via mais próxima do AVP deverá ser utilizada para a administração de outras drogas (atropina e metoprolol). Em uma das vias deverá ficar conectado o SF 0,9% 250 mL, com equipo macrogotas, que será infundido em caso de hipotensão.

Cálculo da dose da bomba de infusão:

- Dobutamina – 250 mg (1 ampola de 20 mL)
- SF 0,9% – 230 mL

Cálculo do volume-minuto a ser infundido para cada dose de dobutamina:

- Dose inicial de 5 mcg/kg/min: volume-minuto = peso do paciente × 0,3.

Assim, se infundirmos 1 mg/min (1.000 mcg/min) de dobutamina, quantos mL de dobutamina infundiremos por minuto para uma dose de somente 5 mcg?

Solução dobutamina (mcg)		Volume (mL)
1.000	=	1
5	=	x

Então:

x = (1 × 5) / 1000
x = 0,005

Assim, em 1 hora, quantos mL de dobutamina infundiremos para uma dose de 5 mcg?
Então:

0,005 × 60 = 0,3 mL da solução contendo 1 mg de dobutamina por mL.

Assim, o volume inicial de dobutamina a ser infundido em cada paciente deve ser calculado como o seu peso × 0,3 mL para acharmos a taxa de infusão (mL/h) em bomba para a dose de 5 mcg.
Assim:

- Para a dose de 10 mcg/kg/min utilizar o dobro do volume inicial.
- Para a dose de 20 mcg/kg/min utilizar o dobro da segunda dose.
- Para a dose de 30 mcg/kg/min utilizar o triplo da segunda dose.
- Para a dose de 40 mcg/kg/min utilizar o quádruplo da segunda dose.

Exemplo: Para um indivíduo de 60 kg: 18 mL, 36 mL, 72 mL, 108 mL e 144 mL, respectivamente.

- Atropina – frasco de 1 ampola = 0,25 mg.

Aspirar quatro ampolas em uma seringa e diluir com água destilada para 10 mL; preparar duas seringas da mesma forma (total de 2,0 mg).

A atropina deverá ser administrada na torneira pela via mais próxima ao acesso venoso periférico.

- Metoprolol – frasco de 1 ampola = 5 mg (já vem em seringa pronta para uso).

Para fins diagnósticos, com o intuito de melhorar a sensibilidade do exame, administrar 1 ampola em 1 minuto após o término da captura das imagens de pico do estresse, conforme ordem médica (antes da administração, verificar a pressão arterial)[17]. Quando utilizado como antídoto, infundir lentamente, de 2 a 4 minutos.

- Esmolol – frasco de 1 ampola = 100 mg.

Pode ser utilizado, em vez de metoprolol, na dose de 0,5 mg/kg, podendo chegar à dose total de 1 mg/kg caso necessário, a fim de se combater os efeitos colaterais da dobutamina.

- Dipiridamol – frasco de 1 ampola (2,0 mL) = 10 mg, 1 mL = 5 mg.

Dose total a ser infundida durante o exame = 0,84 mg/kg, em 10 minutos.

Cálculo da dose a ser utilizada: (peso em kg $\times$ 0,84) / 5 = volume em mL a ser administrado.

Dividir o total do volume a ser administrado em partes iguais em três seringas de 20 mL; completar cada seringa com água destilada até os 20 mL. Cada uma dessas seringas conterá um volume de 20 mL com 0,28 mL/kg de dipiridamol.

A enfermagem deverá administrar o conteúdo da primeira seringa lentamente, durante os primeiros 2 minutos do protocolo e, em seguida, administrar a segunda seringa com lentidão, durante os próximos 2 minutos do protocolo. Após a segunda seringa, aguardar 4 minutos. Ao final dos 4 minutos, administrar a terceira seringa em 2 minutos caso não haja isquemia ou efeito colateral.

- Aminofilina – frasco de 1 ampola (10 mL) = 240 mg.

Aspirar 3 mL (70 mg) em caso de uso do protocolo com dipiridamol.

- Adenosina – frasco de 1 ampola (2 mL) = 6 mg = 3.000 µg/mL.

Preparar solução pura de adenosina em equipo adequado para bomba de infusão.
Cálculo da velocidade de infusão a ser administrada de acordo com a dose de adenosina. O cálculo é feito da seguinte forma: 140 × peso/ 3.000 = valor a ser injetado mL/min. Como a maioria das bombas de infusão corre em mL/h, multiplicar esse valor por 60.

$$140 \text{ µg/kg/min} = 2{,}8 \times \text{peso em kg} = \underline{\qquad}\text{mL/h de adenosina}$$

Fontes consultadas

1. Armstrong WF, Zoghbi WA. Stress echocardiography: current methodology and clinical applications. J Am Coll Cardiol. 2005 Jun 7;45(11):1739-47.
2. Arnese M, Cornel JH, Salustri A, Maat A, Elhendy A, Reijs AE, et al. Prediction of improvement of regional left ventricular function after surgical revascularization. A comparison of low-dose dobutamine echocardiography with 201TI single-photon emission computed tomography. Circulation. 1995 Jun 1;91(11):2748-52.
3. Bax JJ, Cornel JH, Visser FC, Fioretti PM, Van LA, Rejis AE, et al. Prediction of recovery of myocardial dysfunction after revascularization. Comparison of fluorine-18 fluorodeoxyglucose/thallium-201 SPECT, thallium-201 stress-reinjection SPECT and dobutamine echocardiography. J Am Coll Cardiol. 1996 Sep;28(3):558-64.
4. Cigarroa CG, De Filippi CR, Brickner ME, Alvarez LG, Wait MA, Grayburn PA. Dobutamine stress echocardiography identifies hibernating myocardium and predicts recovery of left ventricular function after coronary revascularization. Circulation. 1993 Aug;88(2):430-6.
5. De Filippi CR, Willett DL, Irani WN, Eichhorn EJ, Velasco CE, Grayburn PA. Comparison of myocardial contrast echocardiography and low-dose dobutamine stress echocardiography in predicting recovery of left ventricular function after coronary revascularization in chronic ischemic heart disease. Circulation. 1995 Nov 15;92(10):2863-8.
6. Heyndrickx CR, Baig H, Nellens P, Leusen I, Fishbein MC, Vatner SF. Depression of regional blood flow and wall thickening after brief coronary occlusion. Am J Physiol. 1978;234(6):H653-9.
7. Marwick T, D'hondt AM, Baudhuin T, Willemart B, Wijns W, Detry JM, et al. Optimal use of dobutamine stress for the detection and evaluation of coronary artery disease: combination with echocardiography or scintigraphy, or both? J Am Coll Cardiol. 1993 Jul;22(1):159-67.
8. Mathias Jr. W, Tsutsui JM, Andrade JL, Kowatsch I, Lemos PA, Leal SM, et al. Value of rapid beta-blocker injection at peak dobutamine-atropine stress echocardiography for detection of coronary artery disease. J Am Coll Cardiol. 2003 May 7;41(9):1583-9.
9. McNeill AJ, Fioretti PM, el Said SM, Salustri A, Forster T, Roelandt JR. Enhanced sensitivity for detection of coronary artery disease by addition of atropine to dobutamine stress echocardiography. Am J Cardiol. 1992 Jul 1;70(1):41-6.
10. Pellikka PA, Nagueh SF, Elhendy AA, Kuehl CA, Sawada SG. American Society of Echocardiography recommendations for performance, interpretation, and application of stress echocardiography. J Am Soc Echocardiogr. 2007;20(9):1021-41.

11. Picano E, Marini C, Pirelli S, Maffei S, Bolognese L, Chiriatti G, et al. Safety of intravenous high-dose dipyridamole echocardiography. The Echo-Persantine International Cooperative Study Group. Am J Cardiol. 1992 Jul 15;70(2):252-8.

12. Picano E, Marzullo P, Gigli G, Reisenhofer B, Parodi O, Distante A, et al. Identification of viable myocardium by dipyridamole-induced improvement in regional left ventricular function assessed by echocardiography in myocardial infarction and comparison with thallium scintigraphy at rest. Am J Cariol. 1992 Sep 15;70(7):703-10.

13. Pierard LA, De Landsheere CM, Berthe C, Rigo P, Kulbertus HE. Identification of viable myocardium by echocardiography during dobutamine infusion in patients with myocardial infarction after thrombolytic theraphy: comparison with positron emission tomography. J Am Coll Cardiol 1990 Apr; 15(5): 1021-31.

14. Porter TR, Abdelmoneim S, Belcik JT, McCulloch ML, Mulvagh SL, Olson JJ, et al. Guidelines for the cardiac sonographer in the performance of contrast echocardiography: a focused update from the American Society of EchoEchocardiography. Echocardiography. J Am Soc Echocardiogr. 2014;27(8):797-810.

15. Porter TR, Mulvagh SL, Abdelmoneim SS, Becher H, Belcik T, Bierig M, et al. Clinical applications of ultrasonic enhancing agents in echocardiography: 2018 American Society of Echocardiography guidelines update. J Am Soc Echocardiogr. 2018;31(3):241-72.

16. Smart SC, Sawada S, Ryan T, Segar D, Atherton L, Berkovitz K, et al. Low-dose dobutamine echocardiography detects reversible dysfunction after thrombolytic therapy of acute myocardial infarction. Circulation. 1993 Aug;88(2):405-15.

17. Tennant R, Wiggers CJ. The effect of coronary occlusion on myocardial contraction. Am J Physiol. 1935;112:351-61.

18. Tsutsui JM, Osorio AF, Lario FA, Fernandes DR, Sodre G, Andrade JL, et al. Comparison of safety and efficacy of the early injection of atropine during dobutamine stress echocardiography with the conventional protocol. Am J Cardiol. 2004 Dec 1;94(11):1367-72.

19. Varga A, Picano E, Cortigiani L, Petix N, Margaria F, Magaia O, et al. Does stress echocardiography predict the site of future myocardial infarction? A large-scale multicenter study. EPIC (Echo Persantine International Cooperative) and EDIC (Echo Dobutamine International Cooperative) study groups. J Am Coll Cardiol. 1996 Jul;28(1):45-51.

20. Watada H, Ito H, Oh H, Masuyama T, Aburaya M, Hori M, et al. Dobutamine stress echocardiography predicts reversible dysfuntion and quantitates the extent of irreversibly damaged myocardium after reperfusion of anterior myocardial infarction. J Am Coll Cardiol. 1994 Sep;24(3):624-30.

13

Ecocardiografia contrastada por microbolhas

"Não sei o que posso parecer para o mundo, mas para mim mesmo pareço ter sido apenas como um menino brincando à beira-mar e me divertindo de vez em quando ao encontrar uma pedra mais lisa ou uma concha mais bonita do que o comum. Enquanto isso, o grande oceano de verdade estava todo desconhecido diante de mim."

Isaac Newton
(1643-1727)

Introdução

Nestas últimas duas décadas, novas perspectivas foram abertas na ecocardiografia para uma melhor avaliação de uma série de alterações cardiovasculares com o desenvolvimento de novas tecnologias capazes de identificar detalhes sobre a anatomia, mecânica cardíaca e o fluxo coronário microvascular. Todas estas podem ser melhor ou exclusivamente avaliadas por meio de contrastes à base de microbolhas de tamanho menor que uma hemácia, envoltas por uma cápsula, que lhes dá estabilidade e que, quando injetadas por via intravenosa periférica, cruzam a circulação capilar pulmonar causando a opacificação das câmaras cardíacas esquerdas e de toda a microcirculação. O mecanismo primário pelo qual estas microbolhas produzem o efeito contraste do *pool* sanguíneo deve-se à introdução de múltiplas interfaces gás-líquido na circulação, levando a um aumento na reflexão do ultrassom e à criação de pequenas áreas com grande diferença de impedâncias, melhorando a qualidade das imagens ecocardiográficas e permitindo a avaliação da perfusão miocárdica, entre outras. Diferentemente do contraste gadolínio utilizado em ressonância magnética cardiovascular, radiofármacos utilizados em medicina nuclear, por não penetrarem no espaço intravascular, podem ser considerados verdadeiros traçadores intravasculares.

A ecocardiografia com microbolhas pode ser utilizada para uma avaliação anatômica adequada de estruturas e *shunts* intracardíacos, melhorando a opacificação ventricular e o delineamento das bordas endocárdicas, em pacientes com estudos tecnicamente difíceis além de otimizar imagens do sinal do Doppler. Também tem um benefício comprovado, durante a ecocardiografia sob estresse farmacológico ou sob esforço físico, pois permite a detecção das alterações globais e segmentares da motilidade e da perfusão do ventrículo esquerdo, tanto em repouso quanto durante o pico do estresse.

Atualmente, as principais indicações clínicas para a ecocardiografia com microbolhas são:

- Microbolhas de solução salina agitada ~100 μm:
  - Pesquisa de *shunt* em nível atrial (forame oval patente e comunicação interatrial) e pulmonar.
  - Otimização do sinal Doppler em cavidades direitas.
- Microbolhas < 10 μm:
  - Melhora do delineamento das bordas endocárdicas e mensuração mais precisa da fração de ejeção do ventrículo esquerdo.
  - Avaliação precisa da fração de ejeção e pesquisa de trombos intra-cavitários.
  - Avaliação não invasiva da isquemia miocárdica (anormalidades de perfusão e reserva de fluxo), síndromes coronárias agudas (delimitação da área de risco e do infarto agudo do miocárdio e fenômeno de *não refluxo* após a reperfusão do miocárdio) e na análise da viabilidade do miocárdio.

Novas aplicações em estudo no momento incluem seu uso como agente carreador e liberador de fármacos, como marcadores de resposta inflamatória e na terapia clínica das síndromes trombóticas agudas conhecida como sonotrombólise.

Princípios físicos da ecocardiografia contrastada

A primeira descrição do aumento da ecogenicidade sanguínea detectada pela ecocardiografia foi feita por Gramiak e Shah em 1968, quando injetaram solução agitada de Cardiogreen R na aorta ascendente e detectaram nuvens intensas de ecos. Trabalhos subsequentes mostraram que esses ecos foram resultado da presença de bolhas de ar na solução injetada, a partir de sua agitação ou de um processo conhecido por cavitação. A primeira geração de agentes de contraste foi formada por microbolhas contendo ar ambiente (predominantemente nitrogênio e oxigênio), resultantes da agitação manual do soro fisiológico com ar ambiente. Essas microbolhas não atravessam a barreira capilar pulmonar por apresentarem tamanho superior a 100 micra e quando injetadas por via endovenosa periférica, opacificam apenas o lado direito das câmaras cardíacas. A injeção de microbolhas limitou-se inicialmente à identificação de *shunts* intracardíacos, bem como à avaliação da insuficiência tricúspide, com estimativa de pressão arterial sistólica da artéria pulmonar. Tipicamente, essas microbolhas são preparadas pela rápida transferência do conteúdo de uma seringa de 10 mL para outra em sistema fechado da mistura contendo 9,0 mL de soro fisiológico a 0,9%, associados a 0,7 mL de sangue do próprio paciente e 0,3 mL de ar ambiente. Por sua baixa pressão osmótica, logo ao penetrar nos pulmões, essas microbolhas perdem o seu nitrogênio e oxigênio por difusão para o plasma, sendo eliminadas em nível alveolar.

O desenvolvimento do processo de sonificação desenvolvido por Feinstein em 1984 permitiu a produção de microbolhas menores que um glóbulo vermelho, capazes de atravessar a circulação capilar pulmonar e opacificar as câmaras cardíacas esquerdas. Este processo é realizado por meio da insonificação de solução contendo o líquido e o gás a uma frequência aproximada de 20 KHz de alta amplitude, causando o fenômeno de cavitação, capaz de produzir microbolhas que atualmente possuem de 1 a 4 micra. Atualmente possuem gases com maior peso molecular e menor difusividade, como os perfluorocarbonos, resultou na produção de microbolhas mais estáveis, capazes de permanecer ainda mais tempo na circulação.

Para que um agente de contraste seja considerado ideal, ele deve obedecer às seguintes normas: segurança, capacidade de opacificar as câmaras cardíacas esquerdas e miocárdio com alta ecogenicidade, baixa solubilidade sanguínea e persistência por um período adequado de tempo.

Já microbolhas produzidas por processos mais sofisticados são mais homogêneas e estáveis, menores que um capilar (10 μm) e contêm um gás de alto peso molecular em seu interior encarcerado por cápsula lipídica, proteica ou polimérica, que as confere maior estabilidade no sangue (Figura 13.1).

Estas sofrem oscilação radial no campo ultrassônico e com isso são comprimidas durante picos de pressão e expandidas em dobro durante o período de rarefação. Esse comportamento das microbolhas é chamado de fenômeno de ressonância, que reflete a onda emitida pelo fenômeno de retroespalhamento acústico (*backscattering*) inúmeras frequências de harmônicas, em especial a segunda harmônica.

Três principais características devem ser consideradas para esses agentes são: seu diâmetro geralmente < 4 μm, sua capacidade de causar o retroespalhamento acústico, que depende do peso molecular do gás em seu interior e das características de sua cápsula e o número de partículas contidas na solução do agente de contraste, via de regra aproximadamente 2.000.000.000, por frasco de agente de contraste.

Outros importantes fatores que devem ser considerados em se tratando do contraste por microbolhas para ultrassom são: baixa toxicidade, estabilidade, durabilidade durante o exame seu metabolismo e sua excreção.

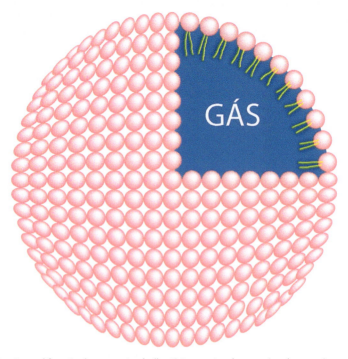

■ **Figura 13.1** Exemplificação de uma microbolha típica contendo sua cápsula e o gás em seu interior.

Atualmente, os chamados agentes de contraste de segunda geração (Optison®, Definity®, SonoVue® e PESDA® *(Perfluorocarbon-Exposed Sonicated Dextrose Albumin)* são formulados com gases de alto peso molecular e encapsulados com albumina, polímeros químicos ou fosfolipídios, o que lhes dá uma persistência mais longa na microcirculação coronariana, permitindo também estudar perfusão miocárdica. Nos últimos anos, houve um desenvolvimento ativo de microbolhas por diversas empresas farmacêuticas, disponibilizando comercialmente agentes de contraste ecocardiográfico que são aprovados para uso clínico nos Estados Unidos ou na Europa. No Brasil, neste momento possuímos somente o SonoVue®, comercializado diretamente pela Bracco Imaging do Brasil (Tabela 13.1).

As características desses agentes de contraste são apresentadas na Tabela 13.1.

Efeito de ressonância das microbolhas

A frequência de ressonância é uma propriedade intrínseca de uma bolha e depende de seu raio, da composição de sua cápsula e de seu meio (Tabela 13.2). Sofre influência das ondas sonoras e responde de acordo com sua frequência e amplitude (intensidade de energia emitida pelo ecocardiógrafo medida pelo "índice mecânico")

Tabela 13.1 Características dos agentes de contraste atualmente usados

Empresa	Nome	Gás	Diâmetro médio	Peso molecular (g/mol)	Composição da cápsula
	Ar ambiente	Nitrogênio (78%) Oxigênio (21%), outros gases (1%)	100 µm	O^2, 14 N, 16	Predominantemente albumina
GE Healthcare	Optison®	Perfluoropropano	3,9 µm	188	Albumina desnaturada
Lantheus Medical Imaging	Definity/ Luminity®	Perfluoropropano	1-3 µm	188	Fosfolipídeo/ lipídios
Bracco Diagnostics	SonoVue®	Exafluoreto de enxofre	2-8 µm	146	Surfactante

EMEA Scientific Discussion. SonoVue, European Public Assessment-Report. 2004; http://www.emea.europa.eu/humandocs/Humans/EP-AR/SonoVue/SonoVue.htm; GE Healthcare. OPTISON Prescribing Information. 2008; http://www.amershamhealth-us.com/optison/; Luminity Summary of Product Characteristics. 2008). Sinônimos de perfluoropropano: perflutren ou octafluoropropano.

e atenuação do meio, atuando como osciladores harmônicos dentro de um meio líquido, no caso. A frequência de ressonância de uma microbolha de acordo com seu diâmetro pode ser encontrada na Tabela 13.2.

Tabela 13.2 Frequência de ressonância segundo o diâmetro da microbolha

Frequência de ressonância da microbolha (MHz)	1	3	3,4	5	6	8	10
Diâmetro da microbolha (µm)	9,5	2,4	2	1,3	1,1	0,8	0,6

Fonte: Feinstein et al., 1984; De Jong, 1993.

O fenômeno de ressonância e o aumento na vibração não linear em função da pressão acústica aplicada são importantes características dos agentes de contraste. Dessa forma, somente a fim de exemplificar sua capacidade de amplificação do sinal acústico, a reflexão do som pelas microbolhas é de aproximadamente 135 vezes (42,5 dB) maior que o campo acústico sem sua presença.

Quando o ultrassom de alta energia (índice mecânico elevado, geralmente acima de 0,4) é aplicado aos tecidos contendo microbolhas ocorre o fenômeno de cavitação, conceituado como a formação de bolhas de gás em um líquido em movimento, quando a pressão do líquido cai abaixo de sua pressão de vapor.

Esse efeito, apesar de parecer ocasionar alguns aspectos negativos, tem aplicações positivas e desempenha importante papel em tratamentos por ondas de choque na litotripsia, histotripsia e sonoporação, sonotrombólise dentre outras aplicações que envolvem a área da saúde, biologia e engenharia.

Assim, os possíveis efeitos deletérios do método se relacionam predominantemente com a potência de energia aplicada ou *índi*ce mecânico (IM).

Os principais artefatos que devem ser considerados ao usar agentes de contraste são o *blooming*, que ocorre logo após a administração do agente de contraste e é visto como *pixels* na escala de cinza, ocasionando forte intensidade do sinal, exacerbando o brilho da imagem contrastada, o que impede a visualização das estruturas cardíacas que estão próximas.

O *blooming* pode ser eliminado por meio de redução no ganho, redução na concentração do contraste por redução da velocidade de sua infusão ou simplesmente aguardando alguns ciclos cardíacos até haver redução de sua concentração no sangue (Figura 13.2).

Já a sombra acústica pode ocorrer em decorrência da alta concentração de contraste ou rápida velocidade de infusão, à semelhança do que ocorre nas interfaces contendo cálcio, osso ou material protético.

Por último, o artefato de atenuação é evidente principalmente nos segmentos basais na projeção apical, podendo ser confundidos com defeitos de perfusão e ocorrem por perda da intensidade e amplitude do sinal nas áreas mais distais do campo acústico (Figura 13.2).

Uso clínico da ecocardiografia com contraste

Na avaliação de *shunts* intracardíacos, sua relevância se dá pelo fato de o acidente vascular cerebral isquêmico (AVCI) ser uma das principais causas de morbimortalidade na população brasileira. Apesar de extensa investigação, em torno de 40% das vezes sua etiologia não é esclarecida, sendo então denominado criptogênico. Esse número costuma ser ainda maior na população jovem, sendo então imperativa a pesquisa de embolia paradoxal, cujo principal exemplo é o forame oval patente (FOP), presente em uma parcela significativa da população, aproximadamente 20%.

A associação estatística FOP × AVCI criptogênico já está amplamente documentada na literatura, entretanto sua relação de causalidade em cada caso clínico geralmente é muito difícil de ser estabelecida.

Por meio do ecocardiograma transesofágico, o teste de microbolhas é definido como positivo para presença de forame oval patente ou comunicação interatrial quando são visualizadas pelo menos três microbolhas no interior do átrio esquerdo, até o quinto ciclo cardíaco após a opacificação máxima do átrio direito. Em uma

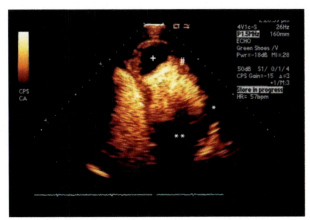

■ **Figura 13.2** Plano apical quatro câmaras utilizando imagem com baixo índice mecânico (0,28) demonstrando artefato de atenuação localizado na parede lateral (*) e no átrio esquerdo (**) e blooming (borramento) da parede lateral para a cavidade (#) e imagem real de um trombo apical.

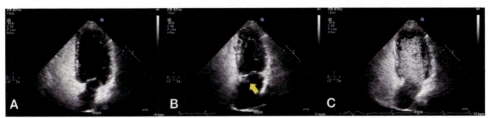

■ **Figura 13.3** Plano apical quatro câmaras utilizando imagem em segunda harmônica com alto índice mecânico (1,2) demonstrando (A) chegada das microbolhas de solução salina em cavidades direitas 1 segundo após a injeção endovenosa, (B) início da passagem de microbolhas pelo septo atrial no segundo batimento e (C) manobra de Valsalva revelando grande passagem de microbolhas (*shunt* paradoxal) para cavidades esquerdas.

classificação subjetiva, levando em consideração a presença destas microbolhas no átrio esquerdo em até 9 microbolhas, o *shunt* é considerado pequeno; moderado entre 10 e 29 e importante acima de 30 microbolhas (Figuras 13.3).

Melhora do sinal Doppler

De acordo com as recomendações da Sociedade Americana de Ecocardiografia, a injeção intravenosa de agentes de contraste ecocardiográfico é indicada também para melhorar o registro espectral do Doppler, em pacientes com estudos subótimos, definidos quando não é possível obter um registro adequado do envelope de fluxo usando Doppler.

A análise das taxas de fluxo do Doppler é uma parte essencial da avaliação ecocardiográfica, permitindo uma estimativa de pressões intracavitárias e gradientes transvalvulares. As microbolhas aumentam o sinal proveniente do sangue e da relação sinal/ruído, tornando-se úteis para melhorar o sinal Doppler.

O contraste produzido pelo soro fisiológico agitado foi inicialmente utilizado para detectar as taxas de fluxo sanguíneo das câmaras cardíacas certas. Esta técnica permite a estimativa não invasiva da pressão sistólica da artéria pulmonar, ao analisar a taxa de fluxo de insuficiência tricúspide.

Com o advento dos contrastes ecocardiográficos, capazes de atravessar a barreira capilar pulmonar, foi possível aplicá-los clinicamente na avaliação de lesões valvulares no lado esquerdo do coração, pois também melhora o sinal do Doppler deste lado. Essa técnica foi de grande valor na avaliação de pacientes com estenose aórtica, em que a obtenção de um gradiente transvalvular pode ser difícil (Figura 13.4).

Delineamento das bordas do endocárdio e anatomia cardíaca

A avaliação da função sistólica ventricular esquerda é uma das principais indicações da ecocardiografia transtorácica, apresentando como limitação a falta de visualização dos segmentos do miocárdio, em decorrência de uma janela acústica inadequada. Isso pode ocorrer em até 10 a 23% dos pacientes, levando a discrepâncias diagnósticas na avaliação da função ventricular, pois aumenta a variabilidade intra e interobservador.

A aplicação intravenosa dessas microbolhas é comprovadamente útil na definição de alterações da anatomia cardiovascular, como as medidas precisas dos volumes e fração de ejeção, detecção de complicações do infarto do miocárdio, como ruptu-

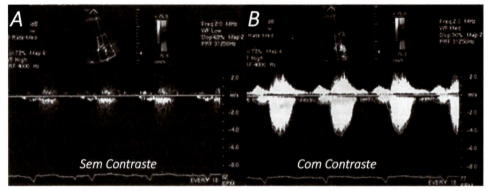

■ **Figura 13.4** Imagem obtida no plano apical cinco câmaras demonstrando em A sinal de Doppler contínuo subótimo e inutilizável para medida de gradiente transvalvar aórtico em paciente de 68 anos, masculino com sopro sistólico em foco aórtico. Em B, envelope Doppler demonstrando gradiente sistólico de pico de 76 mmHg e médio de 41 mmHg, consistentes com estenose aórtica de grau importante.

ra do miocárdio e formação de pseudoaneurismas. Outras aplicações são: melhor definição de luz verdadeira e falsa na dissecção aórtica, identificação de massas intracardíacas, como tumores e/ou trombos e definição da morfologia do ventrículo esquerdo e direito em casos de cardiomiopatia hipertrófica e síndrome da displasia arritmogênica do ventrículo direito entre outras (Figura 13.5).

Esse contraste pode ser utilizado em exames realizados no próprio leito de internação do paciente, como os de ventilação mecânica, na unidade de terapia intensiva ou no pronto-socorro, melhorando a qualidade da imagem e aumentando o número de informações obtidas pela ecocardiografia transtorácica, reduzindo assim a necessidade de outras técnicas alternativas de diagnóstico, como estudos de ecocardiograma transesofágico ou radioisótopos. Atualmente, há evidências clínicas suficientes para justificar o uso rotineiro de agentes de contraste ecocardiográfico em pacientes internados em unidades de terapia intensiva, com exames tecnicamente inadequados (Figura 13.6).

Os resultados deste trabalho permitiram concluir que a adição de contraste com a imagem fundamental pode reduzir o número de exames não diagnósticos em pacientes dependentes da ventilação mecânica.

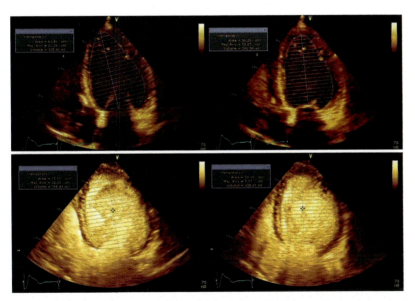

■ **Figura 13.5** Diferenças nos volumes diastólico final e sistólico final observadas no mesmo paciente sem contraste (parte superior) e com UEA (*ultrasound-enhancement agent*) e imagens de baixo IM (parte inferior). Linha superior, da esquerda para a direita: quantificação do ventrículo esquerdo (VE) pré-contraste do volume diastólico final (306 mL) e volume sistólico final (246 mL) para estimativa da fração de ejeção do ventrículo esquerdo (FEVE). Linha inferior, da esquerda para a direita: quantificação do VE pós-contraste do volume diastólico final (391 mL) e do volume sistólico final (308 mL) para estimativa da FEVE. Um aumento acentuado no tamanho do volume é observado após o contraste.

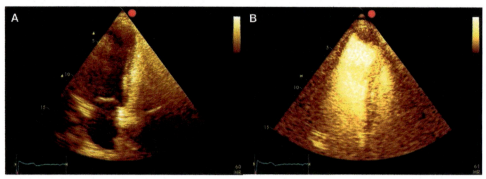

Figura 13.6 Imagem obtida no plano apical três câmaras demonstrando em A impossibilidade de visualização da parede lateral inferior e ápice. Em B, observa-se além do delineamento adequado dos segmentos não visualizados previamente, o aparecimento de um trombo apical.

Ecocardiografia sob estresse

O uso de contrastes à base de microbolhas permite uma melhor análise do desempenho sistólico global e regional do ventrículo esquerdo é essencial na avaliação da doença arterial coronariana, durante a ecocardiografia de estresse. Como os critérios de isquemia e viabilidade miocárdica baseiam-se na detecção de alterações temporárias de contração em qualquer segmento miocárdico, a visualização completa de todas as paredes do ventrículo esquerdo é necessária para documentar ou excluir estas anormalidades de forma confiável.

Embora a ecocardiografia sob estresse farmacológico ou sob esforço físico tenha mostrado alta sensibilidade e especificidade na detecção de isquemia miocárdica, múltiplos fatores podem levar a uma diminuição na definição das bordas endocárdicas, principalmente durante o pico de estresse, podendo contribuir para a obtenção de imagens com qualidade inadequada para o diagnóstico, em até 30% dos pacientes.

Mathias et al. estudaram 68 pacientes submetidos ao ecocardiograma de estresse de dobutamina, utilizando a segunda associação de imagem harmônica com contraste ecocardiográfico PESDA®. Neste estudo, 23 pacientes (34%) que apresentavam janela acústica inadequada sem o uso de contraste apresentaram melhor definição dos exames ao usá-los. Dos 2.176 segmentos miocárdios analisados (1.088 em repouso e 1.088 no pico da infusão de dobutamina), o preenchimento completo da cavidade ventricular foi obtido em todos os pacientes. O delineamento adequado das bordas do endocárdio aumentou de 81% dos segmentos analisados sem contraste para 95% com o uso do contraste ($p < 0,05$). Assim, demonstrou-se que o uso de contraste durante a ecocardiografia no estresse com dobutamina e associado à segunda imagem harmônica aumenta o número de exames diagnósticos e melhora significativamente a definição das bordas endocárdicas, tanto para imagens em repouso quanto para aquelas obtidas durante o pico de estresse. Esta melhora aliada ao estudo adicional da perfusão em repouso e sob estresse fez com que os contrastes por microbolhas aliados aos estudos sob estresse, com claras vantagens do ponto de vista da acurácia diagnóstica como da estratificação prognóstica, tornassem-se mandatórios na grande maioria dos estudos envolvendo todas as modalidades da ecocardiografia sob estresse nos dias atuais (Figura 13.7).

Ecocardiografia com microbolhas para a análise da perfusão miocárdica

A análise da perfusão do miocárdio pode ser avaliada de forma qualitativa e quantitativa. A análise qualitativa da perfusão do miocárdio baseia-se na determinação visual de forma semiquantitativa de um sistema de escore graduado da seguinte forma: 1 = normal (opacificação homogênea clara; 2 = redução (opacificação parcial ou heterogênea comparada com a região normal, "padrão irregular"); 3 = ausente (sem opacificação do miocárdio). Um índice de pontuação de contraste pode ser calculado dividindo a soma dos escores de contraste para cada segmento pelo número de segmentos visualizados.

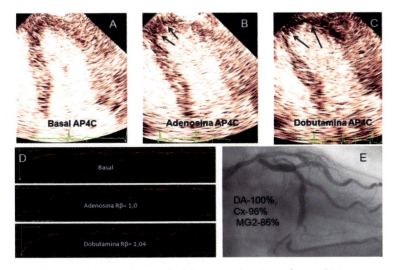

■ **Figura 13.7** Plano apical quatro câmaras de dois exames de estresse farmacológico no mesmo paciente associado a contrastes por microbolhas a fim de se avaliar a motilidade e a perfusão miocárdica. A: nota-se a perfusão normal em repouso. B: defeito de perfusão transmural em um único segmento apical durante o estresse pela adenosina. C: extenso defeito de perfusão apical transmural em ao menos dois segmentos associado a alterações da motilidade no mesmo território (acinesia). D: podem ser observadas as curvas de intensidade acústica/tempo demonstrando uma reserva de fluxo coronário muito deprimida em ambas as formas de estresse. E: angiografia coronária em OAE demonstrando obstrução grave em artéria descendende anterior e circunflexa.

A análise quantitativa é feita no pós-processamento das imagens em programa específico, que permite a quantificação de vários parâmetros de fluxo microvascular. Isso é possível porque há semelhanças entre o comportamento de microbolhas e glóbulos vermelhos, e a quantificação do fluxo sanguíneo do miocárdio (FSM) pode ser indiretamente, entretanto, precisamente calculada.

O método baseia-se na infusão contínua de microbolhas (infusão e concentração constantes) até que um estado estável (platô) de microbolhas no miocárdio seja alcançado. Esse estado constante de microbolhas é proporcional ao volume do FSM. Em seguida, a destruição proposital do agente de contraste no miocárdio é feita pela entrega de cinco a dez pulsos consecutivos de ultrassom de alta intensidade, conhecida como "*flash*". A medição da taxa de reaparecimento de microbolhas dentro do miocárdio fornece uma estimativa da velocidade média e de seu volume no miocárdio (Figura 13.8).

O repreenchimento das microbolhas dentro do miocárdio *versus* tempo é medida observando o aumento da intensidade acústica para cada quadro da sequência de imagem, resultando em uma curva de intensidade tempo-acústica. Esta curva é montada por meio de função monoexponencial em que:

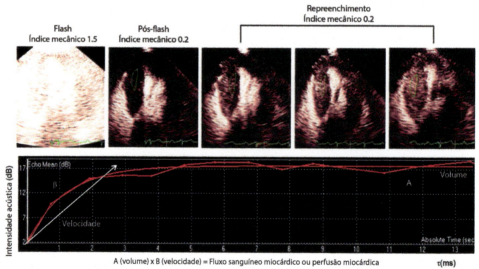

■ **Figura 13.8** Visualização da reposição do miocárdio subsequente após destruição de microbolhas foi alcançada utilizando um pacote de pulsos de alta intensidade (índice mecânico 1,5) (*flash*). O *software* calculou automaticamente a intensidade acústica média de cada região de interesse e gerou curvas de intensidade de tempo representando os diferentes parâmetros da ecocardiografia contrastada.

$$y = A \times (1 - e^{-\beta t}),$$

y é a intensidade de vídeo na hora **t**.

A é o platô de intensidade acústica (concentração máxima de microbolhas).

β é a constante de taxa de aumento da intensidade acústica de microbolhas (taxa de aumento de y).

t é o instante do tempo.

Assim, A é proporcional ao volume, e β é proporcional à velocidade de fluxo sanguíneo na microcirculação miocárdica (Figura 13.7). O produto da intensidade do platô normalizado e a taxa de reposição de microbolhas podem ser usados para medir o fluxo sanguíneo miocárdico (FSM).

Com base nesses princípios, foram desenvolvidos pacotes de *software* específicos para análise quantitativa do contraste miocárdio que permitem a avaliação de sequências de imagem e quantificação de FSM regionais, tanto em repouso quanto após o estresse. Assim, reserva de FSM e reserva de velocidade de FSM ou reserva β podem ser avaliadas. A vantagem única desta técnica para avaliar a perfusão do miocárdio é que ela pode ser usada para medir múltiplos parâmetros de perfusão tecidual, incluindo velocidade FSM (reserva β) e de volume sanguíneo miocárdico (A). Essas medidas devem ser feitas em sístole ventricular, pois neste ponto do ciclo cardíaco muitos vasos intramiocárdicos maiores já esvaziaram seu sangue e, portanto, a maior parte do volume sanguíneo do miocárdio agora reside em capilares, tornando-o uma medida mais precisa do FSM.

Embora a análise visual ou qualitativa da perfusão miocárdica forneça informações adicionais sobre a análise do movimento da parede, o uso de parâmetros quantitativos, especialmente a reserva de velocidade FSM (reserva β), é mais método objetivo independente do viés observador na avaliação de pacientes com doença arterial coronária. Um estudo prognóstico prospectivo no qual pacientes com suspeita de doença arterial coronária e função ventricular esquerda preservada foram submetidos ao estresse de dobutamina PMTR (perfusão miocárdica em tempo real) (168 pacientes) e à PMTR pelo estresse pela adenosina (227 pacientes) mostrou que variáveis quantitativas, especialmente a reserva FSM, foram preditores independentes de eventos cardíacos (morte cardíaca, infarto do miocárdio e angina instável) em ambos os grupos (Figura 13.9).

Um exemplo de paciente que tinha baixa reserva de FSM e experimentou um evento cardíaco é retratado na Figura 13.7.

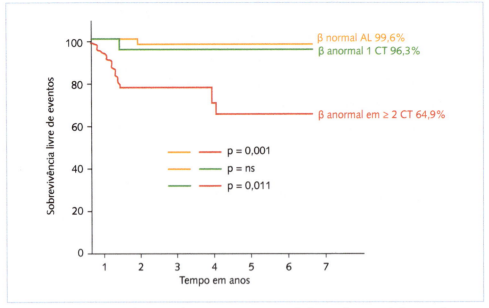

■ **Figura 13.9** Curvas Kaplan-Meier de pacientes com reserva de β normal, reserva de β anormal em apenas um território da artéria coronária e reserva anormal de β em dois ou mais territórios coronarianos. AL: todos os territórios; CT: territórios coronários.

Síndromes coronarianas agudas

O trabalho inicial em animais e humanos utilizando agentes de contrastes ecocardiográficos (CE) foi realizado para definir a presença e o tamanho da área de risco durante a oclusão coronariana aguda. Esses estudos mostraram que a extensão da anormalidade do movimento da parede superestima a área real infartada e que uma área de risco medida com contraste por microbolhas era superior à clínica, aos dados eletrocardiográficos, hemodinâmicos ou angiográficos na determinação da área de risco real. Com o uso de microbolhas intravenosas associadas a novas técnicas de imagem ecocardiográfica, é possível avaliar de forma rápida e não invasiva áreas de risco para um evento coronário agudo. Os defeitos de perfusão delineados por CE intravenoso se correlacionam com a extensão e localização de anormalidades de movimento de parede e medidas da área de risco pós-morte (Figura 13.10).

Vários estudos têm examinado o papel da CE nas unidades de emergência. Embora o alto nível de troponina seja agora o padrão-ouro para o diagnóstico de IAM, esta pode não estar aumentada ou disponível na apresentação inicial do paciente. Neste cenário, a CE tem se mostrado mais útil.

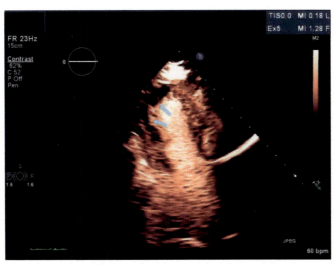

■ **Figura 13.10** Exemplo de *no-reflow* (setas azuis) em paciente com infarto de parede anteroapical a despeito de período curto de dor precordial (50 minutos) e porta-balão (25 minutos).

Avaliação de viabilidade do miocárdio

A ecocardiografia de contraste tem sido aplicada para detectar viabilidade miocárdica com base na avaliação da integridade da microvasculatura coronariana após tentativa de reperfusão em IAM, por meio do fenômeno *no-reflow* (falha na restauração do fluxo de tecido miocárdico). Esse fenômeno foi primeiramente descrito por Kloner et al. em 1974 e é caracterizado pela falha de recuperação na perfusão microvascular, apesar da reabertura bem-sucedida da artéria coronária ocluída por intervenção percutânea ou trombólise. Diversos estudos demonstraram o fenômeno do *no-reflow* por CE intravenoso em pacientes com IAM após a revascularização. Em pacientes submetidos à angioplastia primária com *stent*, um padrão homogêneo de perfusão miocárdica dentro da área de infarto avaliada pelo CE de repouso foi altamente preditivo da recuperação da função regional. Em estudo de 45 pacientes consecutivos de IAM, um defeito de contraste persistente na zona de infarto identificou pacientes propensos a ter disfunção sistólica.

Também tem sido estudado o papel da CE na avaliação da viabilidade do miocárdio na doença arterial coronariana crônica. Shimoni et al. em 2003 compararam a ecocardiografia contrastada com a cintilografia de perfusão do miocárdio com tálio e ecocardiografia de estresse com baixa dose de dobutamina em pacientes com coronariopatia e disfunção do miocárdio regional submetida a cirurgia de *bypass* coronariano. Verificou-se que a sensibilidade da CE para prever a recuperação funcional após o *bypass* foi de 90% e foi semelhante à cintilografia de tálio (92%) e à ecocardiografia do estresse dobutamina (80%). No entanto, a especificidade da CE foi muito maior (63%) do que as outras duas técnicas (45% e 54%).

Futuras aplicações

No Brasil, doenças cardiovasculares são responsáveis por aproximadamente 25% de todos os óbitos anualmente, sendo metade deles por síndromes coronarianas agudas. Elas respondem por aproximadamente 50% dos custos de nosso sistema único de saúde e, mesmo assim, o acesso às terapias de eleição como a angioplastia primária e fibrinolítica não ultrapassa 40% dos afetados. A sonotrombólise é terapia inovadora, pesquisada por vários grupos no mundo há mais de 15 anos e aplicada pela primeira vez em seres humanos no Brasil por nosso grupo. Ela resulta da infusão endovenosa contínua de bilhões de microbolhas do tamanho de um terço de uma hemácia que, na presença de um trombo intravascular, se rompidas intermitentemente por ultrassom de alta energia, promovem a lise do trombo pelo fenômeno de cavitação e consequente restauração da microcirculação coronária, melhorando o prognóstico de pacientes com IAM. Dessa forma, com apoio médico especializado por meio de telemedicina a fim de se estabelecer o diagnóstico de IAM, tem o potencial de ser aplicada de forma simples e com baixos riscos para o paciente por um profissional de saúde, tanto em hospitais terciários como em centros de atenção primária ou em ambulâncias. Adicionalmente, esta tecnologia ainda tem o potencial de revolucionar o tratamento de todas as terapias ocasionadas por trombose aguda, como o acidente vascular cerebral, a embolia pulmonar e a trombose venosa profunda, entre outras. Assim, esta tecnologia tem o potencial de simplificar o tratamento das síndromes trombóticas agudas e, no longo prazo, prover atenção cardiovascular de última geração à toda a população (Figura 13.11).

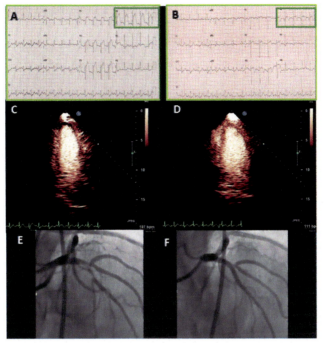

■ **Figura 13.11** Exemplo de um paciente submetido à sonotrombólise bem-sucedida por meio de ultrassom guiado com índice mecânico elevado orientado durante uma infusão intravenosa de microesferas. Mudanças no eletrocardiograma de 12 derivações (A e B), microvasculares e perfusão (C e D) são observadas antes do tratamento de intervenção coronária percutânea. A caixa verde em A e B indica redução nos segmentos ST ao eletrocardiograma. O repreenchimento microvascular melhorou no território da artéria descendente anterior (de C para D em ápice ventricular esquerdo) após impulsos de alto índice mecânico. Neste caso, a artéria descendente anterior estava aberta antes da intervenção coronária percutânea de emergência (E); a estenose residual foi tratada com *stent* (F).

Fontes consultadas

1. Abdelmoneim SS, Dhoble A, Bernier M, et al. Quantitative myocardial contrast echocardiography during pharmacological stress for diagnosis of coronary artery disease: a systematic review and metaanalysis of diagnostic accuracy studies. Eur J Echocardiogr. 2009;10:813-25.
2. Balcells E, Powers ER, Lepper W, et al. Detection of myocardial viability by contrast echocardiography in acute infarction predicts recovery of resting function and contractile reserve. J Am Coll Cardiol. 2003;41:827-33.
3. Bolognese L, Antoniucci D, Rovai D, et al. Myocardial contrast echocardiography versus dobutamine echocardiography for predicting functional recovery after acute myocardial infarction treated with primary coronary angioplasty. J Am Coll Cardiol. 1996;28:1677-83.
4. De Jong N. Accoustic properties of ultrasound contrast agents – CIP-Gegevens Koninklijke Bibliotheek, Den Haag; 1993.
5. Elhendy A, O'Leary EL, XieF, et al. Comparative accuracy of realtime myocardial contrast perfusion imaging and wall motion analysis during dobutamine stress echocardiography for the diagnosis of coronary artery disease. J Am Coll Cardiol. 2004;44:2185-91.

6. Feinstein SB, Tem Cat FI, Zwehl W, et al. Two dimensional contrast echocardiography: in vivo development and quantitative analysis of echo contrast agents. J Am Coll Cardiol. 1984;3:14-20.
7. Goldberg BB, Raichlen JS, Forsberg F. Ultrasound contrast agents: basic principles and clinical applications. In: Forsberg F, Shi WT. Physics of contrast microbubbles, 2nd ed. Martin Dunitz; 2001. p.15-24.
8. Kaul S. Myocardial contrast echocardiography: a 25year retrospective. Circulation. 2008;118:291-308.
9. Kloner RA, Ganote CE, Jennings RB. The "noreflow" phenomenon after temporary coronary occlusion in the dog. J Clin Invest. 1974;54:1496-508.
10. Kowatsch I, Tsutsui JM, Mathias W Jr, et al. Headtohead comparison of dobutamine and adenosine stress realtime myocardial perfusion echocardiography for the detection of coronary artery disease. J Am Soc Echocardiogr. 2007;20:1109-17.
11. Mathias Jr W, Tsutsui JM, Tavares BG, Fava AM, Aguiar MOD, Borges BC, et al. Sonothrombolysis in ST-segment elevation myocardial infarction treated with primary percutaneous coronary intervention. J Am Coll Cardiol. 2019;73:2832-42.
12. Mathias Jr W, Tsutsui JM, Tavares BG, Xie F, Aguiar MOD, Garcia DR, et al. Diagnostic ultrasound impulses improve microvascular flow in patients with stemi receiving intravenous microbubbles. J Am Coll Cardiol. 2016;67:2506-15.
13. Mathias W, Arruda ALM, Andrade JL, Campos Filho O, Porter TR. Endocardial border delineation during dobutamine infusion using contrast echocardiography. Echocardiography (Mount Kisco). 2002;19(2):109-14.
14. Mattoso AA, Kowatsch I, de La Cruz VY, et al. Prognostic value of qualitative and quantitative vasodilator stress myocardial perfusion echocardiography in patients with known or suspected coronary artery disease. J Am Soc Echocardiogr. 2013;26(5):539-47.
15. Mattoso AA, Kowatsch I, de La Cruz VY, et al. Prognostic value of qualitative and quantitative vasodilator stress myocardial perfusion echocardiography in patients with known or suspected coronary artery disease. J Am Soc Echocardiogr. 2013;26(5):539-47.
16. Mattoso AA, Tsutsui JM, Kowatsch I, et al. Prognostic value of dobutamine stress myocardial perfusion echocardiography in patients with Known or suspected coronary artery disease and normal left ventricular function. PLoS One. 2017;12(2).
17. Porter TR, Mulvagh SL, Abdelmoneim SS, Becher H, Belcik JT, Bierig M, et al. Clinical applications of ultrasonic enhancing agents in echocardiography: 2018 american society of echocardiography guidelines update. J Am Soc Echocardiogr. 2018;31:241-74.
18. Senior R, Ashrafian H. Detecting acute coronary syndrome in the emergency department: the answer is in seeing the heart: why look further? Eur Heart J. 2005;26:1573-5.
19. Shimoni S, Fangogiannis NG, Aggeli CJ, et al. Identification of hibernating myocardium with quantitative intravenous myocardial contrast echocardiography comparison with dobutamine echocardiography and thallium201 scintigraphy. Circulation. 2003;107:538-44.
20. Tong KL, KaulS, Wang XQ, et al. Myocardial contrast echocardiography versus thrombolysis in myocardial infarction score in patients presenting to the emergency department with chest pain and a non-diagnostic electrocardiogram. J Am Coll Cardiol. 2005;46:920-7.
21. Touchstone DA, Nygaard TW, Kaul S. Correlation between left ventricular risk area and clinical, electrocardiographic, hemodynamic, and angiographic variables during acute myocardial infarction. J Am Soc Echocardiogr. 1990;3:106-17.
22. Tsutsui JM, Elhendy A, Anderson JR, et al. Prognostic value of dobutamine stress myocardial contrast perfusion echocardiography. Circulation. 2005;112(10):1444-50.
23. Wei K, Jayaweera AR, Firdeliza S, et al. Quantification of myocardial blood flow with ultrasoundinduced destruction of microbubbles administered as a constant venous infusion. Circulation. 1998;97:473-83.

14

Ultrassonografia pulmonar em cardiologia e seu impacto na pandemia de SARS-CoV2

"Podemos facilmente perdoar uma criança que tem medo do escuro, mas a verdadeira tragédia da vida é quando os adultos demonstram o medo da luz."

Platão
(427-347a.C.)

Introdução

O incentivo para a introdução deste novo e importante capítulo veio da minha experiência como clínico e ecocardiografista, há mais de 30 anos. Durante a pandemia de SARS-CoV2, como a maioria de nós médicos, vivemos o desconhecido, o medo e o conflito entre a autoproteção pessoal e de nossos queridos e a dedicação à medicina. Neste contexto, fui naturalmente compelido a cuidar de meus pacientes em meu consultório privado, no Instituto do Coração e em outros hospitais privados da cidade de São Paulo. Vivendo todas as angústias que todos nós, profissionais da saúde enfrentamos, desde a falta de conhecimento no início da pandemia no Brasil em março 2020 até o momento atual (fevereiro 2022), testemunhei a importância da ecocardiografia focada e do ultrassom pulmonar (USPulm) no cuidado a estes pacientes, triando casos mais ou menos graves e racionalizando o uso de recursos diagnósticos. Neste período, tive o privilégio de cuidar diretamente de um total de 233 pacientes na fase aguda desta moléstia, destes, 13 com necessidade de internação hospitalar em terapia intensiva e o restante em meu consultório privado. Apesar de no início da pandemia, o papel de drogas como os corticosteroides e anticoagulantes não estarem bem estabelecidos, especialmente quando utilizados em nível ambulatorial, percebi enorme utilidade do USPulm como complemento ao exame clínico completo, auxiliando para racionalizar o uso de exames complementares como a tomografia de tórax. Esta, utilizada em pacientes com hipertensão pulmonar ou com grande quantidade de linhas B. Também, não infrequente, de outros sinais como derrames pleurais, derrames pericárdicos e sinais de acometimento miocárdico durante a avaliação ecocardiográfica mais sofisticada, como a redução do *strain* longitudinal. A Figura 14.1 mostra o primeiro caso que atendi bem no início da pandemia no Brasil ainda em março de 2020, encaminhado por suspeita de endocardite infecciosa, no 6º dia de febre em homem portador de uma prótese mecânica em posição aórtica. Ao final do exame transtorácico, que por sinal realizei ainda sem máscara de proteção facial (questão infortuna de debate naquele momento), percebi a ausência de sinais de vegetações em prótese aórtica. Ao examinar os pulmões, o que realizei sem a sofisticação e metodologia aqui ensinada pela amiga e autora deste capítulo (MLA), notei a presença de linhas B difusamente em ambos os hemitórax. Apesar de a saturação de oxigênio ainda encontrar-se normal, pelo ineditismo da suspeita, recomendei internação hospitalar imediata por suspeita

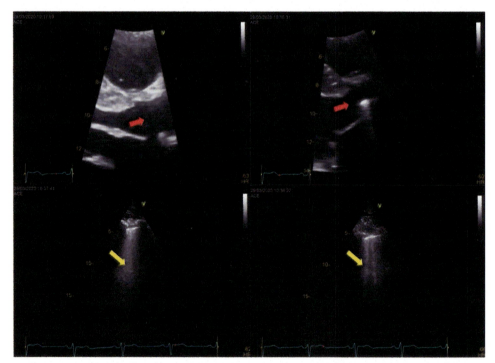

■ **Figura 14.1** Portador de prótese mecânica em posição aórtica normofuncionante (setas vermelhas) com 6 dias de febre contínua. Note a presença de linhas B em todos os territórios do protocolo BLUE (setas amarelas).

de SARS-CoV2, que se confirmou dias depois. Hoje não há dúvidas de que o emprego do USpulm para avaliação da síndrome alveolar-intersticial que já data da década 1990 é um instrumento fundamental para o cardiologista, entretanto, apesar de seu enorme potencial, ainda é método pouco empregado e praticamente não incorporado à rotina do ecocardiografista.

A congestão pulmonar é considerada a principal causa de internação hospitalar por insuficiência cardíaca (IC) descompensada com fração de ejeção preservada ou reduzida. Também tem papel importante nas taxas de re-hospitalização do paciente notadamente no período vulnerável pós-alta hospitalar, em que uma avaliação clínica muitas vezes falha pode resultar em alta hospitalar precoce do paciente.

O uso integrado do ecocardiograma (Eco) e do USpulm em pacientes admitidos na emergência com quadro de dispneia é de grande valia na avaliação etiológica, sendo a IC prevalente em aproximadamente 50% dos pacientes, isolada ou em combinação com outras causas. Sua performance diagnóstica é equivalente à dosagem do BNP e superior à radiografia de tórax. Diagnósticos diferenciais como pneumonia, doença pulmonar obstrutiva crônica (DPOC) descompensada, IC ou embolia pulmonar, podem ser feitos num curto espaço de tempo à beira do leito do paciente, norteando assim a conduta a ser tomada.

Na cardiologia, o USpulm auxilia ainda no acompanhamento evolutivo dos internados para tratamento da congestão pulmonar, monitorando a redução da quantidade do líquido extravascular por meio da redução na contagem de linhas B, além de identificar em pacientes ambulatoriais aqueles com congestão subclínica e em risco eminente de descompensação.

Fisiopatologia

O USpulm se baseia em artefatos gerados da pleura, a qual é facilmente visível. Em condições normais o pulmão aerado reflete a energia ultrassônica e o que se pode ver são reverberações da linha pleural projetada em pontos equidistantes no campo ultrassônico, as chamadas linhas A ou perfil A normal (Figura 14.2a). Abaixo da pleura visceral milhares de alvéolos formam agrupamentos de sacos alveolares que por sua vez são separados pelos septos interlobulares que se inserem na pleura visceral (Figura 14.3). Em situações patológicas, esses septos sofrem espessamento seja por processo inflamatório ou acúmulo líquido, criando-se artefatos a partir da pleura, as chamadas linha B que em número variado de acordo com a quantidade de líquido se movimentam acompanhando o deslizamento respiratório entre as pleuras parietal e visceral (Figura 14.2b). Outro mecanismo fisiopatológico para o apareci-

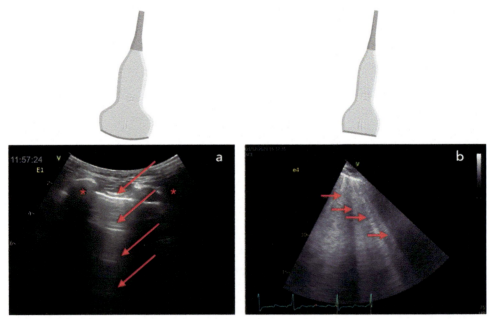

■ **Figura 14.2** a: Imagem obtida com sonda convexa demonstrando um padrão A normal com linha pleural (linha A, seta vermelha grande) projetando-se em pontos equidistantes no campo ultrassônico. No asterisco, a sombra acústica das costelas. b: Imagem obtida com sonda setorial cardíaca demonstrando a presença de linhas B (seta vermelha pequena) que se estendem a partir da linha pleural ao longo de todo o campo ultrassônico.

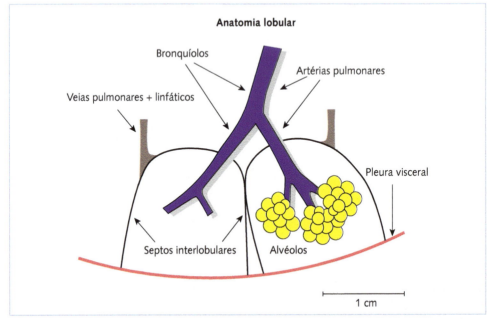

■ **Figura 14.3** Anatomia lobular com septos interlobulares inserindo-se na pleura visceral. Em condições patológicas esses septos sofrem espessamento secundário a processo inflamatório ou acúmulo de líquido. Em processos mais avançados alguns alvéolos passam a ser parcialmente preenchidos por líquido em meio a alvéolos aerados. Essas interfaces ar/líquido são responsáveis pela geração de linhas B.

mento das linhas B é a reflexão da energia ultrassônica criada pela interface entre alvéolos parcialmente preenchidos de líquido com alvéolos totalmente aerados. Tais mecanismos provavelmente nada mais são do que um *"continuum"* de acúmulo cada vez maior de líquido com aumento progressivo da quantidade de linhas B e confluência delas, culminando em extravasamento extravascular da ordem de 90% ou 2.000 mL no edema agudo de pulmão.

As linhas B obrigatoriamente devem se estender ao longo de todo o campo ultrassônico, movimentando-se sincronicamente com o deslizamento da pleura ao longo do ciclo respiratório. Sua presença não é patognomônica de congestão pulmonar cardiogênica, diagnóstico esse que deve sempre ser contextualizado com os achados do Eco, especialmente nos casos de pneumonia intersticial difusa como na SARS-CoV2, em sua forma grave. São exames complementares que em conjunto ajudam a estabelecer o fenótipo da cardiopatia subjacente.

Metodologia

O USpulm é uma técnica de reduzida curva de aprendizado, realizada por médicos de várias especialidades como emergencistas, intensivistas e cardiologistas como exame *"point of care"* ou como análise complementar e integrada ao Eco no caso do cardiologista. Para a avaliação de congestão pulmonar cardiogênica, pode-se usar a sonda setorial cardíaca e/ou abdominal convexa, ambas propiciando imagens adequadas para a análise. A empresas fabricantes ainda não incorporaram *presets* específicos para USpulm, devendo-se testar os *presets* de fábrica existentes e adequá-los de acordo com o tipo torácico do paciente. Um bom começo é partir de um *preset* para abdômen, com profundidade do campo ultrassônico de aproximadamente 12 cm, podendo esta variar ao longo do exame e da estrutura de interesse como por exemplo identificar um derrame pleural maior ou uma consolidação translobar. O armazenamento de clipes é recomendado para que se observe o deslizamento pleural e a movimentação das linhas B. Ele deve englobar ao menos um ciclo respiratório uma vez que pontos com maior concentração de linhas B podem estar obscurecidos pela sombra acústica das costelas. Uma vez armazenados, os clipes devem ser cuidadosamente revisados em busca do quadro com maior concentração de linhas B.

Com o paciente em decúbito dorsal inicia-se a varredura dos quadrantes anteriores. Segue-se em decúbito semilateral direito e esquerdo para a avaliação da presença de derrame pleural e consolidações nas bases pulmonares.

Dentre os diversos protocolos de exame existentes, o mais comumente empregado é o protocolo BLUE (Figura 14.4), acrônimo para *bedside lung ultrasound in emer-*

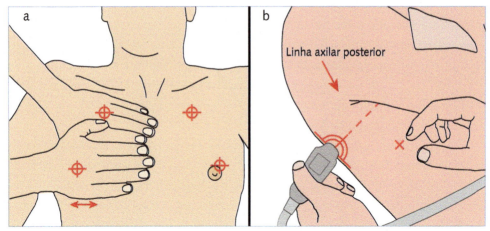

Figura 14.4 Protocolo BLUE de USpulm. a: Com o paciente em decúbito dorsal a mão espalmada na face anterior do tórax logo abaixo da clavícula excluindo-se o polegar define o 1º quadrante (D1 ou E1); a segunda mão logo abaixo define o 2º quadrante (D2 ou E2). b: Para obtenção do 3º quadrante denominado ponto frênico ou D3 (dedo indicador), insonifica-se a parte lateral do tórax entre a linha axilar anterior e posterior tendo como referência na imagem ultrassônica a cúpula diafragmática. Para a avaliação do 4º quadrante (ponto PLAPS), o paciente deve ser posicionado em decúbito semilateral (quando possível), deslizando-se o transdutor além da linha axilar posterior, no mesmo plano horizontal do bordo inferior de D2/E2 e o mais posteriormente possível. Nesse quadrante avalia-se principalmente a presença de derrame pleural, atelectasias e eventuais consolidações pulmonares. Fonte: adaptada de Lichtenstein e Mezière, 2011.

gency, que divide cada hemitórax em quatro quadrantes: dois na face anterior de cada hemitórax onde o foco é a busca por linhas B e presença de pneumotórax e dois quadrantes nas regiões lateral basal e posterolateral basal, onde, além da avaliação de linhas B, pesquisa-se presença de derrame pleural e consolidações pulmonares.

A sonda deve estar posicionada sagitalmente com o índex em posição cranial. Deve-se realizar varreduras cuidadosas em todo o território do quadrante respeitando o ciclo respiratório completo e buscando aquele ponto com maior concentração de linhas B. Os quadrantes na face anterior do tórax são chamados de pontos BLUE que, para fins de identificação, podem ser nomeados em direção craniocaudal de D1 e D2 para o hemitórax direito e E1 e E2 para o esquerdo. São nesses pontos que se busca identificar o perfil B indicativo de congestão pulmonar com sensibilidade de 97% e especificidade de 95%. Um perfil B se caracteriza obrigatoriamente pela presença de três ou mais linhas B por quadrante, estar localizado na face anterior de cada hemitórax e deslizamento pleural preservado.

O 3º quadrante denominado de ponto frênico ou D3 localiza-se entre as linhas axilar anterior e posterior na topografia da cúpula diafragmática. O 4º quadrante D4 ou ponto PLAPS, acrônimo para *postero lateral pleural syndrome*, nem sempre é de fácil obtenção nos pacientes impossibilitados de adotar o decúbito semilateral. O posicionamento ideal é aquele no qual se visualiza o recesso costofrênico, o diafragma e o fígado ou baço (Figura 14.5). Nestes quadrantes, o objetivo principal é a avaliação de derrame pleural e eventuais consolidações pulmonares pneumônicas.

Achados e interpretação

O diagnóstico da congestão pulmonar de origem cardiogênica só pode ser sugerido diante de um contexto clínico que justifique tal achado, seja por IC com fração de ejeção preservada ou reduzida em sua forma aguda ou crônica, esta última por vezes subclínica dada a possibilidade de mecanismos adaptativos como espessamento da membrana alveolocapilar, aumento da drenagem linfática e hipertensão pulmonar. No contexto da IC descompensada, os sinais de congestão pulmonar ao USpulm costumam anteceder em até dias os sinais clínicos, como o aparecimento de estertores, 3ª bulha, edema periférico, turgência jugular e dispneia. O USpulm pode ser realizado integrado ao Eco, acrescentando-se uns poucos minutos ao tempo de exame com notável ganho de informação (Figura 14.6).

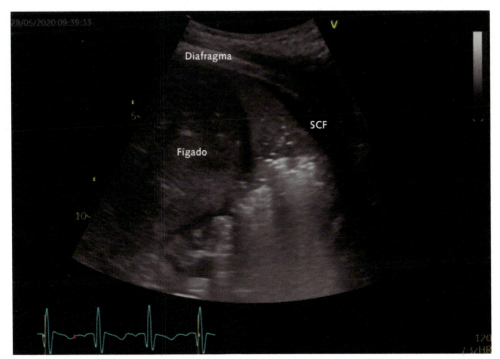

■ **Figura 14.5** Ponto PLAPS demonstrando o seio costofrênico (SCF), o diafragma e o fígado. Neste caso observa-se a presença de consolidação da base pulmonar que apresenta ecogenicidade semelhante à do fígado juntamente com derrame pleural.

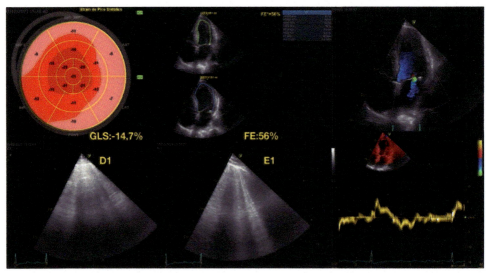

Figura 14.6 Análise integrado do ecocardiograma (Eco) e ultrassom pulmonar (USpulm) em paciente com amiloidose cardíaca, fibrilação atrial e insuficiência cardíaca com fração de ejeção preservada. USpulm apresentando sinais de congestão pulmonar (perfil B).

Pela sua simplicidade e nível de validação, sugerimos utilizar protocolo BLUE seguindo-se a metodologia acima descrita.

A identificação do perfil B indica a presença de líquido extravascular e, no contexto de IC com evidências ao Eco de congestão hemodinâmica, confirma a presença de congestão pulmonar cardiogênica que pode ser avaliada de forma qualitativa quando o objetivo é definir a presença ou ausência de congestão ou quantitativa quando o objetivo é graduar e acompanhar evolutivamente a congestão. A graduação pode se dar por meio de contagem de linhas B em cada quadrante ou por meio de escores/faixas de acordo com a Figura 14.7.

No nível do 3º e 4º quadrante (ponto PLAPS), verifica-se a presença de eventuais consolidações pulmonares e derrame pleural, em 56-90% dos casos de IC descompensada, em 25% dos casos de IC direita isolada podendo persistir em até 60% dos casos na fase pré-alta sem que isso aparentemente implique pior prognóstico. Na IC esquerda ele se forma a partir do aumento das pressões do átrio esquerdo e somente após o aparecimento da congestão pulmonar. Na IC direita ele se forma a partir da transferência do aumento da pressão atrial direita para o ducto torácico, dificultando a drenagem linfática do espaço pleural para a veia cava superior. Mais prevalente quando unilateral, pode ser avaliado de forma semiquantitativa conforme a Figura 14.8 ou por meio de estimativa de volume medindo-se em expiração a distância em

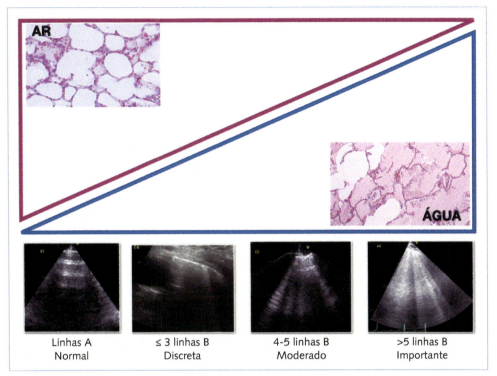

■ **Figura 14.7** Gradação da congestão pulmonar de acordo com o número de linhas B encontradas. Cortes histológicos do tecido pulmonar totalmente aerado e preenchido por líquido. Fonte: adaptada de Picano e Pellikka, 2016.

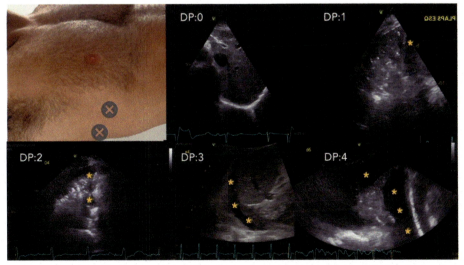

■ **Figura 14.8** Escore de derrame pleural (DP) obtido no nível do ponto frênico e idealmente quando possível no ponto PLAPS com os seguintes achados: 0 – ausência de derrame; 1 – derrame restrito ao seio costofrênico; 2 – derrame se estende além do seio costofrênico sem clara separação do diafragma; 3 – nítida separação da base pulmonar do diafragma ao longo de todo o ciclo respiratório; 4 – derrame pleural ocupando mais que 50% do plano de imagem. Fonte: adaptada de Lindner et al., 2020.

centímetros entre a cúpula pleural e o tecido pulmonar e multiplicando-se por 200 (Figura 14.9).

Consolidação pulmonar caracteriza-se pela total perda de aeração do tecido pulmonar que passa a apresentar textura semelhante ao fígado, sendo frequentemente preenchida por bolhas de ar que se movimentam juntamente com a respiração e correspondem ao broncograma aéreo (Figura 14.10a). O derrame associado à consolidação pneumônica não costuma ser volumoso. As linhas B identificadas neste caso traduzem um processo inflamatório e se associam à perda do deslizamento entre pleura parietal e visceral com irregularidade e espessamento dela. Alguns derrames volumosos podem gerar atelectasia compressiva do pulmão caracterizada por uma lâmina de tecido pulmonar consolidado, movimentando-se como uma onda sinusoidal em meio ao líquido pleural. Nestes casos o broncograma aéreo quando presente é estático (Figura 14.10b).

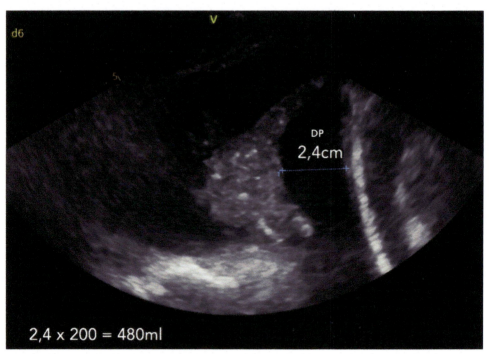

■ **Figura 14.9** Estimativa da quantidade de líquido pleural medindo-se em expiração a distância em centímetros entre o tecido pulmonar e a cúpula diafragmática e multiplicando-se por 200. DP: derrame pleural. Fonte: adaptada de Balik et al., 2006.

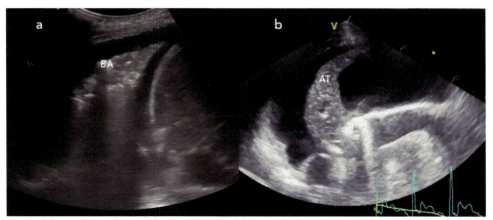

■ **Figura 14.10** a: Consolidação pneumônica com broncograma aéreo (BA) gerando sombra acústica. As bolhas de ar costumam movimentar-se com a respiração. b: Atelectasia (AT) compressiva em meio a volumoso derrame pleural com tecido pulmonar movimentando-se como uma onda sinusoidal (sinal da medusa). Broncograma quando presente costuma ser estático.

Diagnósticos diferenciais

Linhas B não são exclusivas de congestão pulmonar cardiogênica. Algumas patologias podem cursar com linhas B. Nestes casos deve se buscar identificar algumas características ao USpulm que sugerem outra etiologia por meio de insonação cuidadosa e detalhada da linha pleural utilizando-se para isso a sonda macroconvexa, microconvexa ou mesmo linear. Deve-se também buscar áreas com perda da aeração do tecido pulmonar e, por fim, integrar os achados aos dados clínicos, laboratoriais e do Eco.

Pneumonias bacterianas caracterizam-se por consolidações translobares notadamente nas bases pulmonares, derrame pleural de menor monta e linhas B de origem inflamatória. A pleura apresenta-se espessada, irregular e com perda do seu deslizamento (Figura 14.11).

Fibrose pulmonar idiopática ou secundária a toxinas, poeiras orgânicas, medicamentos ou doenças do colágeno se caracteriza pelo espessamento e fibrose progressiva do tecido pulmonar. Nas formas mais brandas observa-se um espessamento da linha pleural. Com a evolução da doença verifica-se aumento progressivo do espessamento pleural, redução de seu deslizamento, aparecimento de linhas B, algumas coalescentes, assim como de cistos subpleurais que ao USpulm se assemelham a consolidações subpleurais (Figura 14.12).

A síndrome do desconforto respiratório agudo (SDRA) é uma forma de edema pulmonar secundária a processo inflamatório secundário a diversas doenças pulmonares ou sistêmicas, sendo as causas mais frequentes pneumonia viral ou bacteriana,

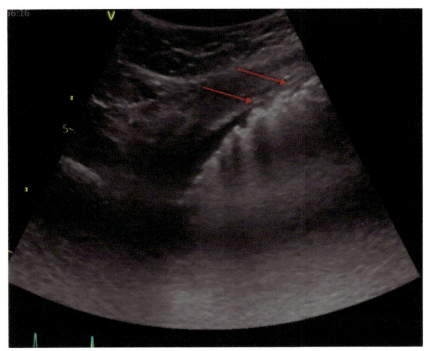

■ **Figura 14.11** Pneumonia bacteriana mostrando análise detalhada da pleura que apresenta espessamento, irregularidade e perda do seu deslizamento. Para esta avaliação deve-se usar sondas com frequência mais elevada.

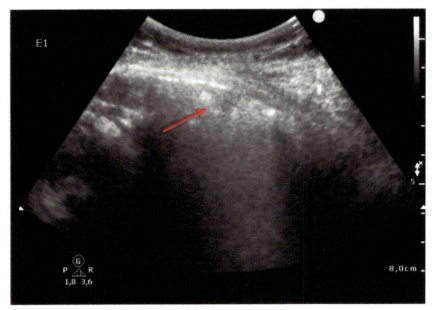

■ **Figura 14.12** Fibrose pulmonar caracterizada por espessamento progressivo da pleural, linhas B difusas e coalescentes e cistos subpleurais que ao ultrassom pulmonar se assemelham à consolidação subpleural (seta).

sepse, broncoaspiração e trauma grave incluindo-se barotrauma secundário a ventilação mecânica. Ela pode coexistir com quadro de IC, dificultando ainda mais a análise do USpulm. Alguns achados ao USpulm diferenciam o edema cardiogênico do inflamatório. São eles: distribuição heterogênea e assimétrica das linhas B, áreas poupadas de linhas B no mesmo campo ultrassônico, espessamento e irregularidade pleural, consolidações subpleurais ou translobares, todos presentes por exemplo na pneumonia pelo SARS-CoV2 (Figura 14.13).

Limitações

O USpulm não depende de janela torácica favorável, mas algumas situações podem dificultar a sua realização. Pacientes invadidos com curativos na região torácica ou a impossibilidade de adotar o decúbito semilateral para a análise dos segmentos posterobasais do pulmão prejudicam um estudo completo. Como a pesquisa dos sinais de congestão é concentrada na face anterior do tórax, essa informação ao menos pode na grande maioria dos casos ser obtida utilizando-se sonda setorial que

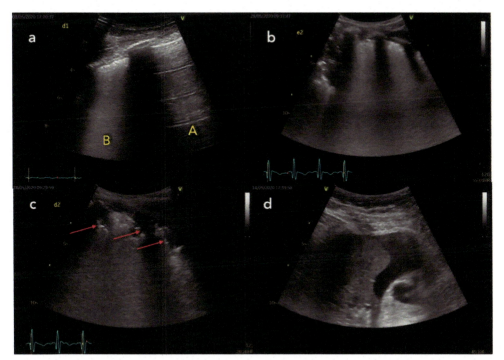

■ **Figura 14.13** Espectro dos achados na SARS-CoV2 ao ultrassom pulmonar com graus progressivos de perda da aeração pulmonar. a: linhas B com zonas poupadas A em um mesmo campo ultrassônico. b: Linhas B coalescentes. c: Consolidações subpleurais. d: Consolidação translobar. Fonte: Alcantara et al., 2020.

apresenta menor superfície de contato. Talvez a maior limitação do método ainda seja a falta de sua disseminação entre a comunidade de ecocardiografistas que, por desconhecimento de todo seu potencial, ainda não o incorporaram na sua prática diária.

Considerações finais e perspectivas futuras

O USpulm é uma técnica de fácil incorporação ao estudo ecocardiográfico convencional, pois o ecocardiografista treinado já possui toda a base técnica incorporada aos programas de treinamento para a formação do cardiologista/ecocardiografista moderno e que agrega informações importantes na avaliação da IC e seus diagnósticos diferenciais. *Softwares* de contagem automática de linhas B já começam a ser comercializados em máquinas focadas para o ultrassom *point of care*, facilitando a gradação da congestão pulmonar. Essa tecnologia deverá futuramente ser incorporada a máquinas dedicadas para Eco, o que sem dúvida alguma facilitará a sua difusão em larga escala. A avaliação de congestão pulmonar pelo USpulm em pacientes com IC aguda já consta como recomendação no fluxograma diagnóstico das principais diretrizes de IC. Com métodos de quantificação automática seu uso ganhará escala em diversos cenários como monitorização dinâmica da congestão pulmonar estresse induzida ou no acompanhamento de seu tratamento. Antes considerado um órgão que prejudicava a obtenção de uma boa janela ecocardiográfica, o pulmão por meio do USpulm passa a ser um coadjuvante de 1ª linha na compreensão do fenótipo da IC.

Fontes consultadas

1. Alcantara ML, Bernardo MPL, Autran TB, Lustosa RP, Tayah M, Chagas LA, et al. Lung Ultrasound as a triage tool in an emergency setting during the Covid-19 outbreak: comparison with CT findings. Int J Cardiovasc Sci. 2020;33(5):479-87.
2. Balik M, Plasil P, Waldauf P, Pazout J, Fric M, Otahal M, Pachl J. Ultrasound estimation of volume of pleural fluid in mechanically ventilated patients. Intensive Care Med. 2006;32(2):318.
3. Fein D, Abbassi MM. Lung and pleural ultrasound technique. In: Soni NJ, Arntfield R, Kory P. Point of care ultrasound, 2nd ed. Philadelphia: Elsevier; 2019.
4. Gheorghiade M, Follath F, Ponikowski P, et al. European Society of Cardiology; European Society of Intensive Care Medicine. Assessing and grading congestion in acute heart failure: a scientific statement from the acute heart failure committee of the heart failure association of the European Society of Cardiology and endorsed by the European Society of Intensive Care Medicine. Eur J Heart Fail. 2010;12(5):423-33.
5. Jambrik Z, Monti S, Coppola V, et al. Usefulness of ultrasound lung comets as a nonradiologic sign of extravascular lung water. Am J Cardiol. 2004;93(10):1265-70.

6. Lee P.M.J, Tofts R.P.H, Kory P. Lung ultrasound interpretation. In: Soni NJ, Arntfield R, Kory P. Point of care ultrasound, 2nd ed. Philadelphia: Elsevier; 2019.

7. Lichtenstein D, Mézière G, Biderman P, et al. The comet-tail artifact. An ultrasound sign of alveolar-interstitial syndrome. Am J Respir Crit Care Med. 1997;156(5):1640-6.

8. Lichtenstein D. BLUE-protocol and FALLS-protocol: two applications of lung ultrasound in the critically ill. Chest. 2015;147:1659-70.

9. Lichtenstein DA, Mezière GA. The BLUE-points: three standardized points used in the BLUE-protocol for ultrasound assessment of the lung in acute respiratory failure. Crit Ultrasound J. 2011;3:109-10.

10. Lichtenstein DA. Lung ultrasound for the cardiologist-a basic application: the B-profile of the bedside lung ultrasound in emergencies protocol for diagnosing haemodynamic pulmonary oedema. Arch Cardiovasc Dis. 2020;113(8-9):489-491.

11. Lindner M, Thomas R, Claggett B, Lewis EF, Groarke J, Merz AA, et al. Quantification of pleural effusions on thoracic ultrasound in acute heart failure. Eur Heart J Acute Cardiovasc Care. 2020;9(5):513-21.

12. Manolescu D, Davidescu L, Traila D, Oancea C, Tudorache V. The reliability of lung ultrasound in assessment of idiopathic pulmonary fibrosis. Clin Interv Aging. 2018;13:437-49.

13. Martindale JL, Wakai A, Collins S, et al. Diagnosing acute heart failure in the emergency department: a systematic review and meta-analysis. Acad Emerg Med. 2016;23(3):223-42.

14. McDonagh TA, Metra M, Adamo M, et al. ESC Scientific Document Group, Corrigendum to: 2021 ESC Guidelines for the diagnosis and treatment of acute and chronic heart failure: Developed by the Task Force for the diagnosis and treatment of acute and chronic heart failure of the European Society of Cardiology (ESC) with the special contribution of the Heart Failure Association (HFA) of the ESC. Eur Heart J. 2021;ehab670.

15. Mesquita ET, Jorge AJL, Rabelo LM, Souza Jr CV. Understanding hospitalization in patients with heart failure. Int J Cardiovasc Sci. 2017;30(1):81-90.

16. Miglioranza MH, Gargani L, Sant'Anna RT, et al. Lung ultrasound for the evaluation of pulmonary congestion in outpatients: a comparison with clinical assessment, natriuretic peptides, and echocardiography. JACC Cardiovasc Imaging. 2013;6(11):1141-51.

17. Mueller C. Acute dyspnoea in the emergency department. In: Tubaro M, Vranckx P, Price S, Vrints C (eds.). The ESC textbook of intensive and acute cardiovascular care, 2 ed. Oxford: Oxford University Press; 2018.

18. Picano E, Pellikka PA. Ultrasound of extravascular lung water: a new standard for pulmonary congestion. Eur Heart J. 2016;37(27):2097-104.

19. Picano E, Scali MC, Ciampi Q, Lichtenstein D. Lung ultrasound for the cardiologist. JACC Cardiovasc Imaging. 2018;11(11):1692-1705.

20. Platz E, Campbell RT, Claggett B, et al. Lung ultrasound in acute heart failure: prevalence of pulmonary congestion and short- and long-term outcomes. JACC Heart Fail. 2019;7(10):849-58.

21. Platz E, Merz AA, Jhund PS, et al. Dynamic changes and prognostic value of pulmonary congestion by lung ultrasound in acute and chronic heart failure: a systematic review. Eur J Heart Fail. 2017;19(9):1154-63.

22. Radzina M, Biederer J, Ultrasonography of the lung. Fortschr Röntgenstr. 2019;191:90923.

23. Rohde LEP, Montera MW, Bocchi EA, et al. Diretriz brasileira de insuficiência cardíaca crônica e aguda. Arq Bras Cardiol. 2018;111(3):436-539.

24. Sweeney RM, McAuley DF. Acute respiratory distress syndrome. Lancet. 2016;388(10058):2416-30.

15

Cardiopatias congênitas: análise sequencial segmentar como ferramenta de avaliação pelo ecocardiograma

"Construímos muitas paredes e muito poucas pontes."

Isaac Newton
(1643-1727)

Introdução

O exame ecocardiográfico em cardiopatias congênitas, tanto na faixa etária pediátrica como na adulta, é realizado de forma sistematizada, orientado pela análise sequencial segmentar, de acordo com o método desenvolvido por Van Praagh et al., posteriormente modificado por Anderson et al.

O sistema divide-se, basicamente, em três segmentos, independentemente da presença ou não de alguma malformação: os átrios, a massa ventricular e as grandes artérias (Figura 15.1).

A partir das informações sobre as características anatômicas normais descrevem-se:

- O *situs* ou arranjo atrial.
- O local de conexão das veias sistêmicas e pulmonares.
- A forma como os átrios se conectam aos ventrículos.
- A forma como os ventrículos se conectam às grandes artérias.
- Os defeitos associados: septais, valvares, os vasos anômalos, as lesões obstrutivas etc.

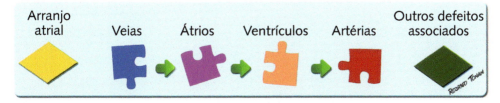

■ **Figura 15.1** Segmentos da análise sequencial avaliados em cardiopatias congênitas.

A forma ideal de realizar o exame ecocardiográfico em crianças e adultos com cardiopatias congênitas, com o objetivo de sistematizar o diagnóstico, deve partir do plano subcostal, seguindo-se pelo plano apical, paraesternal e supraesternal subsequentemente. A combinação dos achados morfológicos nos diferentes planos de corte ecocardiográficos permitirá a análise segmentar de todo o coração.

Avaliação do *situs*

Como na quase totalidade dos casos existe concordância entre o arranjo atrial e o situs abdominal, esta avaliação costuma ser realizada através da relação espacial entre a aorta abdominal, a veia cava inferior e a coluna vertebral, no plano subcostal (Tabela 15.1).

A identificação morfológica dos apêndices atriais, quando possível através do ecocardiograma bidimensional, também é considerada a forma ideal de definir o arranjo atrial ou o situs cardíaco.

Avaliação do retorno venoso

A conexão das veias cavas superior e inferior com o átrio direito pode ser avaliada no plano subcostal e supraesternal. As veias pulmonares, em recém-nascidos, podem ser avaliadas inteiramente pelo plano subcostal ou idealmente no supraesternal. Em crianças maiores, além do supraesternal, a combinação de planos subcostal, apical e paraesternal é muitas vezes necessária para a identificação das quatro veias pulmonares.

Tabela 15.1 Diagnóstico do *situs* de acordo com a posição da veia cava inferior, aorta e coluna vertebral

Situs	Posição da aorta	Posição da veia cava inferior
Solitus	Localizada à esquerda da coluna	Localizada à direita da coluna e mais anterior em relação à aorta
Inversus	Localizada à direita da coluna	Localizada à esquerda da coluna e mais anterior em relação à aorta
Isomerismo atrial esquerdo	Geralmente na linha média	Ausente em 80% dos casos: presença de veia ázigos em posição posterior à aorta se à direita. Se à esquerda, veia hemiázigos
Isomerismo atrial direito	Localizam-se do mesmo lado, aorta mantendo-se mais posterior (próximo à coluna)	VCI mais anterior

Identificação das câmaras ventriculares

A identificação dos ventrículos em ecocardiografia é feita pela posição (ventrículo direito sempre localizado anteriormente, podendo estar à direita e/ou à esquerda) e pela morfologia (aspecto da trabeculação mais fina no esquerdo e mais grosseira no direito; presença da banda moderadora característica do ventrículo direito; e pela inserção de cordas no septo, característica da valva tricúspide).

Deve ser lembrado que os ventrículos têm relação espacial entre si, a qual pode ser:

- Normal: ventrículo morfologicamente direito à direita e anterior, e ventrículo morfologicamente esquerdo à esquerda, em situação posterior e à esquerda.
- Inversa: ventrículo morfologicamente esquerdo à direita, e ventrículo morfologicamente direito à esquerda, posicionados lado a lado.
- Superoinferior: ventrículo morfologicamente direito em posição superior, septo interventricular horizontalizado e ventrículo morfologicamente esquerdo inferior.
- Cruzada: ventrículos direito e esquerdo apresentando eixos longitudinais cruzados (*criss-cross*).

Avaliação do tipo de conexão atrioventricular

A conexão atrioventricular (AV) pode ser biventricular ou univentricular.

A conexão AV biventricular pode ser (Figura 15.2):

- Concordante: conexão entre átrio direito e ventrículo direito e átrio esquerdo e ventrículo esquerdo (A).
- Discordante: átrio direito conectado ao ventrículo esquerdo e átrio esquerdo conectado ao ventrículo direito (B).
- Ambígua: quando átrios isoméricos se conectam a ventrículos individualizados (C e D).

A conexão AV é considerada univentricular quando inexiste conexão entre um átrio e um ventrículo, ou quando um átrio e mais de 50% do outro átrio comunicam-se com um só ventrículo. Ainda, podem ocorrer:

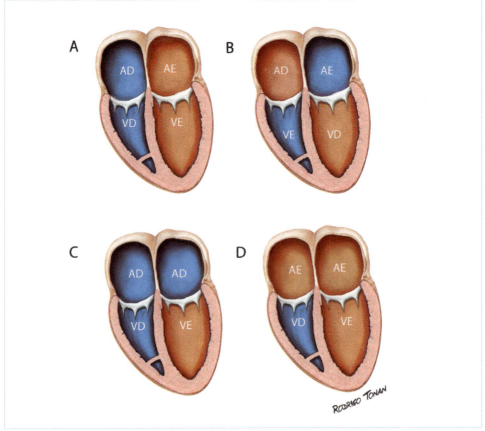

■ **Figura 15.2** Tipos de conexão atrioventricular biventricular. A: concordante; B: discordante; C: ambígua – isomerismo atrial direito; D: ambígua – isomerismo atrial esquerdo. AD: átrio direito; AE: átrio esquerdo; VD: ventrículo direito; VE: ventrículo esquerdo.

- Dupla via de entrada: quando os dois átrios e as duas valvas atrioventriculares conectam-se ao mesmo ventrículo, que pode apresentar morfologia direita, esquerda e/ou indeterminada (Figura 15.3 A).
- Ausência de conexão: quando um átrio se conecta a um ventrículo e o outro átrio está separado do ventrículo por atresia da valva AV ou mesmo pela interposição de tecido fibrogorduroso (Figura 15.3 B e 15.3 C).

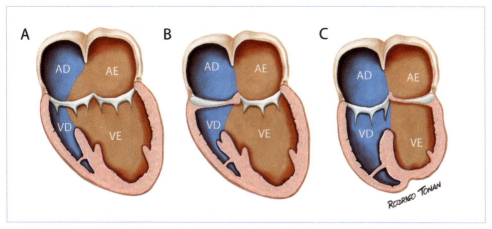

■ **Figura 15.3** Tipos de conexão atrioventricular univentricular. A: dupla via de entrada em ventrículo principal tipo esquerdo; B: ausência de conexão AV à direita; C: ausência de conexão AV à esquerda. AD: átrio direito; AE: átrio esquerdo; VD: ventrículo direito; VE: ventrículo esquerdo.

Modos de conexão atrioventricular (Figuras 15.4 e 15.5)

Além dos tipos de conexão já descritos, faz parte da análise sequencial segmentar descrever os modos de conexão AV: avaliação da(s) morfologia(s) da(s) valva(s) AV.

- Duas valvas perfuradas, com orifícios separados (Figura 15.4A).
- Uma valva imperfurada (direita ou esquerda) e outra perfurada (Figura 15.4B e 15.5C).
- Valva atrioventricular única (Figura 15.4C).
- Duas valvas pérvias, com uma delas apresentando *straddling* e/ou *overriding* (Figuras 15.4D, 15.5A, 15.5B e 15.5C).

Straddling é definido quando parte do aparato subvalvar de uma das valvas se insere no ventrículo contralateral.

Overriding é o cavalgamento do anel de uma das valvas AV sobre o septo interventricular.

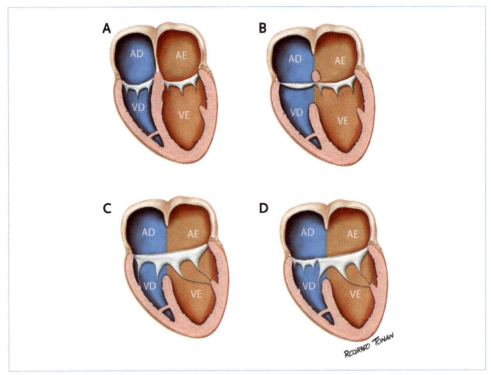

■ **Figura 15.4** Modos de conexão atrioventricular. A: Duas valvas perfuradas; B: uma valva imperfurada (direita); C: valva AV única; D: duas valvas perfuradas, com *straddling* da valva AV esquerda. AD: átrio direito; AE: átrio esquerdo; VD: ventrículo direito; VE: ventrículo esquerdo.

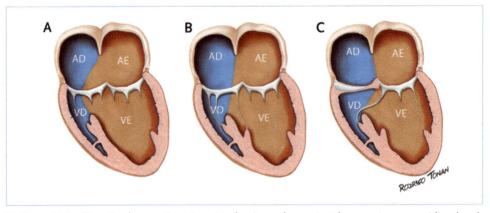

■ **Figura 15.5** Situações de conexão atrioventricular. A: cavalgamento sobre o septo ou *overriding* da valva atrioventricular direita levando a uma conexão univentricular; B: *overriding* e *straddling* da valva atrioventricular direita; C: *straddling* da valva atrioventricular esquerda causando uma conexão atrioventricular uniatrial, porém biventricular. AD: átrio direito; AE: átrio esquerdo; VD: ventrículo direito; VE: ventrículo esquerdo.

Avaliação dos tipos de conexão ventrículo-arterial

Existem quatro tipos de conexão ventrículo-arterial (VA):

- Concordância VA: quando a aorta está conectada ao ventrículo esquerdo e o tronco da artéria pulmonar está conectado ao ventrículo direito (Figura 15.6 A).
- Discordância VA: quando ocorre situação inversa à anterior (Figura 15.6 B), ou seja: a aorta está conectada ao ventrículo direito e ao tronco pulmonar ao ventrículo esquerdo.
- Via de saída única: pode ser do tipo comum (tronco comum, que é um vaso único responsável pela circulação sistêmica, pulmonar e coronariana) (Figura 15.6 C) ou do tipo atresia aórtica ou do tipo atresia pulmonar.
- Dupla via de saída: quando ambas as artérias estão conectadas à mesma câmara ventricular (Figura 15.6 D).

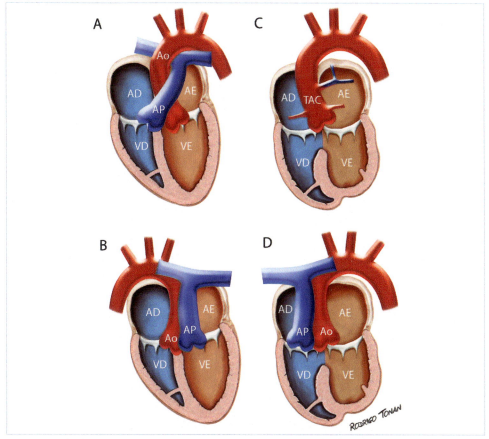

■ **Figura 15.6** Tipos de conexão ventrículo-arterial. A: concordante; B: discordante; C: via de saída única por tronco arterial comum; D: dupla via de saída. AD: átrio direito; AE: átrio esquerdo; VD: ventrículo direito; VE: ventrículo esquerdo; Ao: aorta; AP: artéria pulmonar; TAC: tronco arterial comum.

Principais quantificações pelo ecocardiograma em cardiologia pediátrica

Algumas particularidades em cardiologia pediátrica fazem da quantificação das estruturas (diâmetros) e da avaliação dos fluxos (Doppler) um capítulo à parte na ecocardiografia: diferentes faixas etárias (diferentes tamanhos, frequências cardíacas variáveis com a idade), presença de defeitos congênitos que modificam a fisiologia e alteram consequentemente a pré e pós-carga, afetando então as medidas dos diâmetros dos ventrículos e átrios principalmente.

Na prática diária, as medidas lineares de ventrículo esquerdo, átrio esquerdo, aorta, espessura miocárdica do septo interventricular, parede posterior do ventrículo esquerdo e diâmetro diastólico do ventrículo direito são realizadas rotineiramente, como nos pacientes adultos.

A importância da quantificação de outras estruturas se faz, por exemplo, na presença de algum defeito congênito (p. ex., comunicação interatrial com sobrecarga volumétrica), estimando-se a dilatação de alguma câmara cardíaca (p. ex., medida do anel valvar tricúspide na dilatação ventricular direita em comunicações interatriais amplas).

As artérias (aorta e artéria pulmonar) também devem ser medidas em casos relacionados com lesões envolvendo valvas semilunares, entre outras indicações. Um exemplo típico é a presença de coarctação de aorta, a qual pode estar associada à hipoplasia de outros segmentos da aorta, sendo papel do ecocardiograma fornecer ao cirurgião dados sobre o comprometimento ou não de outros segmentos, os quais serão medidos pelo ecocardiograma bidimensional.

É imprescindível contextualizar as quantificações com relação a idade, peso, altura e superfície corpórea e a presença de algum defeito congênito.

Dimensões das câmaras cardíacas

Podem ser obtidas pelo modo unidimensional (modo M) e pelo bidimensional. São poucas as medidas das estruturas fornecidas pelo ecocardiograma bidimensional disponíveis na literatura. Grande parte delas é obtida pelo modo unidimensional.

Dados fornecidos pelo bidimensional foram coletados por Nidorf et al. para medir as estruturas esquerdas através do plano paraesternal em eixo longo e apical duas câmaras. A relação entre as dimensões das estruturas e a altura foi linear (Tabela 15.2).

Tabela 15.2	Relação entre estruturas esquerdas e altura
Dimensão (cm)	Equação
Anel aórtico	0,010 x altura (cm) + 0,25
Átrio esquerdo	0,014 x altura (cm) + 0,69
Diâmetro do ventrículo esquerdo	0,022 x altura (cm) + 0,83
Comprimento do ventrículo esquerdo	0,033 x altura (cm) + 1,80

Nidorf et al., 1992.

Valores normais de anel mitral, tricúspide, artéria pulmonar e aorta, obtidos pelo ecocardiograma bidimensional, também foram correlacionados com a superfície corpórea. Para se obter os diâmetros da aorta, do tronco da artéria pulmonar e das artérias pulmonares direita e esquerda, alguns planos ecocardiográficos devem ser obtidos de acordo com as Figuras 15.7, 15.8 e 15.9.

A medida das artérias coronárias pode ser necessária principalmente em situações patológicas, como na doença de Kawasaki, na qual o acompanhamento é fundamental para a terapêutica adequada (Tabela 15.3).

Tabela 15.3	Diâmetros de artérias coronárias direita e esquerda de acordo com a superfície corpórea (SC)			
SC (cm)	0,3 a 0,5	0,51 a 0,8	0,81 a 1,0	> 1,0
Coronária esquerda (cm)	0,18 ± 0,046 0,226	0,21 ± 0,038 0,248	0,28 ± 0,054 0,334	0,34 ± 0,046 0,386
Coronária direita (cm)	0,14 ± 0,023 0,163	0,18 ± 0,025 0,205	0,22 ± 0,042 0,262	0,25 ± 0,050 0,300

Fonte: Kurotobi et al., 2002.

Principais medidas pelo Doppler

Velocidades de fluxo intracavitário na faixa etária pediátrica apresentam variações em relação aos adultos (vide Tabela 15.4).

Tabela 15.4	Velocidades normais em crianças	
Velocidades	Variação	Média
Valva tricúspide	0,3 a 0,8 m/s	0,6
Valva mitral	0,8 a 1,2 m/s	1,0
Valva aórtica	1,0 a 2,0 m/s	1,5
Valva pulmonar	0,7 a 2,0 m/s	1,0

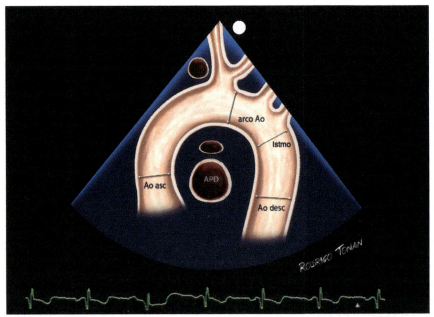

■ **Figura 15.7** Representação do plano supraesternal (longitudinal do arco aórtico) para obtenção das medidas (setas) de aorta ascendente (Ao asc), arco transverso, istmo e aorta descendente (Ao desc). APD: artéria pulmonar direita.

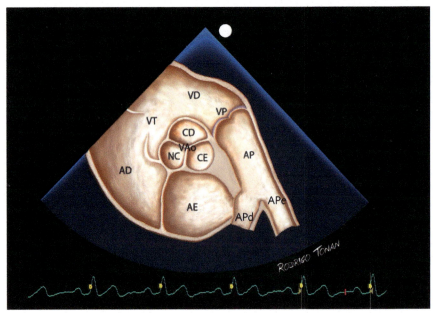

■ **Figura 15.8** Representação do plano paraesternal em eixo curto para a obtenção das medidas do anel em sístole pulmonar e artérias pulmonares direita e esquerda. VD: ventrículo direito; VP: valva pulmonar; VT: valva tricúspide com suas cúspides anterior e septal; AD: átrio direito; VAo: três válvulas da valva aórtica – coronariana esquerda (CE), coronariana direita (CD), não coronariana (NC); AP: tronco da artéria pulmonar; AE: átrio esquerdo; APd: artéria pulmonar direita; APe: artéria pulmonar esquerda.

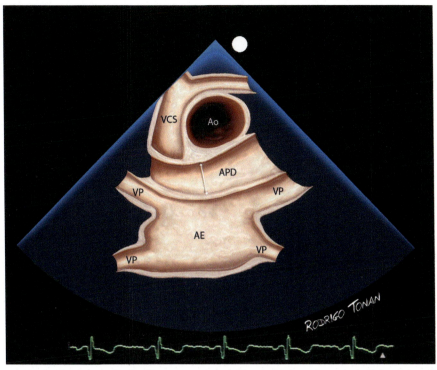

■ **Figura 15.9** Representação do plano supraesternal (eixo curto da aorta ascendente), para medida da porção proximal, média (seta) e distal da artéria pulmonar direita. Ao: aorta; AE: átrio esquerdo; APD: artéria pulmonar direita; VCS: veia cava superior; VP: veias pulmonares.

Gradientes

Estenose pulmonar valvar e aórtica – avaliação da severidade:
- Gradiente > 16 mmHg: anormal.
- Gradiente até 50 mmHg: leve.
- Gradiente entre 50 e 75 mmHg: moderada.
- Gradiente > 75 mmHg: importante.

Coarctação de aorta:
- Gradiente > 30 mmHg em aorta descendente.
- A caracterização de obstrução importante (coarctação) é demonstrada pelo Doppler contínuo com obstrução durante todo o ciclo cardíaco (sístole e diástole) (Figura 15.10).

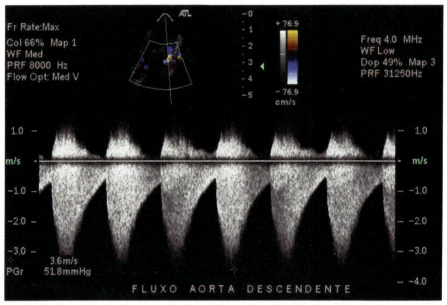

Figura 15.10 Doppler contínuo através da aorta descendente demonstrando gradiente sistólico e obstrução contínua durante todo o ciclo cardíaco em paciente com coarctação de aorta.

Considerações finais

O objetivo deste capítulo é introduzir alguns aspectos da ecocardiografia pediátrica dentro deste rico e vasto território. Fornecemos informações básicas que devem ser aprofundadas em leituras recomendadas.

Recomendamos para checagem das medidas das estruturas indexadas consultar o site parameterz.com, com acesso a diversas referências disponíveis.

Fontes consultadas

1. Anderson RH, Ho SY. Continuing medical education sequencial segmental analysis – description and categorization for the millennium. Cardiology in Young. 1997;7:98-116.
2. Crotti UA, Mattos SM, Pinto Jr WC, Aiello VD. Cardiologia e cirurgia cardiovascular pediátrica. 2.ed. São Paulo: Roca, 2013.
3. Epstein ML, Goldberg SJ, Allen HD, Konecke L, Wood J. Great vessel, cardiac chamber, and wall growth patterns in normal children. Circulation. 1975;51(6):1124-9.
4. Gutgesell HP, Paquet M, Duff DF, McNamara DG. Evaluation of left ventricular size and function by echocardiography. Results in normal children. Circulation. 1977;56(3):457-62.
5. King DH, Smith EO, Huhta JC, Gutgesell HP. Mitral and tricuspid valve anular diameter in normal children determined by two-dimensional echocardiography. Am J Cardiol. 1985 1;55(6):787-9.
6. Kurotobi S, Nagai T, Kawakami N, Sano T. Coronary diameter in normal infants, children and patients with Kawasaki disease. Pediatr Int. 2002; 44(1):1-4.

7. Nidorf SM, Picard MH, Triulzi MO, Thomas JD, Newell J, King ME, et al. New perspectives in the assessment of cardiac chamber dimensions during development and adulthood. J Am Coll Cardiol. 1992;19(5):983-8.

8. Snider AR, Enderlein MA, Teitel DF, Juster RP. Two-dimensional echocardiographic determination of aortic and pulmonary artery sizes from infancy to adulthood in normal subjects. Am J Cardiol. 1984 1;53(1):218-24.

9. Snider AR. Echocardiography in pediatric heart disease. 2.ed. St. Louis: Mosby; 1997.

10. Van Praagh R, David I, Van Praagh S. What is ventricle? The single-ventricle trap. Pediatric Cardiology. 1982;2(1):79-84.

Índice remissivo

A

Abertura valvar aórtica 188
Adenosina 339, 344
Ajuste
  de marca-passo 277
  dos intervalo interventricular 282
Alterações recíprocas nos volumes
    ventriculares 248
Ambiguidade na velocidade e/ou direção
    do sinal 68
Aminofilina 343
Amplitude 12
Análise
  espectral 74
  volumétrica precisa do ecocardiograma
    3D 128
Annulus inversus 258
Aorta 102
  ecocardiografia transesofágica 309, 317
    ecocardiografia transesofágica 317
Aquisição das imagens 134
Aquisição de linha múltipla 21
Área do jato regurgitante 165
Área do orifício regurgitante 170
Área valvar mitral 175
Artefatos
  comuns durante a obtenção de sinais 73
  de imagem 28
    em espelho 74
  de lobo lateral 29
  do mapeamento de fluxo em cores 75

Atenuação 10
Átrio direito 102
Átrio esquerdo 96
Atropina 343
Avaliação
  da função atrial pela ecocardiografia 98
  da função diastólica 65
  da função sistólica ventricular 127
  das próteses valvares 202
  da valva mitral 294
  da volemia 159
  de sincronia cardíaca 265
  de viabilidade do miocárdio 361
  do retorno venoso 382
  do *situs* (arranjo atrial) 382
  do tipo de conexão atrioventricular 383
  hemodinâmica 141

B

Backscattering 10
Barulho 65
Bioefeitos do ultrassom 76
Bola-gaiola 203, 205

C

Cálculo
  bidimensional utilizando volumes 114
  da área valvar mitral pela equação de
    continuidade 179
  da massa
    pelo método bidimensional 108

pelo método tridimensional 110
de área do orifício regurgitante pelo PISA 168
Calor 10
Cardiologia pediátrica 388
Cardiomiopatias restritivas 259
Cardiopatias congênitas 381
Cavalgamento ou *overriding* da valva atrioventricular direita 386
Cloridrato de dobutamina 341
Coeficiente de atenuação 11
Colapso
 diastólico do ventrículo direito 244
 sistólico do átrio direito 244
Compensação do ganho em função do tempo 28
Conexão atrioventricular 383, 385
Congestão pulmonar de origem cardiogênica 371
Conservação de energia 1
Contração isovolúmica VE 117
Contraste ecocardiográfico 341
Contratilidade do ventrículo esquerdo 329
Correção do *aliasing* 67
Cristais com tecnologia CMUT 6
Cristal piezoelétrico 4
Critérios ecocardiográficos de Wilkins 173

D

Débito cardíaco 147, 149
Deformação cardíaca 130
Delineamento de bordas do endocárdio e anatomia cardíaca 354
Derivadas de pressão-tempo
 do ventrículo direito 156
 do ventrículo esquerdo 155
Deslocamento do anel da valva tricúspide em direção ao ápice 124
Despolarização do cristal 6
Diâmetro diastólico do ventrículo direito 92
Diâmetro diastólico final 86
Diástole 87, 219
Dimensões das câmaras cardíacas 388
Dipiridamol 338, 343
Disco único 205

Disfunção diastólica 236
Dispersão retrógrada 61
Dissincronia interventricular 268
Doppler 61
 colorido 71, 73
 contínuo 69
 ecocardiograma na análise da função diastólica 219
 espectral 69
 pulsátil 64, 69, 70, 71, 125, 154, 261
 tecidual 73, 125, 230
 espectral 73
Dupla imagem 29
Duplo disco 205

E

Ecocardiografia bidimensional 24
 em segunda harmônica 26
Ecocardiografia
 com microbolhas para a análise da perfusão miocárdica 357
 contrastada 348, 352
 por microbolhas 347
 sob estresse 329, 339
 contraindicações 331
 estresse físico 332
 indicações gerais 330
 pela dobutamina 195, 337
 protocolo com adenosina 339
 protocolo com dipiridamol-atropina 338
 protocolos 331
 transesofágica 287
 contraindicações 288
 indicações 292
 instrumentação 289
 medidas obtidas 292
 na avaliação das próteses 213
 plano transgástrico 311
 preparo do paciente 289
 tridimensional 272
Ecos
 espúrios do campo proximal 30
 harmônicos 30
Ecotransesofágico intraoperatório em cirurgia cardíaca 321

Efeito de ressonância das microbolhas 350
Energia 11
  cinética 1
Equação
  de Bernoulli 189
  de continuidade 179
  Doppler 62
Escore
  de Block 173
  de mobilidade parietal e espessamento
     sistólico 119
Esmolol 343
Esôfago
  alto
     ecocardiografia transesofágica 309
  baixo e médio
     ecocardiografia transesofágica 317
  médio
     ecocardiografia transesofágica 300
Espessura miocárdica do ventrículo direito
  92
Estenose
  aórtica 188
     com gradientes reduzidos, fluxo redu-
      zido e fração de ejeção preservada
      193
  mitral 173
  pulmonar 199
     valvar e aórtica 391
  tricúspide 197
  valvar aórtica
     classificação 193
Estimativa da pressão
  arterial pulmonar , 151
  em átrio direito 95
Estreitamento do orifício valvar 173

F

Faixa
  de frequência 27
  de normalidade 105
  dinâmica 27
  sonora 4
Falha de coaptação da valva tricúspide 154
Feixe ultrassônico 10
Fenômeno de *aliasing* 65

Fibrilação atrial 237
Fibrose pulmonar idiopática 375
Fisiologia da diástole 219
Fluxo
  de veias pulmonares 227
  regurgitante 166
  reverso em veia pulmonar 165
  sistêmico 166
  transvalvar mitral 220
Formato da curva de velocidade 165
Fórmula
  de Penn 106
  de Ritter 280
  de Teichholz 115
  do cubo 115
Fração
  de encurtamento ou delta d (Dd%) 116
  regurgitante 166
Frequência
  de repetição de pulso 66
  Doppler 64
Função
  de bomba do átrio esquerdo 99
  sistólica do ventrículo esquerdo 113
  sistólica segmentar 118
  sistólica ventricular 113
  ventricular direita 121
  volumétrica de reservatório atrial 99

G

Ganho 28
Geometria ventricular 106
Gradiente diastólico AE-VE 180

H

Hipertensão pulmonar 151

I

Identificação das câmaras ventriculares 383
Imagem fantasma 75
Incidência transgástrica 90
Índice
  cardíaco 150
  de fluxo pulmonar-sistêmico 151
  de Tei 125
  de velocidade Doppler 213

do escore de mobilidade de parede 120
mecânico 12
TRIV/TE-e' 232
Insuficiência
aórtica 181
aguda 183
mitral 163, 236
classificação ecocardiográfica 171
pulmonar 199
tricúspide 198
Integral da velocidade-tempo (VTI) da
valva mitral 281
Intensidade 12
Interferência eletrônica 75
Intervalo QA 280
Isquemia miocárdica
ecocardiografia sob estresse 330

J

Janela
acústica 34
apical 44, 46
paraesternal 39, 41
ecocardiográfica básica 39
subcostal 48, 53
supraesternal 55
longitudinal 55
Jato de insuficiência tricúspide 153

K

Knock telediastólico 254

L

Lesões regurgitantes 72
Limitações do exame ecocardiográfico 206
Limite de Nyquist 65
Linha basal zero 72
Localização do ponto marcador do
transdutor 36

M

Manobra de Valsalva 223
Mapeamento do fluxo em cores 71, 185
Massa ventricular 105
Mecânica cardíaca 130
Medições da espessura da parede septal 91

Medida
do diâmetro basal 93
linear
das câmaras cardíacas 81
do ventrículo esquerdo 82
Melhora do sinal Doppler 353
Método
de Simpson 97, 114, 116
de varredura mediolateral 52
PISA 179, 186
para o ajuste do intervalo atrioventricular
278
Metoprolol 343
Microbolhas 347
Modalidades de imagem 21
Modo
A (amplitude) 21
B (brilho) 23
bidimensional 114, 145
de conexão atrioventricular 385, 386
unidimensional 82, 114, 144, 254
M 23
colorido 233
Momentum 1, 2
Movimentação normal da valva pulmonar
145
Movimento
de báscula 37
de deslize 36
de rotação 38
de varredura 38
básico do transdutor para obtenção da
imagem 35
Mudança Doppler 61
Músculos papilares 42

N

Nitratos 338
Normalidade 137, 144

O

Onda 3
Onda L no fluxo mitral 227
Onda sonora 5
Origem do sinal ultrassonográfico 5
Otimização do tempo de enchimento

diastólico 278
Overriding e *straddling* da valva
    atrioventricular direita 386

P

Padrão do fluxo venoso supra-hepático 251
Padrões de disfunção diastólica 235
Parâmetros
   de avaliação da função diastólica do ven-
     trículo direito 240
   de normalidade 136
   para aquisição das imagens 128
Pericárdio 243
Pericardite constritiva 252, 256, 259
   diagnóstico ecocardiográfico 253
PHT 178
Piezoeletricidade 4
Planimetria 179
Plano(s)
   apical
     duas câmaras 46
     quatro câmaras 44
     três câmaras 47
   do caranguejo 57
   ecocardiográficos 34
   longitudinal
     da veia cava inferior 53
     da via de entrada do ventrículo direito
       40
     da via de saída do ventrículo direito
       41
     do ventrículo esquerdo 39
   paraesternais
     longitudinais 39
     transversais 41
   subcostais
     longitudinais 49
     transversais 51
Pletora da veia cava inferior 250
Pneumonias bacterianas 375
Pós-processamento 28
Potência 12
Preparo das drogas utilizadas na
   ecocardiografia sob estresse
   farmacológico 341
Pré-processamento 27

Pressão sistólica da artéria pulmonar 152
Pressure half time 176
Princípios
   básicos 1
   do Doppler 61
Profundidade 27
Propagação
   das ondas sonoras 1
   do pulso aos tecidos 6
Próteses
   biológicas 203, 204
   mecânicas 203, 205
   valvares 202, 204
Protocolo
   BLUE 369
   com dobutamina-atropina 335
Pulso
   paradoxal 244
   ultrassônico 10

Q

Qualidade da imagem 26, 134
Quantificação
   da insuficiência tricúspide 198
   das cavidades 82
     cardíacas 81
   de comunicações intracardíacas 65
   de fluxo sistêmico e pulmonar 146
   do fluxo sanguíneo 147

R

Radiofrequência 4
Ramo direito da artéria pulmonar 56
Rastreamento 129
   dos *speckles* 136
Recomendações para a técnica de registro e
   medidas 64
Reflexo de Bezold-Jarish 337
Refração 14
Representação esquemática dos planos
   ecocardiográficos 93
Reprodutibilidade e exequibilidade 137
Resolução da imagem 15
Retroespalhamento 10
Reverberações 29
   harmônicas do campo distal 32

S

Saco pericárdico 243
Saída de força ou índice mecânico 27
SARS-CoV2 365
Segunda lei de Newton 1
Seio venoso coronariano 44
Separação das cúspides da valva mitral 175
Sequência de obtenção das imagens 37
Shunt intracardíaco esquerda-direita 146
Sinal de Doppler contínuo espectral 178
Sincronismo 265
  atrioventricular 278
  interventricular 267, 269
Síndrome do desconforto respiratório
    agudo 375
Síndromes coronarianas agudas 360
Sombra acústica 29
Sonificação 349
Speckle tracking 128, 130
Straddling da valva atrioventricular
    esquerda 386
Strain bidimensional 273
Strain rate 100
Swinging heart 249

T

Tamponamento cardíaco 243
Taquicardia 237
Técnica do exame 34
Tempo de meia-pressão 176
Teoria da cascata isquêmica 329
Terapia de ressincronização 267
Tipos de conexão ventrículo-arterial 387
Torção cardíaca 131
Transdutor 5, 8
  e seu feixe de ultrassom 17
  focado e desfocado 21
  sem foco 21
Tronco
  braquiocefálico 56
  venoso braquiocefálico 56
Tumores 78

U

Ultrassom 3
  de alta energia 351

  pulmonar 365
Uso em terapia 78

V

Valores
  de normalidade para disfunção ventricu-
    lar 124
  para indivíduos do sexo feminino 84
  para indivíduos do sexo masculino 83
Valva
  de Eustáquio 40
  tricúspide 40
Valvotomia por cateter-balão 173
Válvula mitral 42
Variação respiratória no enchimento
    diastólico 248
Varredura 37
  eletrônica 24
Veia cava inferior 93
Velocidade
  da onda sistólica pelo Doppler tecidual
    125
  de *aliasing* 234
  de propagação 13
    do fluxo ao modo unidimensional
      colorido 233
    do ultrassom nos tecidos moles 24
  do fluxo anterógrado 165
  de fluxo intracavitários 389
Vena contracta 165
Ventrículo
  direito 92
  esquerdo
    tamanho 82
Volume
  de esvaziamento ativo do átrio esquerdo
    99
  e função sistólica do ventrículo direito
    121
  ejetado 149
    ou fluxo sistêmico 149
  pericárdico total 245
  regurgitante 65, 166
    e fração regurgitante 166